YIYUAN BIAOZHUNHUA JIANSHE
YU SHIJIAN

医院标准化建设与实践

孙桂霞　蒋光峰　主编

山东科学技术出版社
·济南·

图书在版编目（CIP）数据

医院标准化建设与实践/孙桂霞，蒋光峰主编.
-- 济南：山东科学技术出版社，2020.7(2022.1 重印)
ISBN 978-7-5723-0366-1

Ⅰ.①医… Ⅱ.①孙… ②蒋… Ⅲ.①医院-标准化管理 Ⅳ.①R197.32

中国版本图书馆 CIP 数据核字(2020)第 112436 号

医院标准化建设与实践
YIYUAN BIAOZHUNHUA JIANSHE YU SHIJIAN

责任编辑：崔丽君
装帧设计：孙　佳

主管单位：山东出版传媒股份有限公司

出 版 者：山东科学技术出版社
地址：济南市市中区舜耕路 517 号
邮编：250003　电话：（0531）82098088
网址：www.lkj.com.cn
电子邮件：sdkj@sdcbcm.com

发 行 者：山东科学技术出版社
地址：济南市市中区舜耕路 517 号
邮编：250003　电话：（0531）82098067

印 刷 者：日照梓名印务有限公司
地址：山东省日照市莒县城区潍徐南路西侧
邮编：276500　电话：（0633）6826211

规格： 16 开(184 mm×260 mm)
印张： 22　**字数：** 400 千　**印数：** 2001~3000
版次： 2020 年 7 月第 1 版　**印次：** 2022 年 1 月第 2 次印刷
定价： 88.00 元

《医院标准化建设与实践》编委名单

主　审　王新生　董　蒨

主　编　孙桂霞　蒋光峰

副主编　李　晶　刘园园　李环廷　贾绍友

编　委　（按姓氏笔画排序）

丁　磊　马瑞欣　王　琛　王　超　王光锋
王爱军　孔心涓　左安俊　朱　莉　乔光曦
刘　红　刘　斌　刘广伟　刘术臻　刘竹珍
刘国栋　刘淑红　齐在然　闫玉芬　安　妍
许　凤　孙迎娟　孙　晖　李　静　李奇峰
李爱芹　冷　萍　张　茜　张宏岩　张杰涛
张宝军　张新伟　陈　磊　陈　蕾　陈明明
单信芝　孟冬梅　赵宝春　修　红　侯桂英
姜永梅　胥　朋　秦彦文　徐子森　徐桂强
郭慧玲　陶　昊　黄　燕　黄　霞　隋忠国
蒋　雷　程亚丽　傅　文　綦黎明　樊筱瑜
魏丽丽　魏丽娜

前　言

医院标准化是现代管理理论的概念之一，是以统一、简化、协调、优化等原理为基础，以提高医疗质量为核心，推动全面质量管理的一种有效管理方法。

随着国内外诸多医院实践的不断深入，标准化逐渐成为医院现代管理的重要标志。着眼整个医学领域，医学模式的不断转变，医疗卫生体制改革的不断深化，医疗卫生市场竞争的日趋激烈，医疗质量安全、医疗服务技术和医患关系诸多难点和焦点问题给医院管理带来了前所未有的挑战。依靠过去单一管理模式的改革、单项制度的改进，已难以解决医院管理现代化进程中存在的突出问题。

面对新的形势和要求，青岛大学附属医院积极探索全新的医院管理模式，在充分研究国家医疗卫生行业法规政策、借鉴国内外医院标准化建设优秀经验的基础上，认真分析医院多院区办院的管理现状，梳理医疗质量安全的问题及院内各项规章制度，围绕“质量、安全、效率、效益”主题，有重点、有计划、分批分项目地逐步创建覆盖全员、全流程、全岗位的标准化管理体系。为巩固和完善标准化建设经验和成果，深化医院质量内涵建设，在医院各个部门、临床科室的大力支持和努力下，编委会编写了本书。

本书是近两年来我院标准化建设的阶段性总结，适用于医院各级管理者、医务人员、职能部门和有关专家阅读。本书遵循《三级综合医院评审标准实施细则（2011 年版）》，医疗质量与安全相关法律、法规、政策与管理指南，参考了相关专业的行业规范、我院现行的各类制度等内容，分别对涉及基础质量的流程和操作进行了标准化，涉及医师、护理、药师、技师、后勤、管理等岗位。本书重点对医疗行为规范、核心制度的落实等方面进行了明确的规定，对制度要求的岗位、指标等进行常态化的考核，达到一切活动依据标准、一切考核指标落实到人、一切考评评价运用事实和数据的效果，规范了各个岗位的医疗行为、病区医疗质量与持续改进，强化责任人的标准意识，指导相关人员正确、有效地完成相关工作。

标准化建设是行之有效的管理工具，需要在长期实践中进行探索和巩固，所以，标准化建设永远在路上。由于水平有限，时间仓促，书中错误、疏漏和不足之处在所难免，恳请广大读者尤其是专家继续指导我院标准化建设，不吝赐教、建言献策，以进一步丰富和完善。

编　者

2020 年 7 月

目　录

第一章

医师岗位标准化项目

预约挂号

一、标准出处

（一）国家标准

《三级综合医院评审标准实施细则（2011 年版）》：

2.1.2.1 有预约诊疗工作制度和规范，有可操作流程，提高患者预约就诊比例。

（二）院内制度

《青岛大学附属医院预约诊疗工作制度（2017 年版）》。

二、标准化管理要素及考核标准

序号	标准化项目	标准化管理要素及考核标准	负责职能部门	考核岗位	考核方式		考核频次
					现场考核	考核指标	
1	预约挂号	科室报送门诊排班情况	门急诊部	各临床科室住院总医师	数据提取	报送门诊排班及时率 100%	月
2	预约挂号	职能部门放号及时情况	门急诊部	预约挂号排班人员	现场抽查	预约排班及时完成率 100%	月
3	预约挂号	预约平台维护管理	门急诊部	信息管理部工作人员	现场抽查	各预约平台维护情况	月
4	预约挂号	预约取号服务	门急诊部	服务管理部导医及志愿者	现场抽查	正确指导患者取号	月

三、标准作业流程

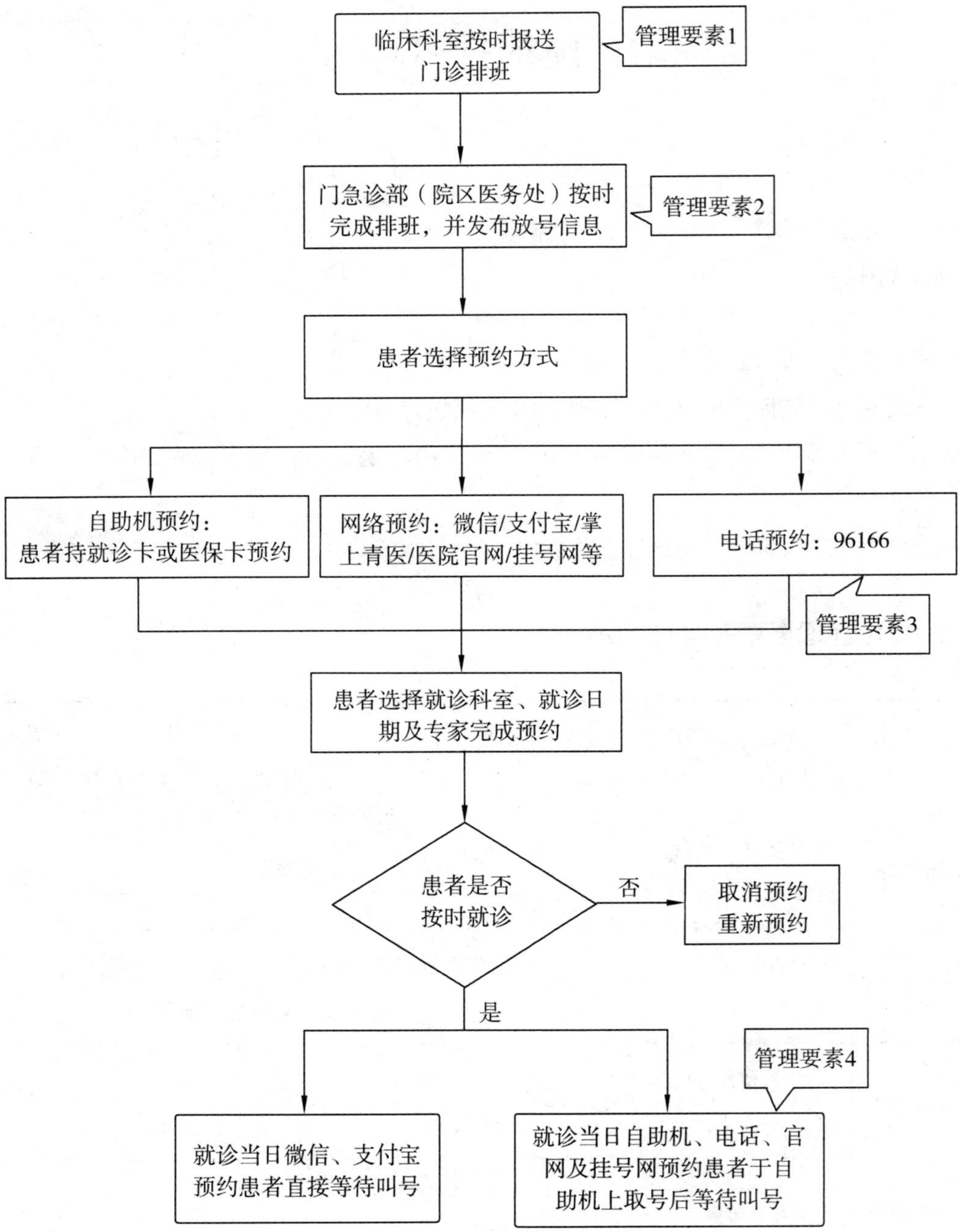
临床科室按时报送
门诊排班
管理要素1
门急诊部（院区医务处）按时
完成排班，并发布放号信息
管理要素2
患者选择预约方式
自助机预约：
患者持就诊卡或医保卡预约
网络预约：微信/支付宝/掌
上青医/医院官网/挂号网等
电话预约：96166
管理要素3
患者选择就诊科室、就诊日
期及专家完成预约
患者是否
按时就诊
否
取消预约
重新预约
是
管理要素4
就诊当日微信、支付宝
预约患者直接等待叫号
就诊当日自助机、电话、官
网及挂号网预约患者于自
助机上取号后等待叫号

门诊首诊

一、标准出处

（一）国家标准

《三级综合医院评审标准实施细则（2011 年版）》：

3.1.2.1 在诊疗活动中，严格执行“查对制度”，至少同时使用姓名、年龄两项等项目核对患者身份，确保对正确的患者实施正确的操作。

（二）院内制度

1.《青岛大学附属医院门诊首诊科室（医师）负责制（2017 年版）》。

2.《青岛大学附属医院查对制度（2017 年版）》。

二、标准化管理要素及考核标准

序号	标准化项目	标准化管理要素及考核标准	负责职能部门	考核岗位	考核方式		考核频次
					现场考核	考核指标	
1	门诊首诊	患者身份识别	门急诊部	门诊医师	现场抽查	医师接诊时有无进行患者身份识别	月
2	门诊首诊	首诊医师负责制	门急诊部	门诊医师	现场抽查	门诊首诊医师负责制执行率	月

三、标准作业流程

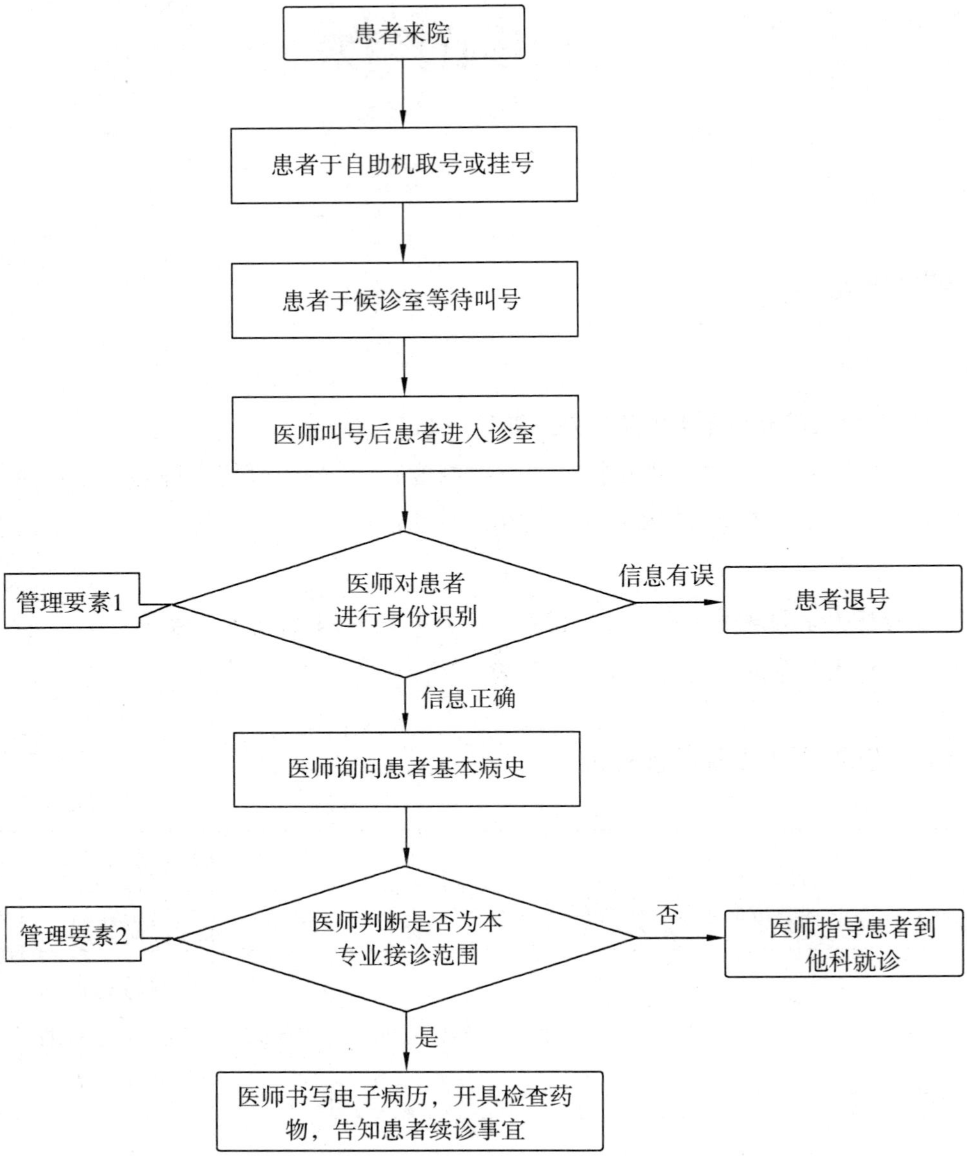
患者来院
患者于自助机取号或挂号
患者于候诊室等待叫号
医师叫号后患者进入诊室
管理要素1
医师对患者进行身份识别
信息有误
患者退号
信息正确
医师询问患者基本病史
管理要素2
医师判断是否为本专业接诊范围
否
医师指导患者到他科就诊
是
医师书写电子病历，开具检查药物，告知患者续诊事宜

门诊续诊

一、标准出处

（一）国家标准

《三级综合医院评审标准实施细则（2011年版）》：

3.1.2.1 在诊疗活动中，严格执行“查对制度”，至少同时使用姓名、年龄两项等项目核对患者身份，确保对正确的患者实施正确的操作。

（二）院内制度

1.《青岛大学附属医院门诊首诊科室（医师）负责制（2017年版）》。

2.《青岛大学附属医院查对制度（2017年版）》。

3.《关于开展医疗卫生行业作风和医疗服务重点工作第一次督查的通知》。

二、标准化管理要素及考核标准

序号	标准化项目	标准化管理要素及考核标准	负责职能部门	考核岗位	考核方式		考核频次
					现场考核	考核指标	
1	门诊续诊	患者身份识别	门急诊部	门诊医师	现场抽查	医师接诊时有无进行患者身份识别	月
2	门诊续诊	首诊医师负责制	门急诊部	门诊医师	现场抽查	门诊首诊医师负责制执行率	月

三、标准作业流程

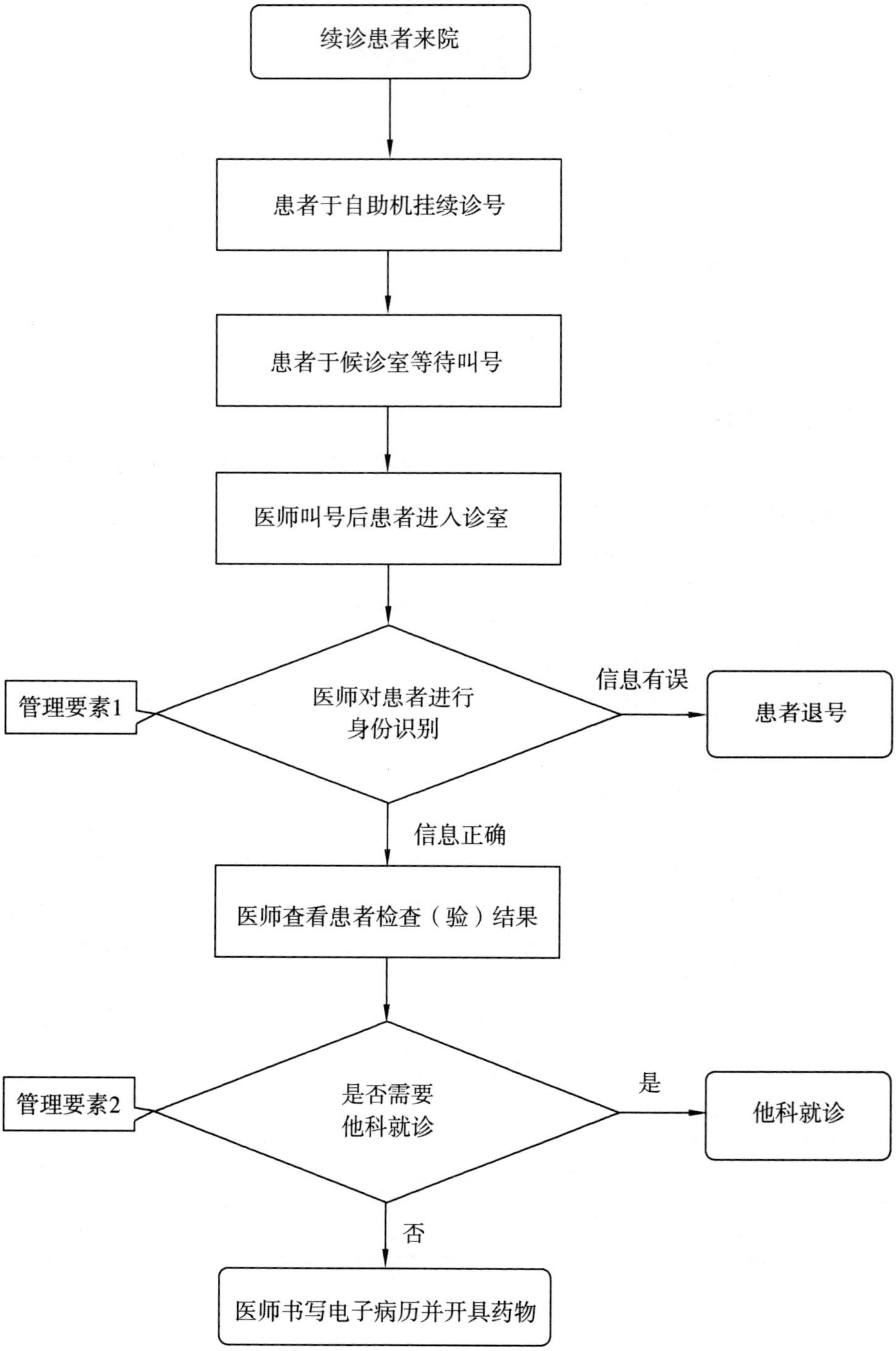
续诊患者来院
患者于自助机挂续诊号
患者于候诊室等待叫号
医师叫号后患者进入诊室
管理要素1
医师对患者进行
身份识别
信息有误
患者退号
信息正确
医师查看患者检查（验）结果
管理要素2
是否需要
他科就诊
是
他科就诊
否
医师书写电子病历并开具药物

门诊电子病历

一、标准出处

（一）国家标准

《三级综合医院评审标准实施细则（2011 年版）》：

4. 27. 2. 1 按规定为门诊、急诊、住院患者书写病历记录。

（二）行业标准

《山东省病历书写基本规范（2010 年版）》。

二、标准化管理要素及考核标准

序号	标准化项目	标准化管理要素及考核标准	负责职能部门	考核岗位	考核方式		考核频次
					现场考核	考核指标	
1	门诊电子病历	门诊病历书写规范性	门急诊部	门诊医师	随机抽查	门诊病历书写合格率	月
2	门诊电子病历	职能部门考核	门急诊部	门诊医师	现场查看	门诊电子病历月度考核	月
3	门诊电子病历	病历打印指导	门急诊部	导医及大堂总监	现场查看	窗口服务考核	月

三、标准作业流程

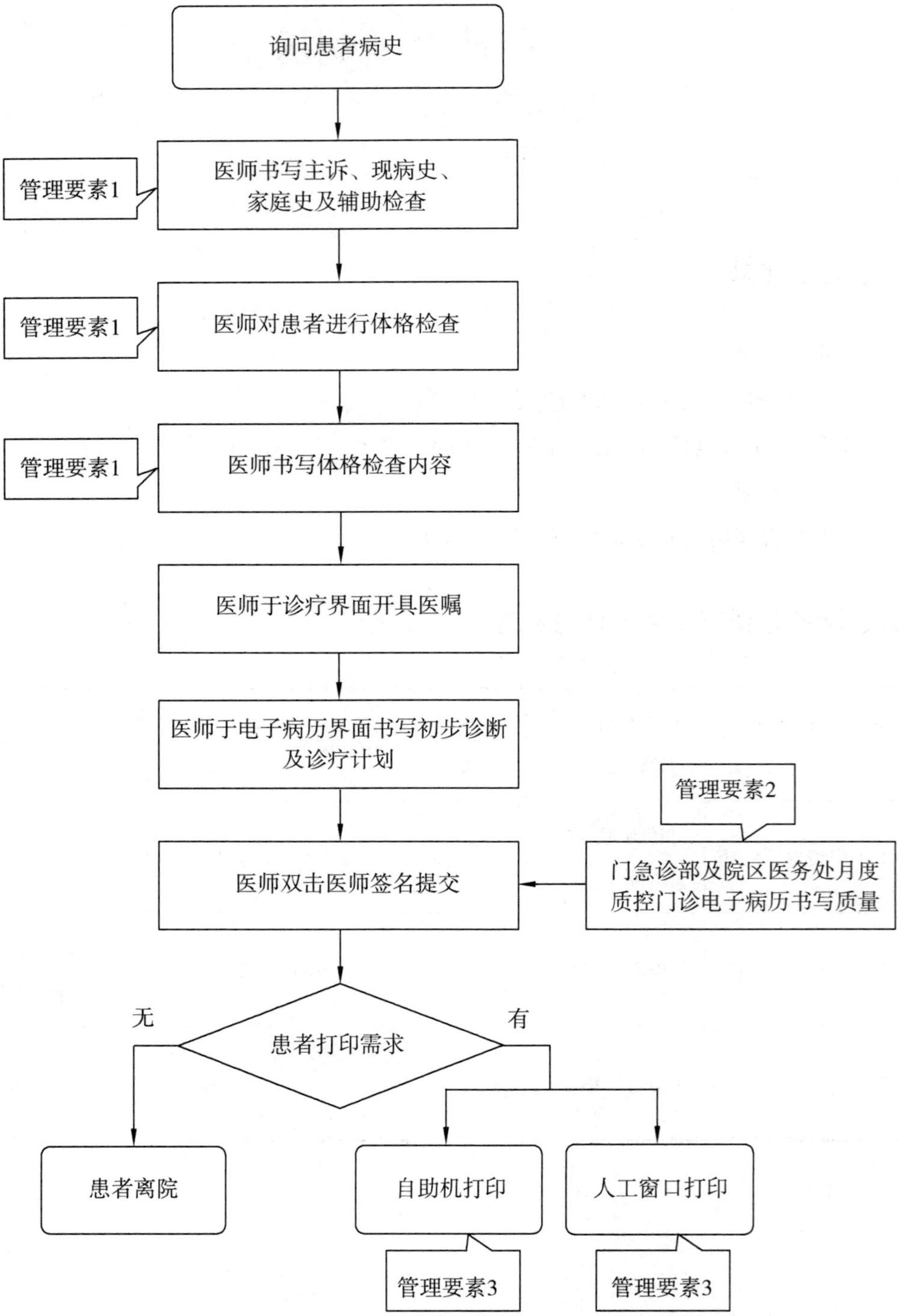
询问患者病史
管理要素1
医师书写主诉、现病史、家庭史及辅助检查
管理要素1
医师对患者进行体格检查
管理要素1
医师书写体格检查内容
医师于诊疗界面开具医嘱
医师于电子病历界面书写初步诊断及诊疗计划
管理要素2
医师双击医师签名提交
门急诊部及院区医务处月度质控门诊电子病历书写质量
无
患者打印需求
有
患者离院
自助机打印
人工窗口打印
管理要素3
管理要素3

内镜诊前检查

一、标准出处

（一）国家标准

《三级综合医院评审标准实施细则（2011 年版）》：

3.1.2.1 在诊疗活动中，严格执行“查对制度”，至少同时使用姓名、年龄两项等项目核对患者身份，确保对正确的患者实施正确的操作。

（二）院内制度

《青岛大学附属医院查对制度（2017 年版）》。

二、标准化管理要素及考核标准

序号	标准化项目	标准化管理要素及考核标准	负责职能部门	考核岗位	考核方式		考核频次
					现场考核	考核指标	
1	内镜诊前检查	患者身份识别	门急诊部	内镜检查医师	现场抽查	医师进行检查时有无进行患者身份识别	月
2	内镜诊前检查	患者禁忌证核对	门急诊部	内镜检查医师	现场抽查	医师是否核对患者检查禁忌证	月
3	内镜诊前检查	患者必要药物服用情况核对	门急诊部	内镜检查医师	现场抽查	医师是否评估患者检查条件	月

三、标准作业流程

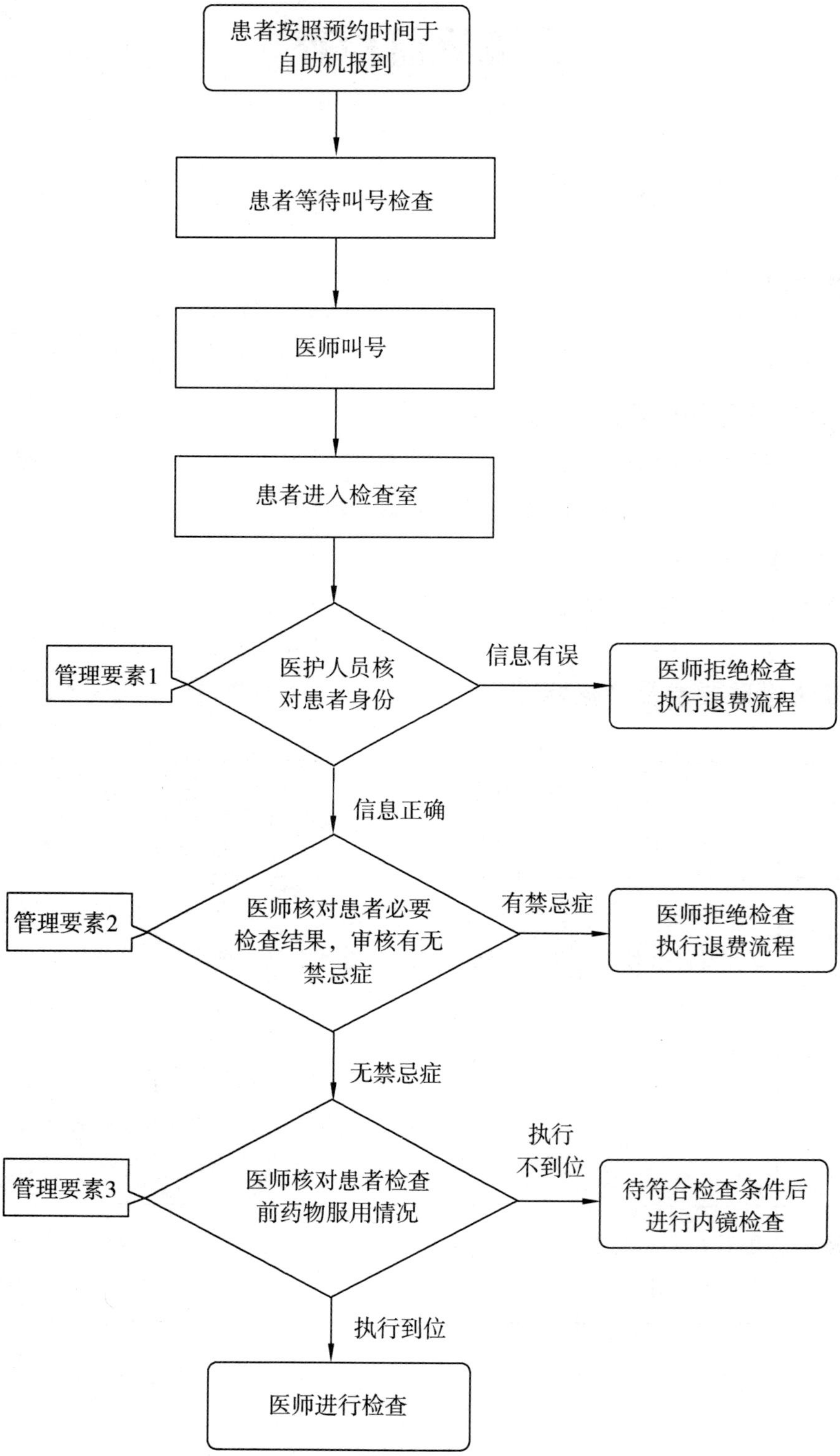
患者按照预约时间于自助机报到
患者等待叫号检查
医师叫号
患者进入检查室
管理要素1
医护人员核对患者身份
信息有误
医师拒绝检查执行退费流程
信息正确
管理要素2
医师核对患者必要检查结果，审核有无禁忌症
有禁忌症
医师拒绝检查执行退费流程
无禁忌症
管理要素3
医师核对患者检查前药物服用情况
执行不到位
待符合检查条件后进行内镜检查
执行到位
医师进行检查

开住院证

一、标准出处

（一）国家标准

《三级综合医院评审标准实施细则（2011 年版）》：

2.4.1.1 完善患者入院、出院、转科服务管理工作制度和标准，改进服务流程，方便患者。

（二）院内制度

《青岛大学附属医院规章制度汇编医疗质量与安全管理篇（2017 年版）》。

二、标准化管理要素及考核标准

序号	标准化项目	标准化管理要素及考核标准	负责职能部门	考核岗位	考核方式		考核频次
					现场检查	考核指标	
1	开住院证	认真诊查患者，确定初步治疗方案	医务部	门诊医师	现场抽查	患者门诊诊查率 100%	月
2	开住院证	登录 HIS 系统，填写住院证	医务部	门诊医师	现场抽查	住院证填写完整率 100%、准确率 100%	月
3	开住院证	开院前医嘱	医务部	门诊医师	现场抽查	院前医嘱开具率 100%	月
4	开住院证	向患者进一步交代注意事项	医务部	门诊医师	现场抽查	开证后医患沟通率 100%	月
5	开住院证	患者到病房护士站登记住院	医务部	值班护士	现场抽查	及时率 100%	月

三、标准作业流程

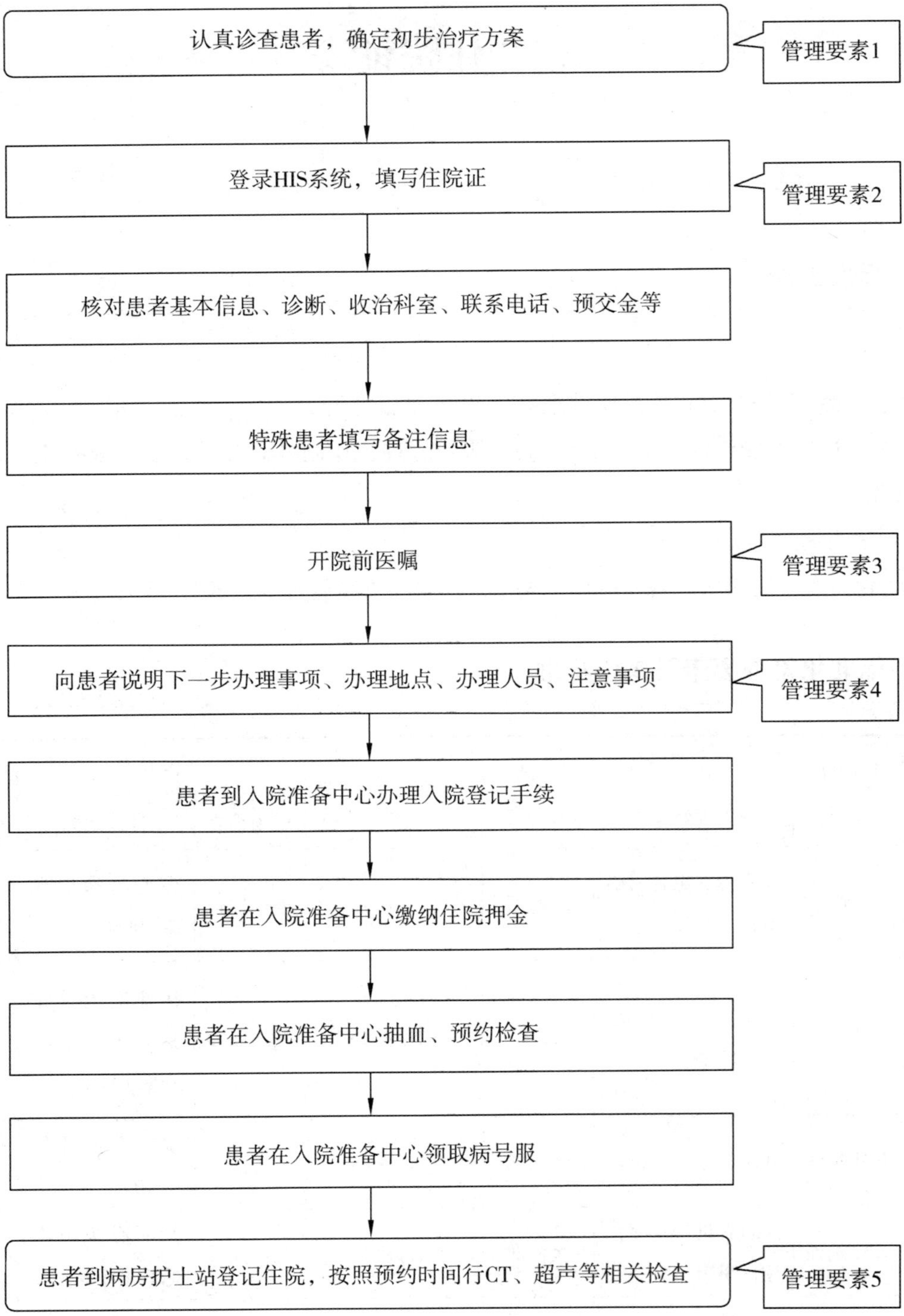
认真诊查患者，确定初步治疗方案
管理要素1
登录HIS系统，填写住院证
管理要素2
核对患者基本信息、诊断、收治科室、联系电话、预交金等
特殊患者填写备注信息
开院前医嘱
管理要素3
向患者说明下一步办理事项、办理地点、办理人员、注意事项
管理要素4
患者到入院准备中心办理入院登记手续
患者在入院准备中心缴纳住院押金
患者在入院准备中心抽血、预约检查
患者在入院准备中心领取病号服
患者到病房护士站登记住院，按照预约时间行CT、超声等相关检查
管理要素5

首次病程记录

一、标准出处

（一）国家标准

《三级综合医院评审标准实施细则（2011 年版）》：

4.6.6.1 按照《病历书写基本规范》完成手术记录与术后首次病程记录。

（二）院内制度

《青岛大学附属医院规章制度汇编医疗质量与安全管理篇（2017 年版）》：病历管理制度。

二、标准化管理要素及考核标准

序号	标准化项目	标准化管理要素及考核标准	负责职能部门	考核岗位	考核方式		考核频次
					现场考核	考核指标	
1	首次病程记录	8 小时内书写首程	医务部	具有我院执业资质的医师	抽查及归档后检查	8 小时内首次病程记录完成率 100%	月
2	首次病程记录	全面分析，归纳整理，重点突出，逻辑性强	医务部	具有我院执业资质的医师	抽查及归档后检查	全面、辨证率 100%	月
3	首次病程记录	初步诊断、诊断依据及鉴别诊断	医务部	具有我院执业资质的医师	抽查及归档后检查	全面、辨证率 100%	月
4	首次病程记录	诊治措施，知情过程	医务部	具有我院执业资质的医师	抽查及归档后检查	全面、辨证率 100%	月

三、标准作业流程

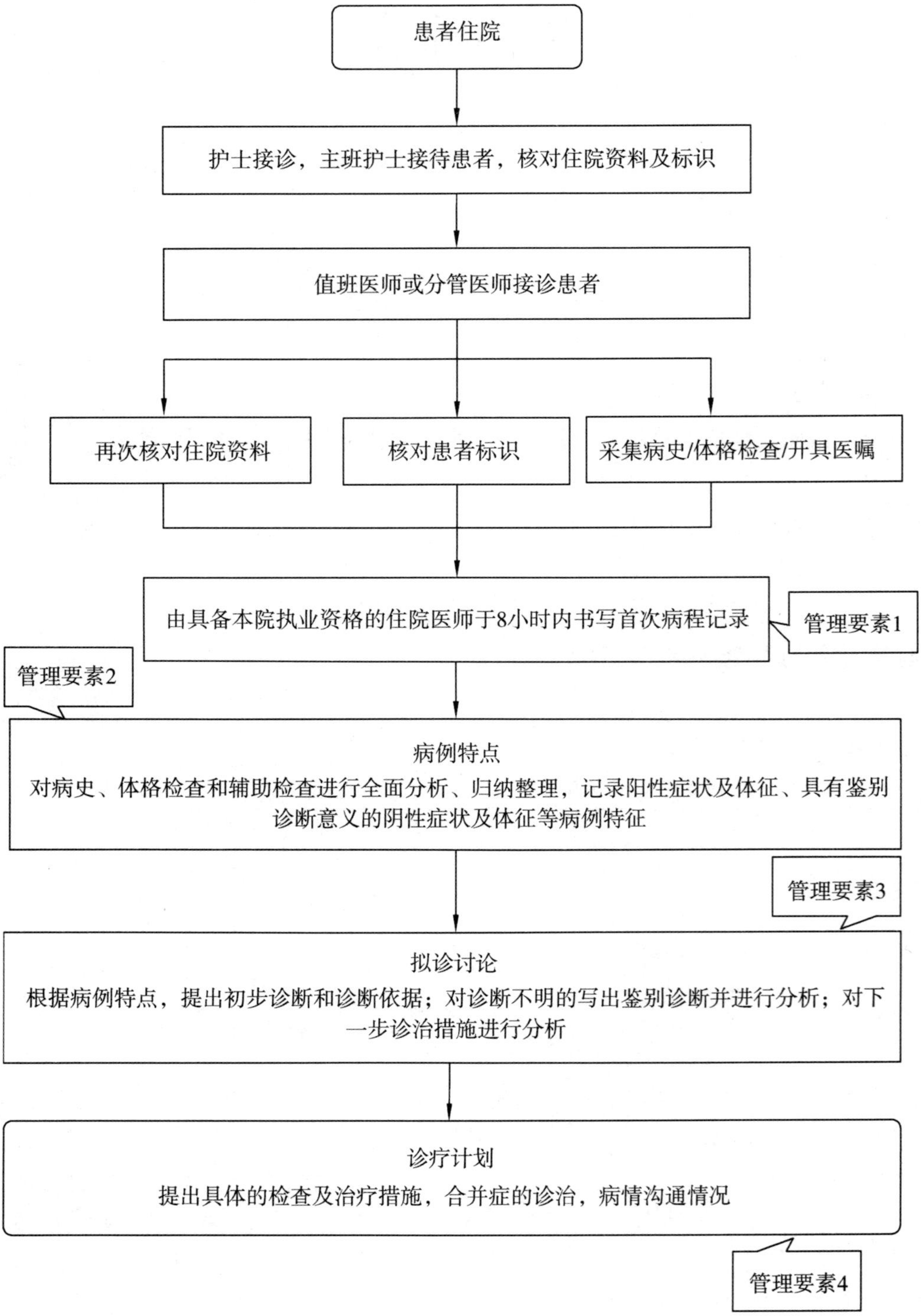
患者住院
护士接诊，主班护士接待患者，核对住院资料及标识
值班医师或分管医师接诊患者
再次核对住院资料
核对患者标识
采集病史/体格检查/开具医嘱
由具备本院执业资格的住院医师于8小时内书写首次病程记录
管理要素1
管理要素2
病例特点
对病史、体格检查和辅助检查进行全面分析、归纳整理，记录阳性症状及体征、具有鉴别诊断意义的阴性症状及体征等病例特征
管理要素3
拟诊讨论
根据病例特点，提出初步诊断和诊断依据；对诊断不明的写出鉴别诊断并进行分析；对下一步诊治措施进行分析
诊疗计划
提出具体的检查及治疗措施，合并症的诊治，病情沟通情况
管理要素4

主任医师查房

一、标准出处

（一）国家标准

《三级综合医院评审标准实施细则（2011 年版）》：

4.9.3 有分级查房制度与执行程序，医院对医师与护理人员实行资格、技术能力准入管理，达到“重症医学科医护人员基本技能要求”；严格执行核心制度，对重症疑难患者实施多学科联合查房制度；患者诊疗活动由主治医师及以上人员主持与负责。

（二）院内制度

《青岛大学附属医院规章制度汇编医疗质量与安全管理篇（2017 年版）》：三级医师查房制度。

二、标准化管理要素及考核标准

序号	标准化项目	标准化管理要素及考核标准	负责职能部门	考核岗位	考核方式		考核频次
					现场考核	考核指标	
1	主任医师查房	查房仪表、频率	医务部	主任医师	现场抽查	主任医师查房仪表、频率合格率 100%	月
2	主任医师查房	查房内容	医务部	主任医师	现场抽查	主任医师查房规范率 100%	月
3	主任医师查房	查房记录书写	医务部	主管医师	现场抽查	查房记录书写合格率 100%	月

三、标准作业流程

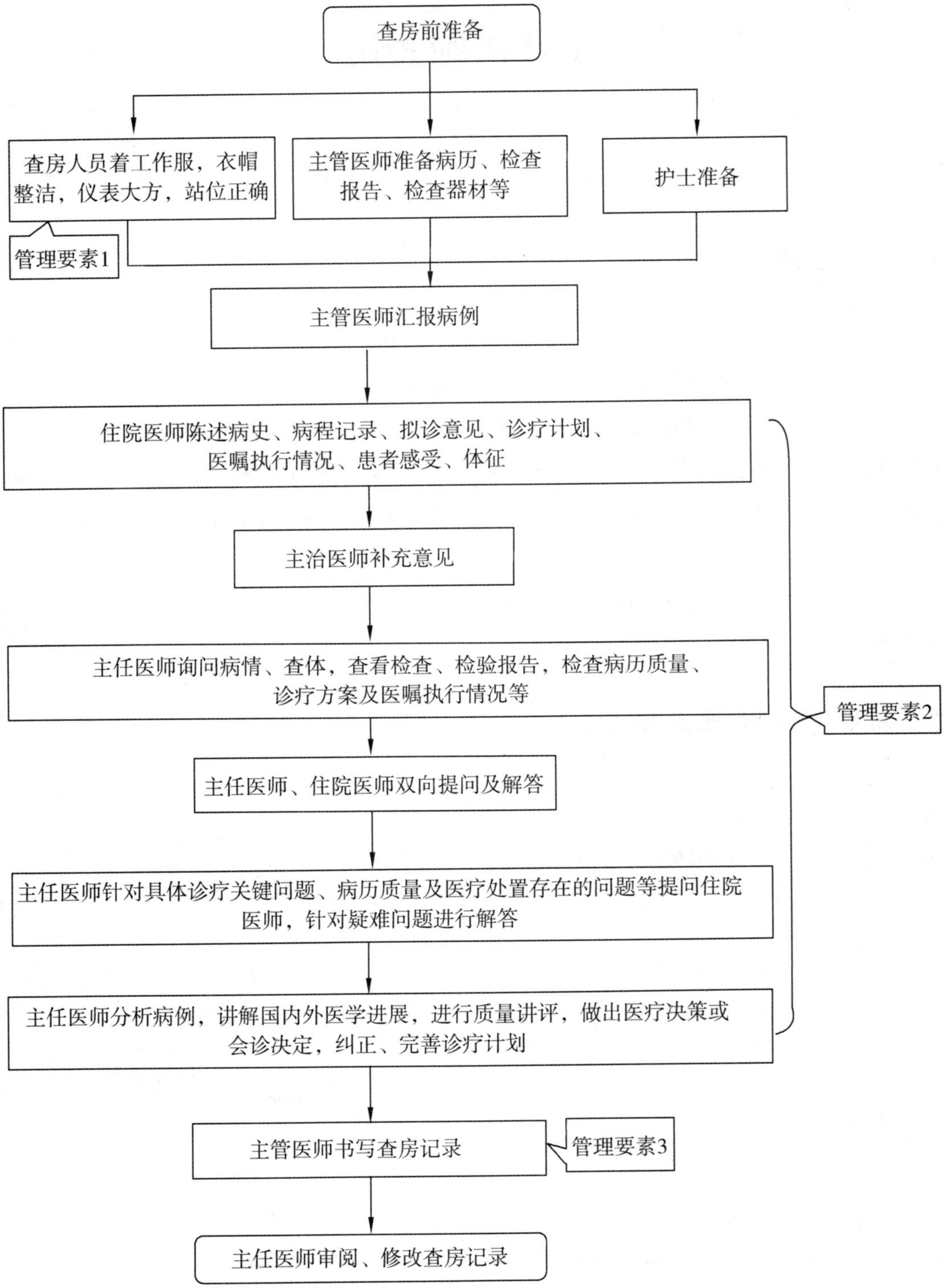
查房前准备
查房人员着工作服，衣帽整洁，仪表大方，站位正确
主管医师准备病历、检查报告、检查器材等
护士准备
管理要素1
主管医师汇报病例
住院医师陈述病史、病程记录、拟诊意见、诊疗计划、医嘱执行情况、患者感受、体征
主治医师补充意见
主任医师询问病情、查体，查看检查、检验报告，检查病历质量、诊疗方案及医嘱执行情况等
管理要素2
主任医师、住院医师双向提问及解答
主任医师针对具体诊疗关键问题、病历质量及医疗处置存在的问题等提问住院医师，针对疑难问题进行解答
主任医师分析病例，讲解国内外医学进展，进行质量讲评，做出医疗决策或会诊决定，纠正、完善诊疗计划
主管医师书写查房记录
管理要素3
主任医师审阅、修改查房记录

主治医师查房

一、标准出处

（一）国家标准

《三级综合医院评审标准实施细则（2011 年版）》：

4.9.3 有分级查房制度与执行程序，医院对医师与护理人员实行资格、技术能力准入管理，达到“重症医学科医护人员基本技能要求”；严格执行核心制度，对重症疑难患者实施多学科联合查房制度；患者诊疗活动由主治医师及以上人员主持与负责。

（二）院内制度

《青岛大学附属医院规章制度汇编医疗质量与安全管理篇（2017 年版）》：三级医师查房制度。

二、标准化管理要素及考核标准

序号	标准化项目	标准化管理要素及考核标准	负责职能部门	考核岗位	考核方式		考核频次
					现场考核	考核指标	
1	主治医师查房	主治医师查房仪表、频率	医务部	具有我院执业资质的主治医师	现场抽查	主治医师查房仪表、频率合格率 100%	月
2	主治医师查房	查房内容	医务部	具有我院执业资质的主治医师	现场抽查	主治医师查房规范率 100%	月
3	主治医师查房	查房记录书写	医务部	具有我院执业资质的主治医师	现场抽查	查房记录书写合格率 100%	月

三、标准作业流程

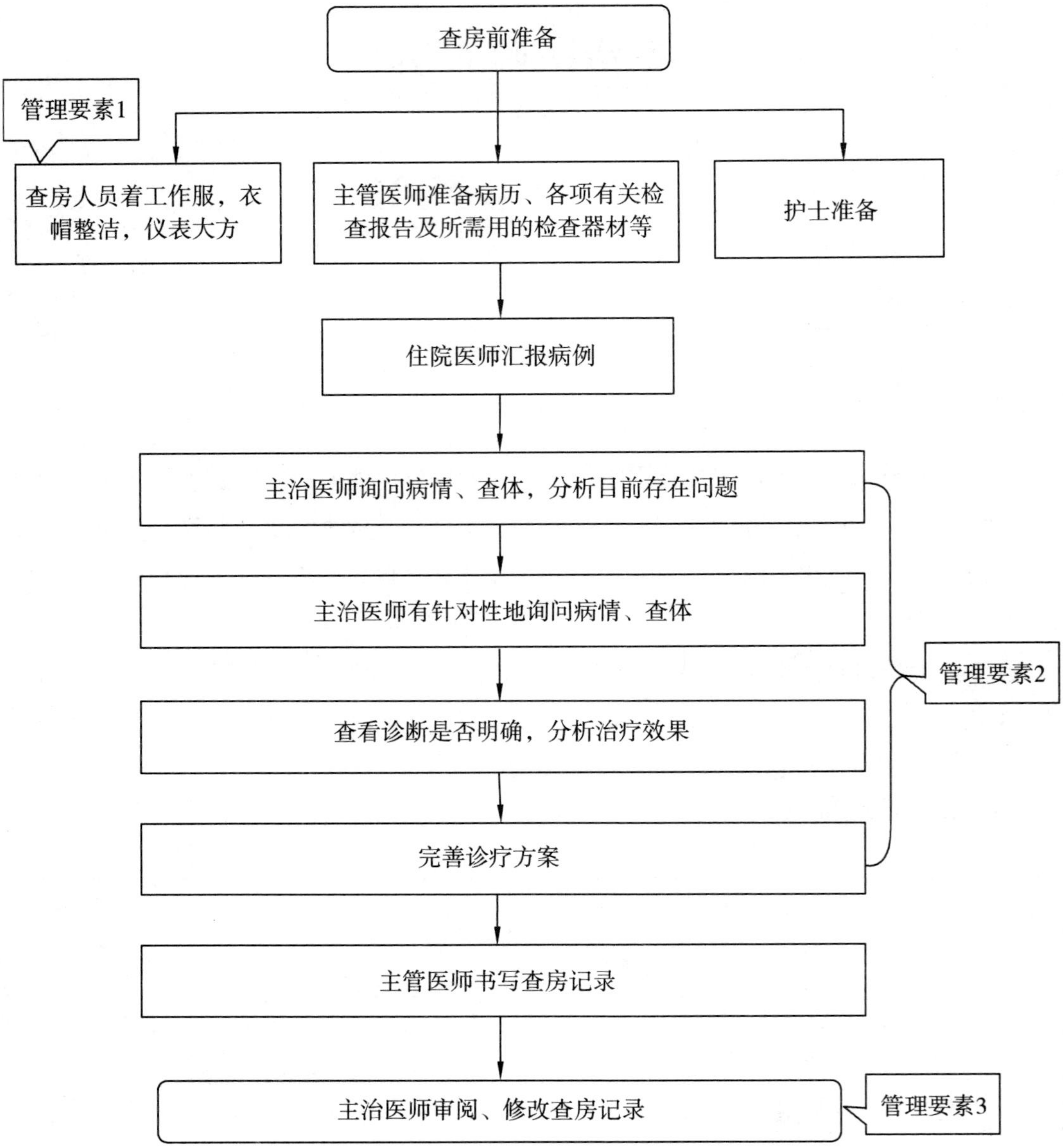
查房前准备
管理要素1
查房人员着工作服，衣帽整洁，仪表大方
主管医师准备病历、各项有关检查报告及所需用的检查器材等
护士准备
住院医师汇报病例
主治医师询问病情、查体，分析目前存在问题
主治医师有针对性地询问病情、查体
查看诊断是否明确，分析治疗效果
完善诊疗方案
管理要素2
主管医师书写查房记录
主治医师审阅、修改查房记录
管理要素3

科间会诊

一、标准出处

（一）国家标准

《三级综合医院评审标准实施细则（2011 年版）》：

4. 5. 4. 1 有院内会诊管理制度与流程。

（二）院内制度

《青岛大学附属医院会诊制度（2017 年版）》。

二、标准化管理要素及考核标准

序号	标准化项目	标准化管理要素及考核标准	负责职能部门	考核岗位	考核方式		考核频次
					现场检查	考核指标	
1	科间会诊	把握会诊指征，规范填写会诊申请单	医务部	主管医师	现场抽查	会诊指征与会诊申请单填写规范率 100%	月
2	科间会诊	会诊完成时间	医务部	会诊医师	现场抽查	24 小时内会诊完成率 100%	月
3	科间会诊	会诊意见执行情况	医务部	主管医师	现场抽查 查阅病历	会诊意见执行率 100%	月

三、标准作业流程

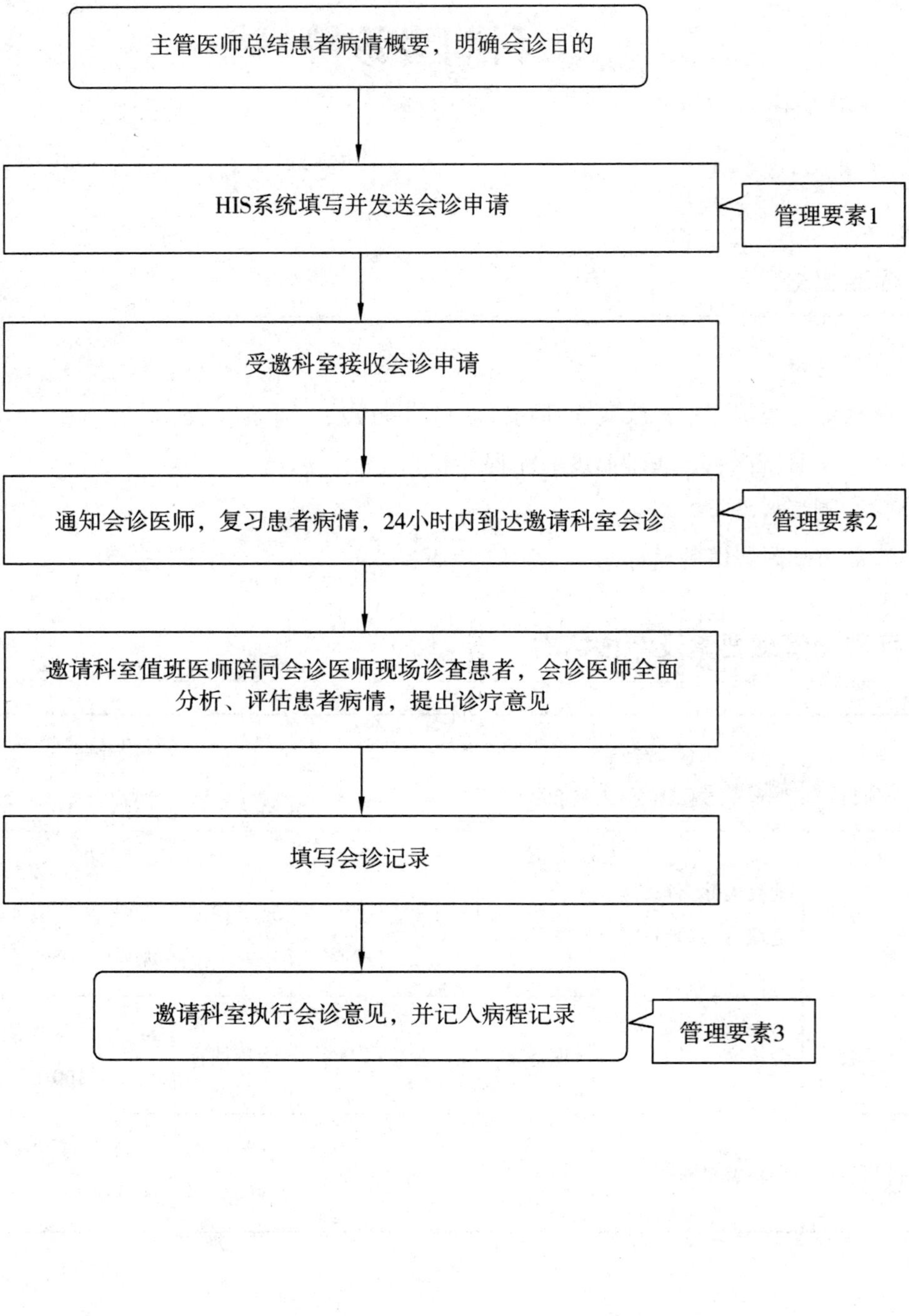
主管医师总结患者病情概要，明确会诊目的
HIS系统填写并发送会诊申请
管理要素1
受邀科室接收会诊申请
通知会诊医师，复习患者病情，24小时内到达邀请科室会诊
管理要素2
邀请科室值班医师陪同会诊医师现场诊查患者，会诊医师全面分析、评估患者病情，提出诊疗意见
填写会诊记录
邀请科室执行会诊意见，并记入病程记录
管理要素3

急会诊

一、标准出处

（一）国家标准

《三级综合医院评审标准实施细则（2011 年版）》：

2.3.2.1 加强急诊检诊、分诊，落实首诊负责制，及时救治急危重症患者；

4.5.4.1 有院内会诊管理制度与流程；

4.8.4.3 有保证相关人员及时参加急诊抢救和会诊的相关制度。其他科室接到急诊科会诊申请后，应当在规定时间内进行急诊会诊。

（二）院内制度

《青岛大学附属医院会诊制度（2017 年版）》。

二、标准化管理要素及考核标准

序号	标准化项目	标准化管理要素及考核标准	负责职能部门	考核岗位	考核方式		考核频次
					现场检查	考核指标	
1	急会诊	严格把握急会诊指征	医务部	主管医师	现场抽查	急会诊指征与会诊申请单填写规范率 100%	月
2	急会诊	急会诊到场时间	医务部	会诊医师	现场抽查	急会诊 10 分钟内到场率 100%	月
3	急会诊	会诊意见执行情况	医务部	主管医师	现场抽查 查阅病历	会诊意见执行率 100%	月

三、标准作业流程

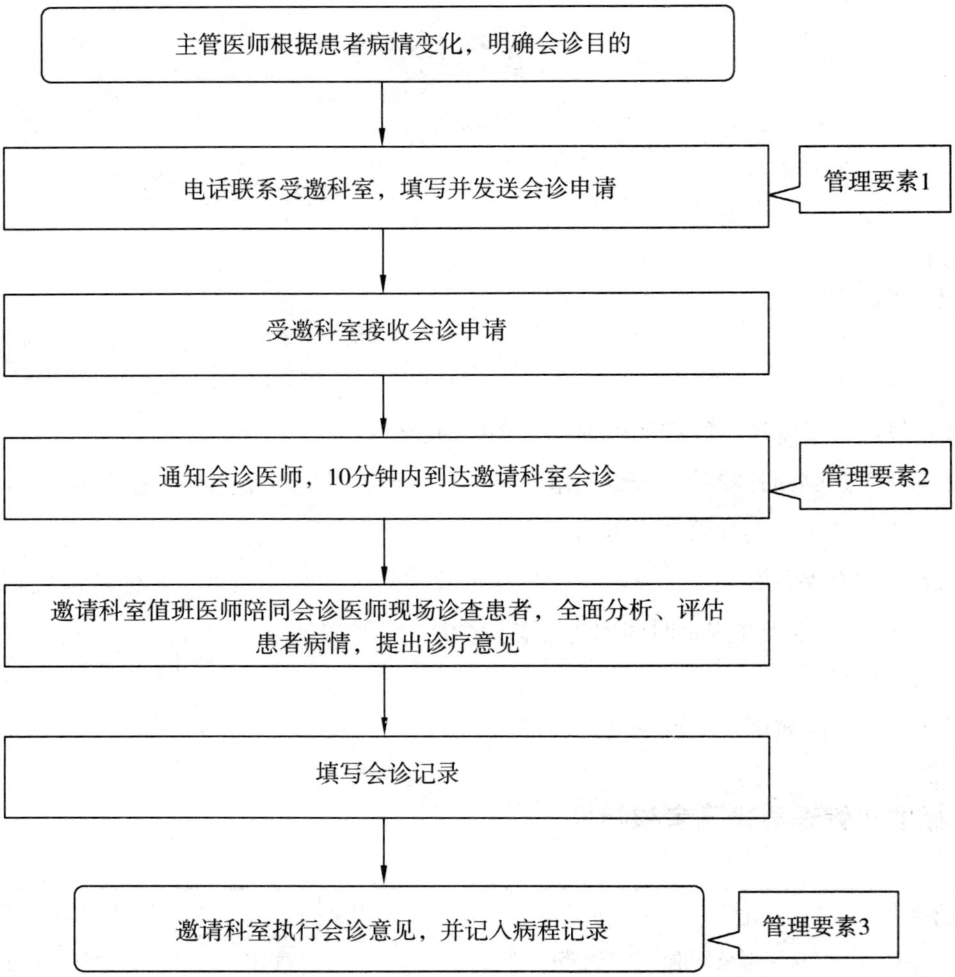
主管医师根据患者病情变化，明确会诊目的
电话联系受邀科室，填写并发送会诊申请
管理要素1
受邀科室接收会诊申请
通知会诊医师，10分钟内到达邀请科室会诊
管理要素2
邀请科室值班医师陪同会诊医师现场诊查患者，全面分析、评估患者病情，提出诊疗意见
填写会诊记录
邀请科室执行会诊意见，并记入病程记录
管理要素3

多学科会诊

一、标准出处

（一）国家标准

《三级综合医院评审标准实施细则（2011 年版）》：

4.5.4.1 有院内会诊管理制度与流程。

（二）院内制度

《青岛大学附属医院会诊制度（2017 年版）》。

二、标准化管理要素及考核标准

序号	标准化项目	标准化管理要素及考核标准	负责职能部门	考核岗位	考核方式		考核频次
					现场检查	考核指标	
1	多学科会诊	把握会诊指征，规范填写会诊申请单	医务部	主管医师	现场抽查	会诊指征与会诊申请单填写规范率 100%	月
2	多学科会诊	会诊医师资质与到场时间	医务部	会诊医师	现场抽查	会诊医师资质合格率与到场时间准点率 100%	月
3	多学科会诊	会诊意见执行情况	医务部	主管医师	现场抽查 查阅病历	会诊意见执行率 100%	月

三、标准作业流程

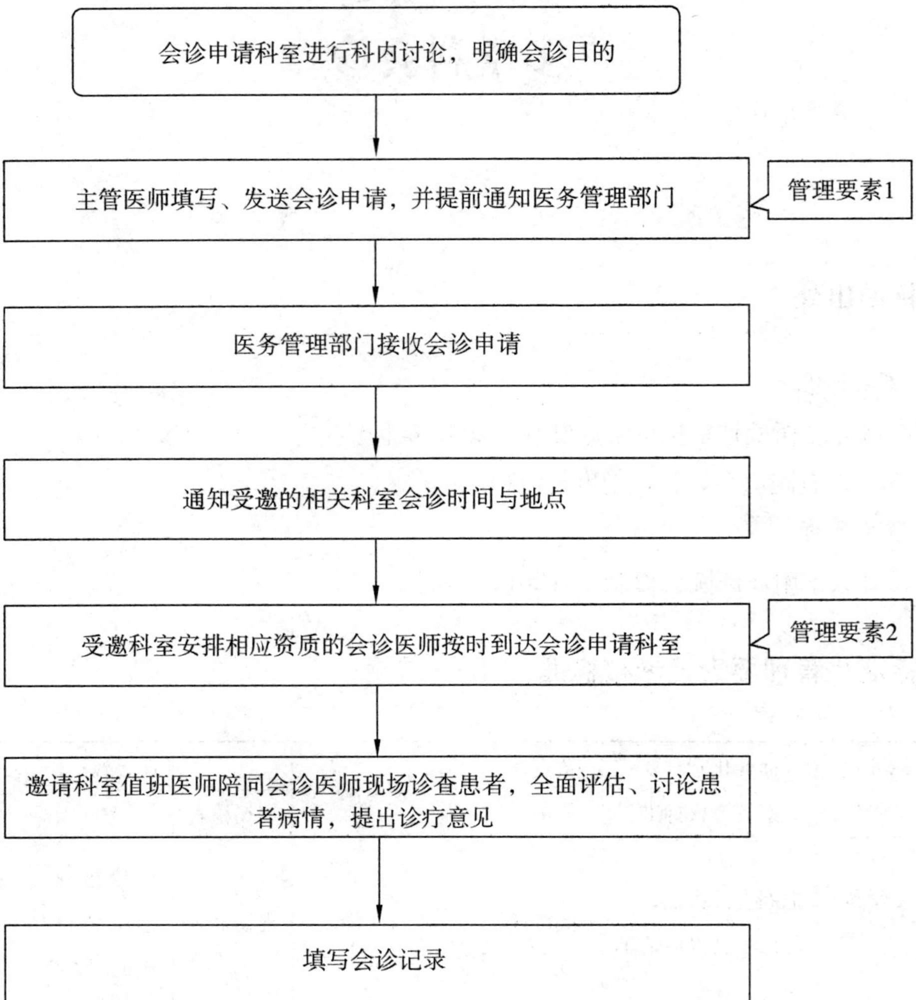
会诊申请科室进行科内讨论，明确会诊目的
主管医师填写、发送会诊申请，并提前通知医务管理部门
管理要素1
医务管理部门接收会诊申请
通知受邀的相关科室会诊时间与地点
受邀科室安排相应资质的会诊医师按时到达会诊申请科室
管理要素2
邀请科室值班医师陪同会诊医师现场诊查患者，全面评估、讨论患者病情，提出诊疗意见
填写会诊记录
邀请科室执行会诊意见，并记入病程记录
管理要素3

院区间会诊

一、标准出处

院内制度

《青岛大学附属医院院区间会诊管理制度（2019 年版）》。

二、标准化管理要素及考核标准

序号	标准化项目	标准化管理要素及考核标准	负责职能部门	考核岗位	考核方式		考核频次
					现场考核	考核指标	
1	院区间会诊	会诊申请单发送	医务部	邀请会诊科室医师	现场抽查	完成率 100%	月
2	院区间会诊	会诊时间、医师职称	医务部	受邀科室医师	现场抽查	及时率、准确率 100%	月
3	院区间会诊	会诊时间、医师职称	医务部	医务管理部门、受邀科室医师	现场抽查	及时率、准确率 100%	月
4	院区间会诊	会诊记录	医务部	医师	现场抽查	及时率、完成率 100%	月

三、标准作业流程

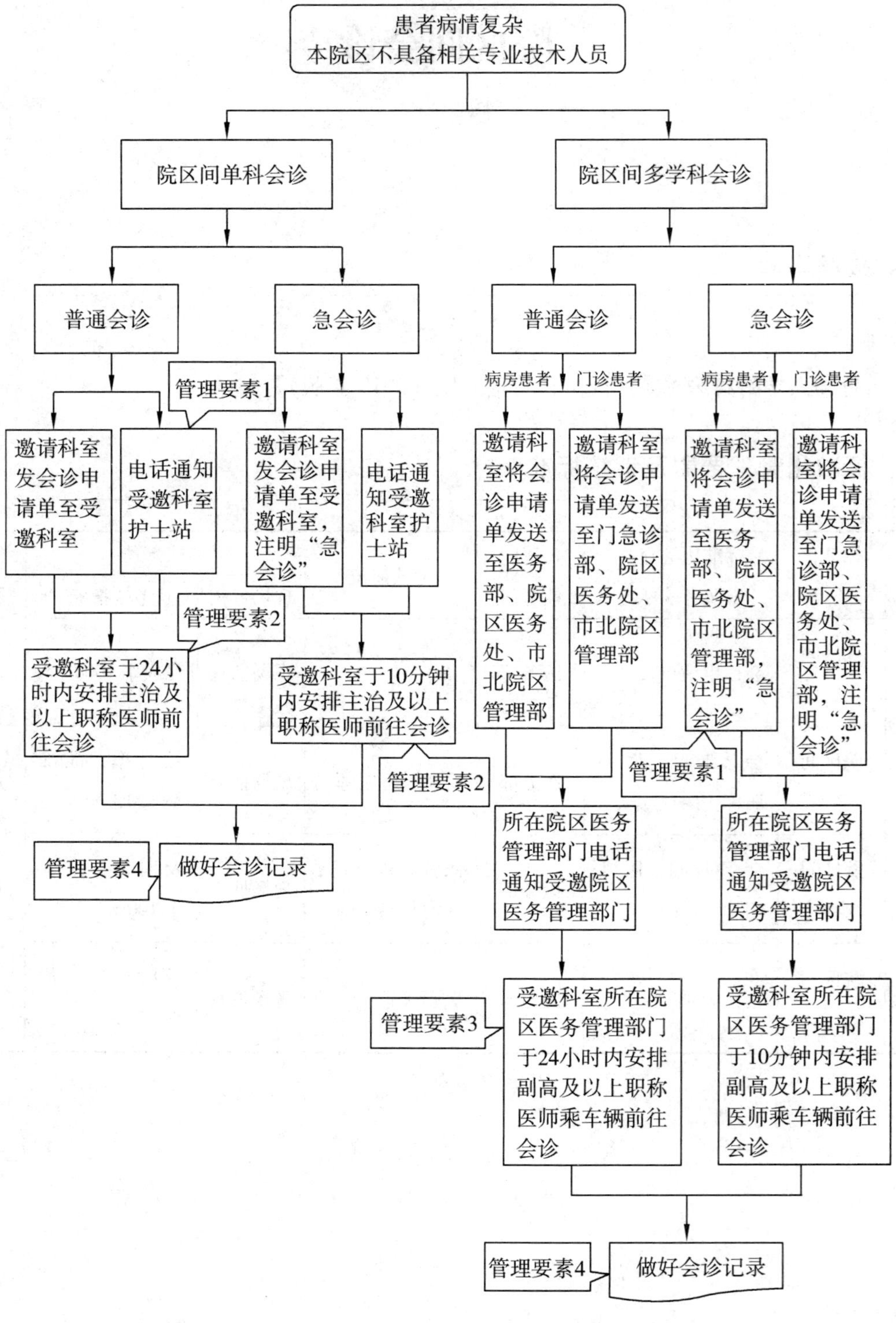
患者病情复杂
本院区不具备相关专业技术人员
院区间单科会诊
院区间多学科会诊
普通会诊
急会诊
普通会诊
急会诊
管理要素1
邀请科室发会诊申请单至受邀科室
电话通知受邀科室护士站
邀请科室发会诊申请单至受邀科室，注明“急会诊”
电话通知受邀科室护士站
管理要素2
受邀科室于24小时内安排主治及以上职称医师前往会诊
受邀科室于10分钟内安排主治及以上职称医师前往会诊
管理要素2
管理要素4
做好会诊记录
病房患者
门诊患者
病房患者
门诊患者
邀请科室将会诊申请单发送至医务部、院区医务处、市北院区管理部
邀请科室将会诊申请单发送至门急诊部、院区医务处、市北院区管理部
邀请科室将会诊申请单发送至医务部、院区医务处、市北院区管理部，注明“急会诊”
邀请科室将会诊申请单发送至门急诊部、院区医务处、市北院区管理部，注明“急会诊”
管理要素1
所在院区医务管理部门电话通知受邀院区医务管理部门
所在院区医务管理部门电话通知受邀院区医务管理部门
管理要素3
受邀科室所在院区医务管理部门于24小时内安排副高及以上职称医师乘车辆前往会诊
受邀科室所在院区医务管理部门于10分钟内安排副高及以上职称医师乘车辆前往会诊
管理要素4
做好会诊记录

疑难病例讨论

一、标准出处

院内制度

《青岛大学附属医院规章制度汇编医疗质量与安全管理篇（2017 年版）》：疑难危重病例讨论制度、电子病历书写与管理制度。

二、标准化管理要素及考核标准

序号	标准化项目	标准化管理要素及考核标准	负责职能部门	考核岗位	考核方式		考核频次
					现场检查	考核指标	
1	疑难病例讨论	疑难病例讨论范围	医务部	科主任、主诊组长、经治医师	电子病历检查、科室存档资料	疑难病例讨论覆盖率 100%	月
2	疑难病例讨论	疑难病例讨论前查看患者	医务部	科主任、主诊组长、经治医师	电子病历检查	患者查看率 100%	月
3	疑难病例讨论	疑难病例讨论的格式和内容	医务部	科主任、主诊组长、经治医师	电子病历检查、科室存档资料	书写规范率 100%	月

三、标准作业流程

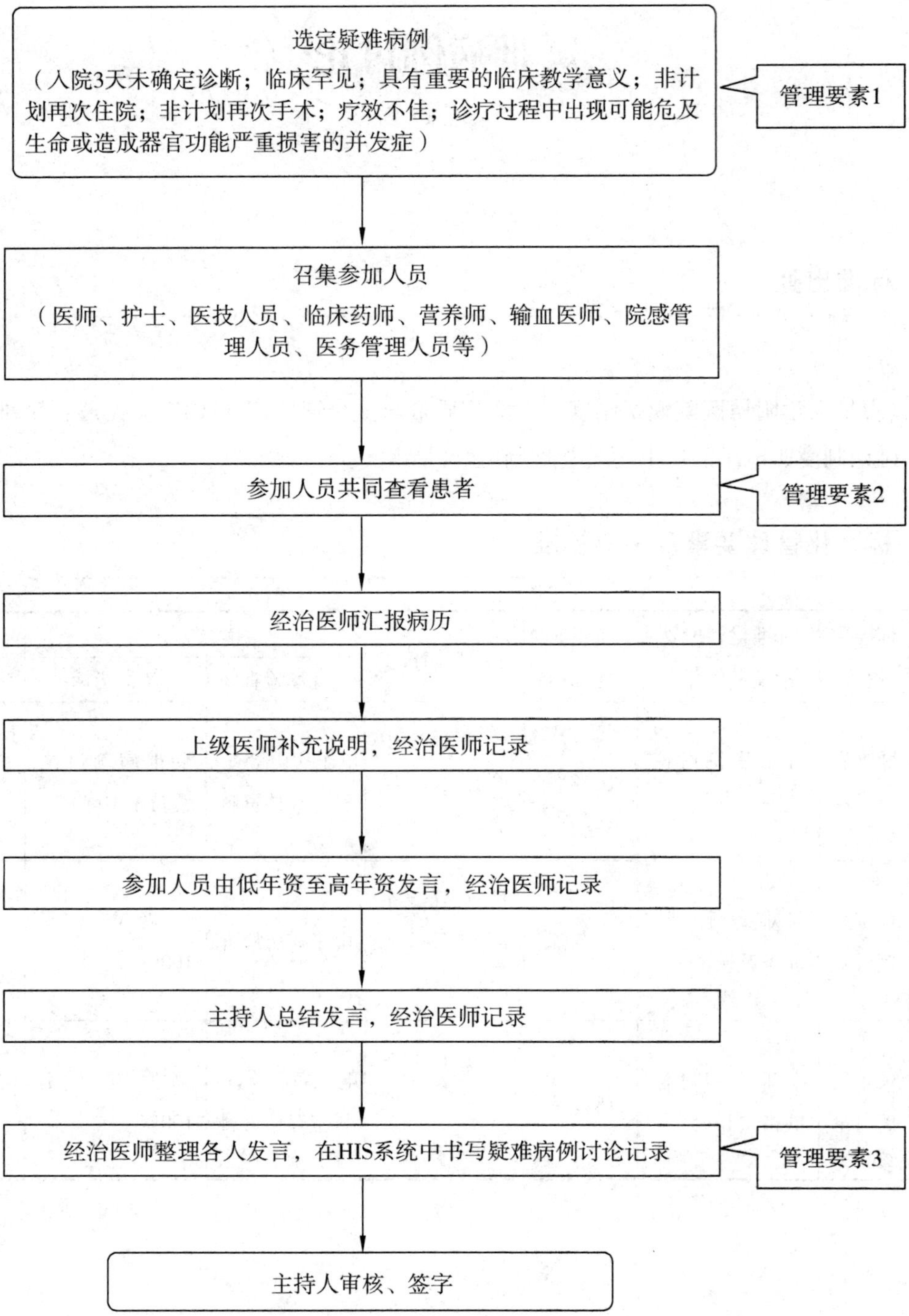
选定疑难病例
（入院3天未确定诊断；临床罕见；具有重要的临床教学意义；非计划再次住院；非计划再次手术；疗效不佳；诊疗过程中出现可能危及生命或造成器官功能严重损害的并发症）
管理要素1
召集参加人员
（医师、护士、医技人员、临床药师、营养师、输血医师、院感管理人员、医务管理人员等）
参加人员共同查看患者
管理要素2
经治医师汇报病历
上级医师补充说明，经治医师记录
参加人员由低年资至高年资发言，经治医师记录
主持人总结发言，经治医师记录
经治医师整理各人发言，在HIS系统中书写疑难病例讨论记录
管理要素3
主持人审核、签字

术前讨论

一、标准出处

（一）国家标准

《三级综合医院评审标准实施细则（2011 年版）》：

3.3.1 择期手术的各项术前检查与评估工作全部完成后方可下达手术医嘱；

4.6.1 实行手术医师资格准入制度和手术分级授权管理制度，有定期手术医师资格和能力评价与再授权的机制；

4.6.2 实行患者病情评估与术前讨论制度，遵循诊疗规范，制订诊疗和手术方案，依据患者病情变化和再评估结果调整诊疗方案，均应记录在病历中。

（二）院内制度

《青岛大学附属医院规章制度汇编医疗质量与安全管理篇（2017 年版）》：病历管理制度、重大手术审批制度。

二、标准化管理要素及考核标准

序号	标准化项目	标准化管理要素及考核标准	负责职能部门	考核岗位	考核方式		考核频次
					现场考核	考核指标	
1	术前讨论	术前检查与风险评估	医务部	科室主诊组成员	现场检查、病历抽查	必要检查完成率 100%、书写病历规范率 100%	月
2	术前讨论	会诊制度	医务部	科室主诊组成员	病历抽查	会诊制度执行率 100%	月
3	术前讨论	病历书写规范	医务部	科室主诊组成员	病历抽查	病历甲级率 100%	月
4	术前讨论	手术分级与授权	医务部	科室主诊组成员	现场检查、病历抽查	知晓率、执行率 100%	月
5	术前讨论	重大手术审批	医务部	科室主诊组成员	病历抽查	审批程序病历书写正确率 100%	月
6	术前讨论	主刀医师签字	医务部	主刀医师	病历抽查	执行率 100%	月

三、标准作业流程

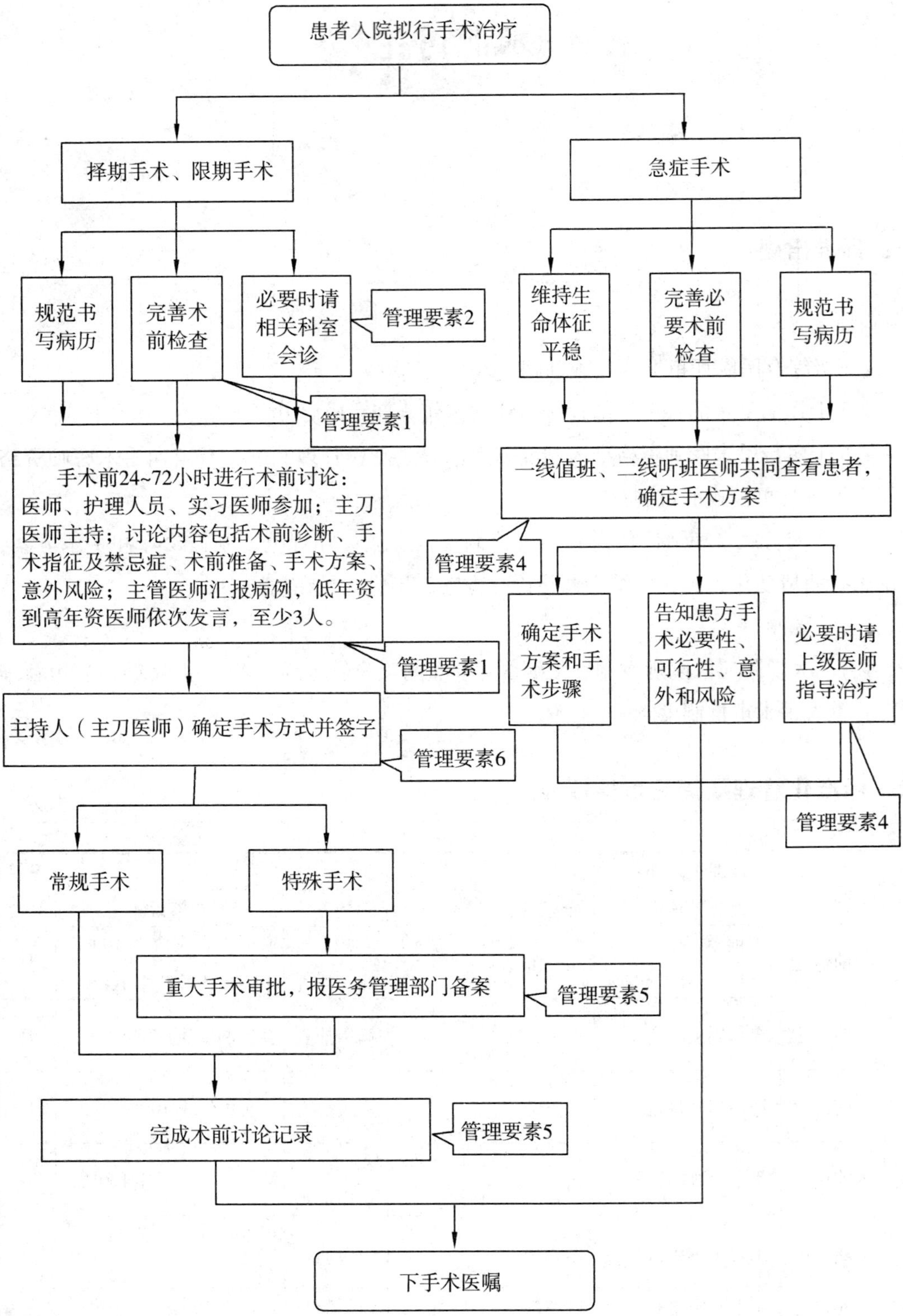
患者入院拟行手术治疗
择期手术、限期手术
急症手术
规范书写病历
完善术前检查
必要时请相关科室会诊
管理要素2
管理要素1
维持生命体征平稳
完善必要术前检查
规范书写病历
一线值班、二线听班医师共同查看患者，确定手术方案
管理要素4
手术前24~72小时进行术前讨论：医师、护理人员、实习医师参加；主刀医师主持；讨论内容包括术前诊断、手术指征及禁忌症、术前准备、手术方案、意外风险；主管医师汇报病例，低年资到高年资医师依次发言，至少3人。
管理要素1
确定手术方案和手术步骤
告知患方手术必要性、可行性、意外和风险
必要时请上级医师指导治疗
主持人（主刀医师）确定手术方式并签字
管理要素6
管理要素4
常规手术
特殊手术
重大手术审批，报医务管理部门备案
管理要素5
完成术前讨论记录
管理要素5
下手术医嘱

术前麻醉访视

一、标准出处

（一）国家标准

《三级综合医院评审标准实施细则（2011年版）》：

4.7.2.1 有患者麻醉前病情评估和麻醉前讨论制度；

4.7.2.2 由具有资质和授权的麻醉医师进行麻醉风险评估，制定麻醉计划；

4.7.3 患者麻醉前的知情同意，包括治疗风险、优点及其他可能的选择。

（二）院内制度

《青岛大学附属医院规章制度汇编医疗质量与安全管理篇（2017年版）》：手术管理制度、围手术期管理制度。

二、标准化管理要素及考核标准

序号	标准化项目	标准化管理要素及考核标准	负责职能部门	考核岗位	考核方式		考核频次
					现场检查	考核指标	
1	术前麻醉访视	ASA分级	医务部	麻醉医师	现场考核	ASA分级正确率100%	月
2	术前麻醉访视	如何选择麻醉方式	医务部	麻醉住院医师	现场考核	麻醉方式正确率100%	月
3	术前麻醉访视	疑难病例麻醉方案制定	医务部	麻醉住院医师	现场考核	疑难病例个体化用药方案制定率100%	月

三、标准作业流程

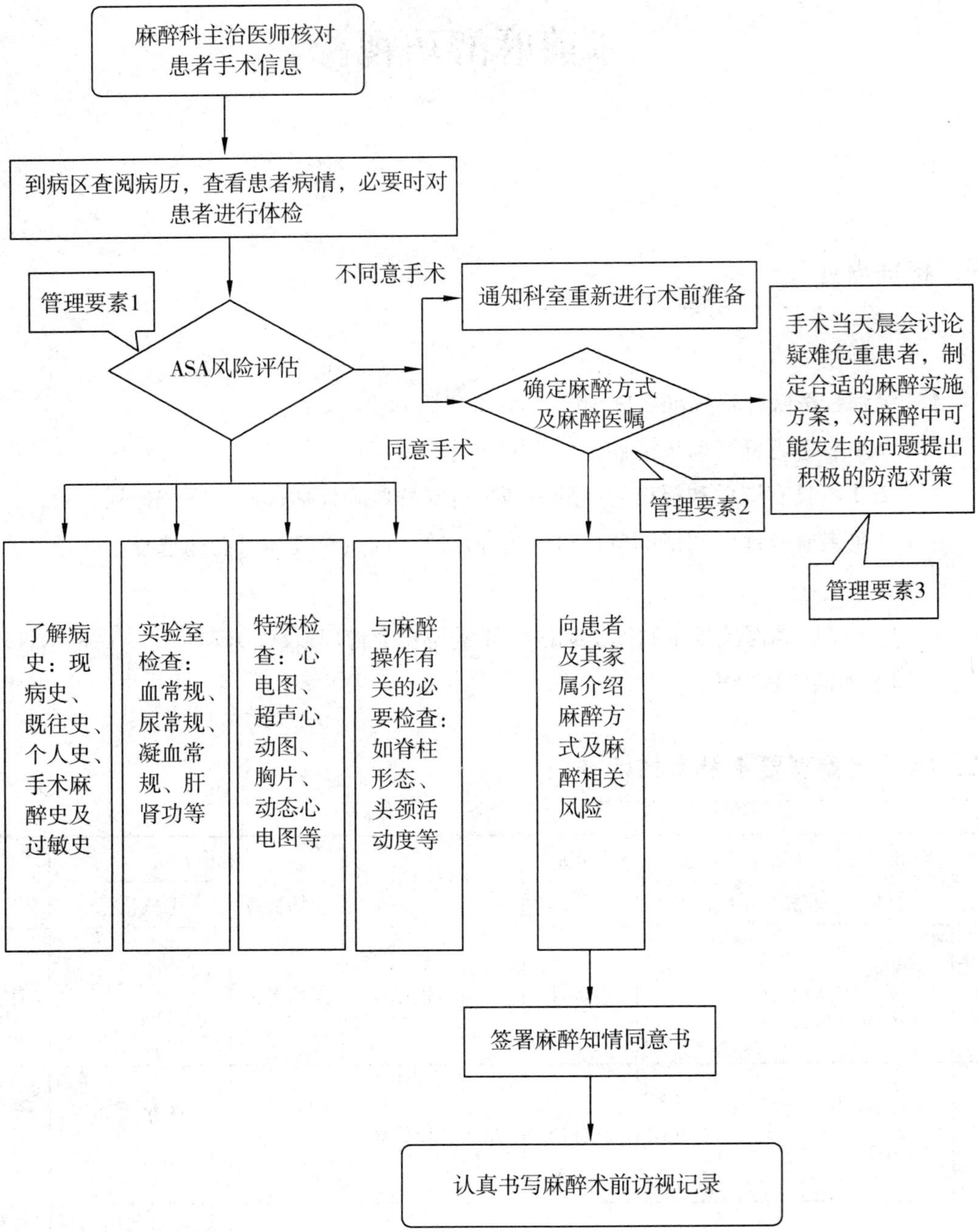
麻醉科主治医师核对患者手术信息
到病区查阅病历，查看患者病情，必要时对患者进行体检
管理要素1
ASA风险评估
不同意手术
通知科室重新进行术前准备
同意手术
确定麻醉方式及麻醉医嘱
管理要素2
手术当天晨会讨论疑难危重患者，制定合适的麻醉实施方案，对麻醉中可能发生的问题提出积极的防范对策
管理要素3
了解病史：现病史、既往史、个人史、手术麻醉史及过敏史
实验室检查：血常规、尿常规、凝血常规、肝肾功等
特殊检查：心电图、超声心动图、胸片、动态心电图等
与麻醉操作有关的必要检查：如脊柱形态、头颈活动度等
向患者及其家属介绍麻醉方式及麻醉相关风险
签署麻醉知情同意书
认真书写麻醉术前访视记录

手术知情同意与告知

一、标准出处

（一）国家标准

《三级综合医院评审标准实施细则（2011年版）》：

3.3.1 择期手术的各项术前检查与评估工作全部完成后方可下达手术医嘱；

4.6.1 实行手术医师资格准入制度和手术分级授权管理制度，有定期手术医师资格和能力评价与再授权的机制；

4.6.3 患者手术前的知情同意包括术前诊断、手术目的和风险、高值耗材的使用与选择，以及其他可选择的诊疗方法等。

（二）院内制度

《青岛大学附属医院规章制度汇编医疗质量与安全管理篇（2017年版）》：病历管理制度、患者知情同意告知制度。

二、标准化管理要素及考核标准

序号	标准化项目	标准化管理要素及考核标准	负责职能部门	考核岗位	考核方式		考核频次
					现场考核	考核指标	
1	手术知情同意与告知	术前检查与风险评估	医务部	科室主诊组成员	现场检查	术前准备、风险评估完善率100%	月
2	手术知情同意与告知	医师告知、患者知情同意	医务部	科室主诊组成员	现场检查、访谈患者	患者对手术相关知晓率100%	月
3	手术知情同意与告知	麻醉术前访视	医务部	麻醉医师	现场抽查、病历抽查	术前访视执行率100%	月
4	手术知情同意与告知	手术替代方案	医务部	科室主诊组成员	访谈患者、病历抽查	患者知晓率100% 手术知情告知同意书中有体现	月
5	手术知情同意与告知	病历规范书写	医务部	科室主诊组成员	病历抽查	规范书写率100%	月

三、标准作业流程

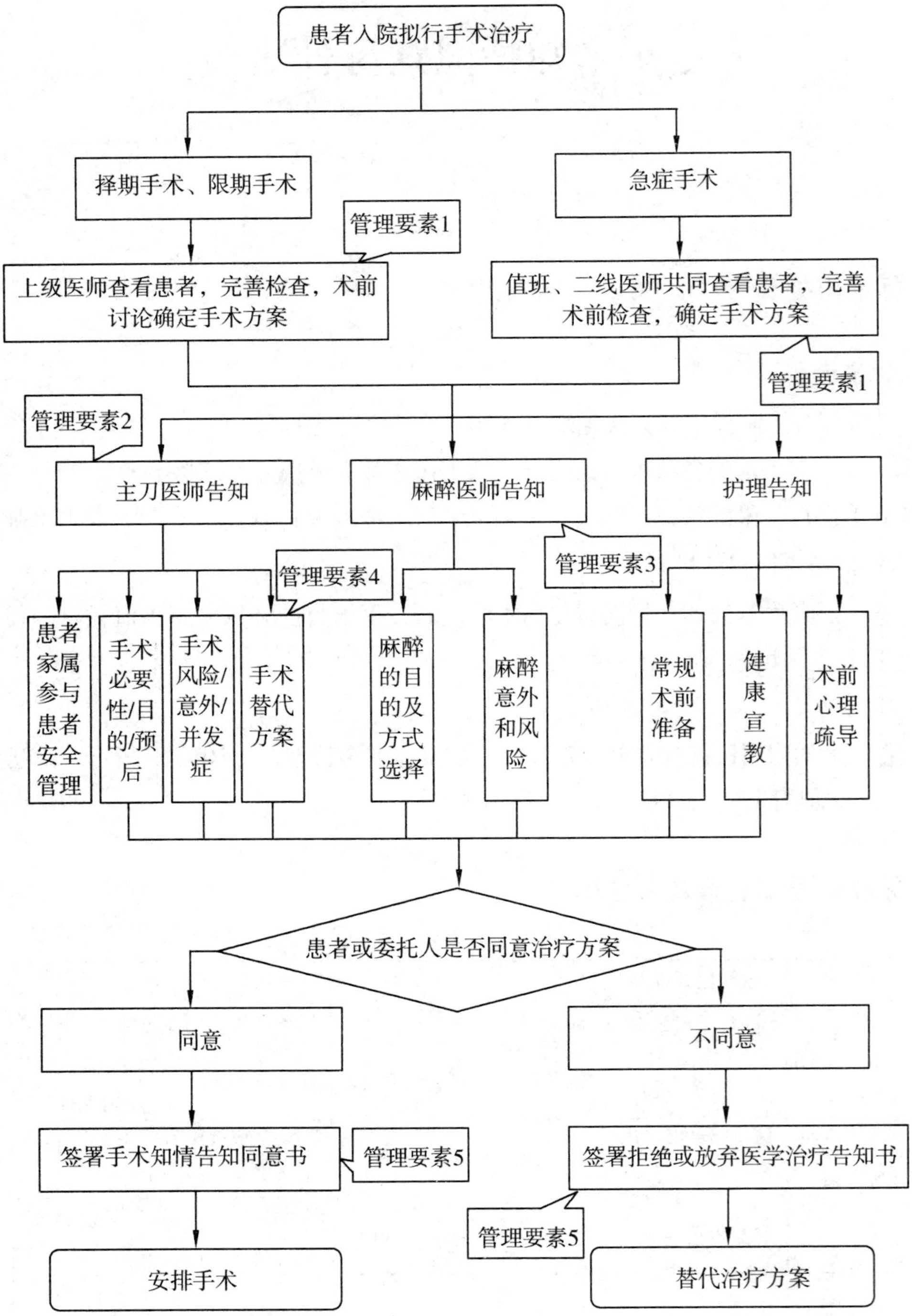
患者入院拟行手术治疗
择期手术、限期手术
急症手术
管理要素1
上级医师查看患者，完善检查，术前讨论确定手术方案
值班、二线医师共同查看患者，完善术前检查，确定手术方案
管理要素1
管理要素2
主刀医师告知
麻醉医师告知
护理告知
管理要素3
管理要素4
患者家属参与患者安全管理
手术必要性/目的/预后
手术风险/意外/并发症
手术替代方案
麻醉的目的及方式选择
麻醉意外和风险
常规术前准备
健康宣教
术前心理疏导
患者或委托人是否同意治疗方案
同意
不同意
签署手术知情告知同意书
管理要素5
签署拒绝或放弃医学治疗告知书
管理要素5
安排手术
替代治疗方案

死亡病例讨论

一、标准出处

院内制度

《青岛大学附属医院规章制度汇编医疗质量与安全管理篇（2017年版）》：死亡病例讨论制度、病历书写与管理制度。

二、标准化管理要素及考核标准

序号	标准化项目	标准化管理要素及考核标准	负责职能部门	考核岗位	考核方式		考核频次
					现场检查	考核指标	
1	死亡病例讨论	患者死亡1周内（5个工作日）讨论；尸检患者在尸检报告出具后1周内再次讨论	医务部	科主任、主诊组长、经治医师	电子病历检查、科室存档资料	时限符合要求率100%	月
2	死亡病例讨论	科主任主持，医师、护士、医技人员等参加，必要时邀请相关科室、医务管理部门等参加。若科主任因故不在岗，经医务管理部门同意后由本科副主任主持	医务部	科主任、主诊组长、经治医师	电子病历检查、科室存档资料	符合要求率100%	月
3	死亡病例讨论	死亡病例讨论的格式和内容	医务部	科主任、主诊组长、经治医师	电子病历检查、科室存档资料	规范率100%	月

三、标准作业流程

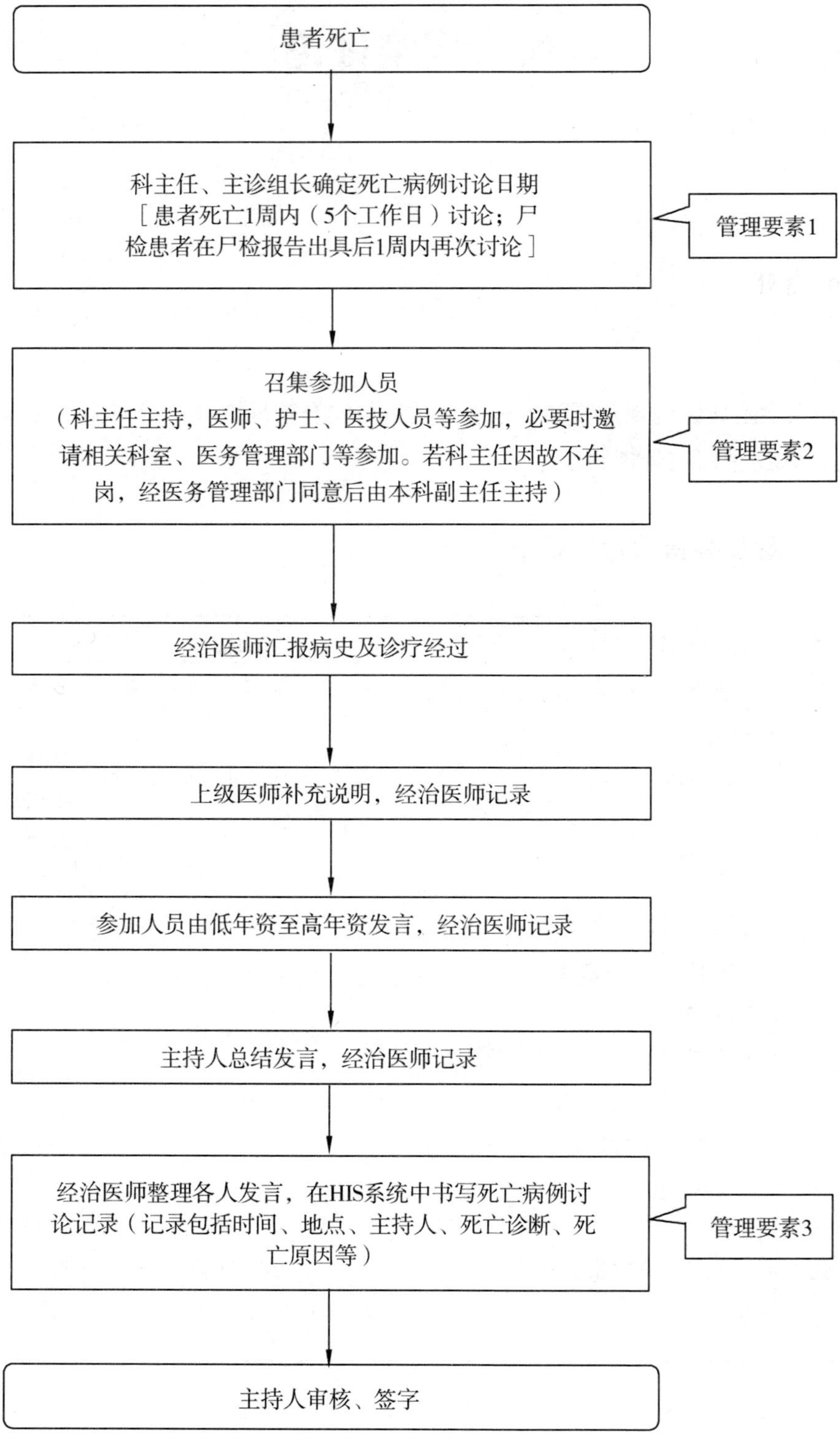
患者死亡
科主任、主诊组长确定死亡病例讨论日期
［患者死亡1周内（5个工作日）讨论；尸检患者在尸检报告出具后1周内再次讨论］
管理要素1
召集参加人员
（科主任主持，医师、护士、医技人员等参加，必要时邀请相关科室、医务管理部门等参加。若科主任因故不在岗，经医务管理部门同意后由本科副主任主持）
管理要素2
经治医师汇报病史及诊疗经过
上级医师补充说明，经治医师记录
参加人员由低年资至高年资发言，经治医师记录
主持人总结发言，经治医师记录
经治医师整理各人发言，在HIS系统中书写死亡病例讨论记录（记录包括时间、地点、主持人、死亡诊断、死亡原因等）
管理要素3
主持人审核、签字

择期重大手术审批

一、标准出处

（一）国家标准

《三级综合医院评审标准实施细则（2011 年版）》：

4.6.4.1 有重大手术报告审批制度。

（二）院内制度

《青岛大学附属医院重大手术报告、审批制度（2017 年版）》。

二、标准化管理要素及考核标准

序号	标准化项目	标准化管理要素及考核标准	负责职能部门	考核岗位	考核方式		考核频次
					现场检查	考核指标	
1	择期重大手术审批	患者病情评估	医务部	主管医师	现场抽查	准确率 100%	月
2	择期重大手术审批	交代病情、签署知情同意书	医务部	主管医师	现场抽查	及时率 100%	月
3	择期重大手术审批	术前疑难病例讨论	医务部	主管医师	现场抽查	及时率 100%	月
4	择期重大手术审批	重大手术审批表签字	医务部	手术者、麻醉医师、病区主任	现场检查	完成率 100%	月

三、标准作业流程

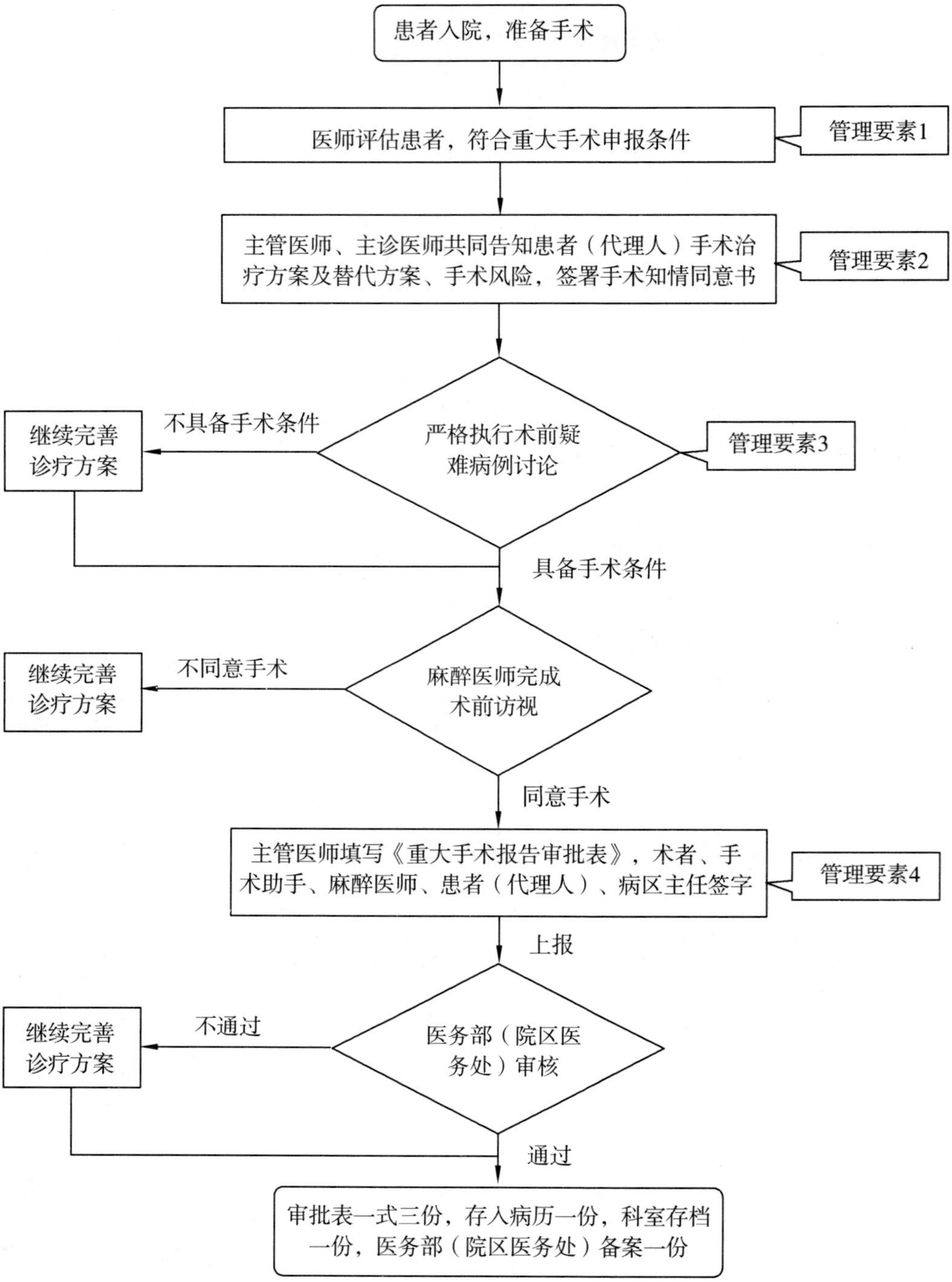
患者入院，准备手术
医师评估患者，符合重大手术申报条件
管理要素1
主管医师、主诊医师共同告知患者（代理人）手术治疗方案及替代方案、手术风险，签署手术知情同意书
管理要素2
严格执行术前疑难病例讨论
管理要素3
不具备手术条件
继续完善诊疗方案
具备手术条件
麻醉医师完成术前访视
不同意手术
继续完善诊疗方案
同意手术
主管医师填写《重大手术报告审批表》，术者、手术助手、麻醉医师、患者（代理人）、病区主任签字
管理要素4
上报
医务部（院区医务处）审核
不通过
继续完善诊疗方案
通过
审批表一式三份，存入病历一份，科室存档一份，医务部（院区医务处）备案一份

手术记录书写

一、标准出处

（一）国家标准

《三级综合医院评审标准实施细则（2011 年版）》：

4.6.6.1 按照《病历书写基本规范》完成手术记录与术后首次病程记录。

（二）院内制度

1.《青岛大学附属医院手术管理制度（2017 年版）》。

2.《青岛大学附属医院围手术期管理制度（2017 年版）》。

二、标准化管理要素及考核标准

序号	标准化项目	标准化管理要素及考核标准	负责职能部门	考核岗位	考核方式		考核频次
					现场检查	考核指标	
1	手术记录书写	手术者或第一助手书写手术记录	医务部	手术者	运行、终末病历检查	手术记录者资质合格率 100%	月
2	手术记录书写	建立手术记录	医务部	手术者	运行、终末病历检查	手术记录书写及时率 100%	月
3	手术记录书写	记录手术经过	医务部	手术者	运行、终末病历检查	手术记录完整率 100%	月
4	手术记录书写	手术者电子签名	医务部	手术者	运行、终末病历检查	手术记录电子签名及时率 100%	月

三、标准作业流程

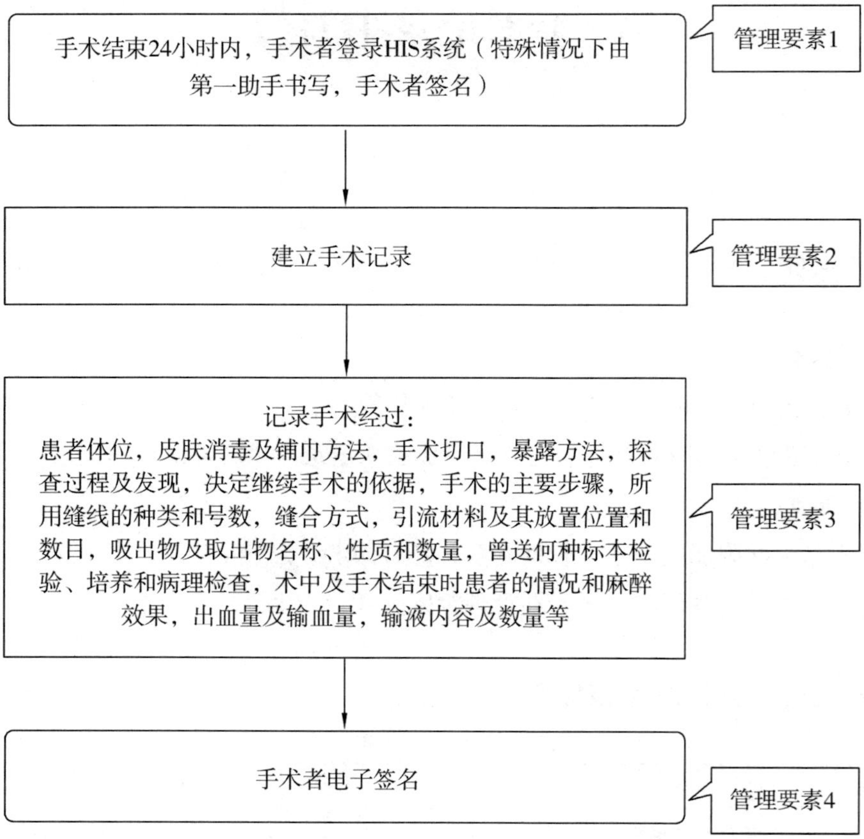

手术结束24小时内，手术者登录HIS系统（特殊情况下由第一助手书写，手术者签名）
管理要素1
建立手术记录
管理要素2
记录手术经过：
患者体位，皮肤消毒及铺巾方法，手术切口，暴露方法，探查过程及发现，决定继续手术的依据，手术的主要步骤，所用缝线的种类和号数，缝合方式，引流材料及其放置位置和数目，吸出物及取出物名称、性质和数量，曾送何种标本检验、培养和病理检查，术中及手术结束时患者的情况和麻醉效果，出血量及输血量，输液内容及数量等
管理要素3
手术者电子签名
管理要素4

非计划二次手术

一、标准出处

（一）国家标准

《三级综合医院评审标准实施细则（2011 年版）》：

4.6.8.3 有“非计划再次手术”的监测、原因分析、反馈、整改和控制体系。

（二）院内制度

《青岛大学附属医院非计划再次手术上报及监管制度（2017 年版）》。

二、标准化管理要素及考核标准

序号	标准化项目	标准化管理要素及考核标准	负责职能部门	考核岗位	考核方式		考核频次
					现场检查	考核指标	
1	非计划二次手术	《非计划再次手术报告表》填写	医务部	临床医师	抽查	《非计划再次手术报告表》填写率 100%	月
2	非计划二次手术	《非计划再次手术报告表》上报	医务部	临床医师	抽查	非计划再次手术报告率 100%	月
3	非计划二次手术	科室每月分析总结，持续改进	医务部	临床医师	抽查	非计划再次手术月度改进率 100%	月

三、标准作业流程

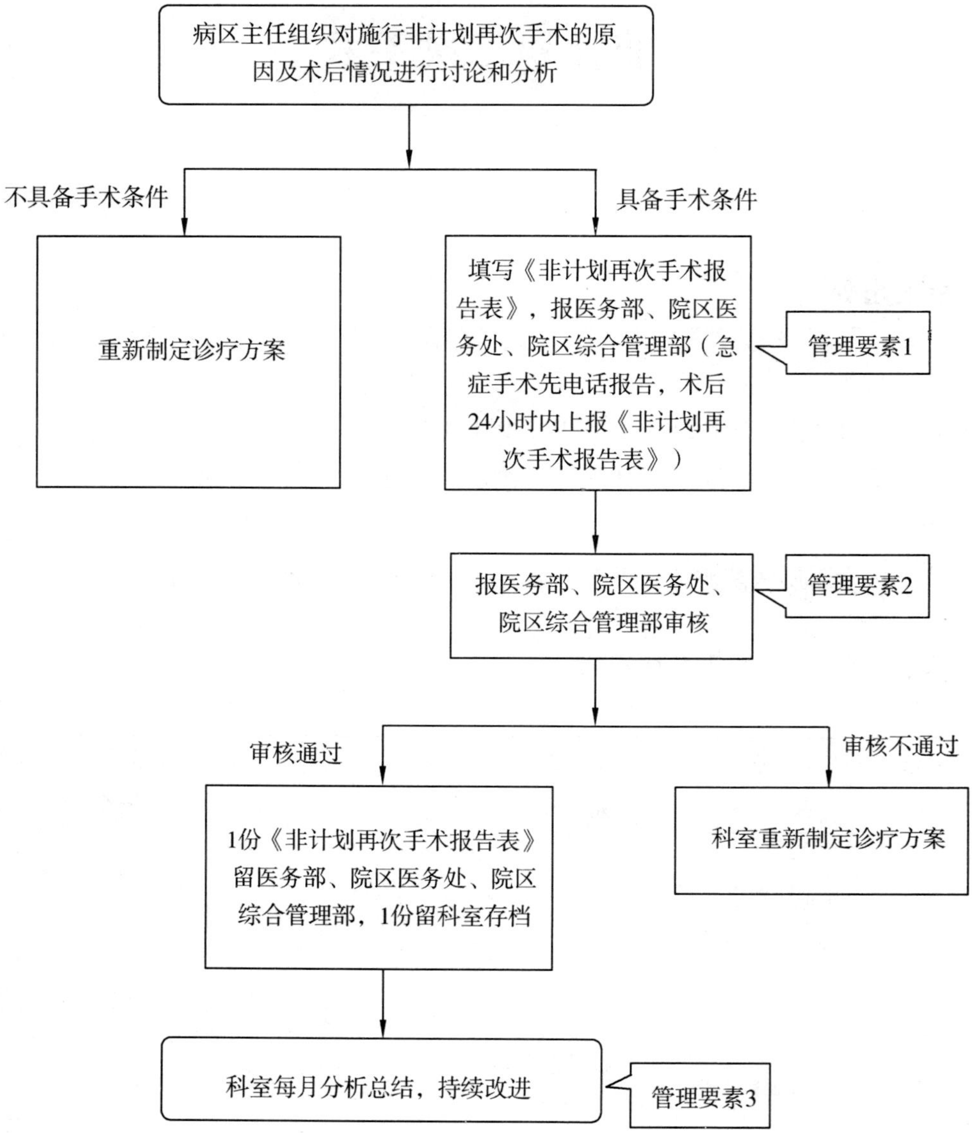
病区主任组织对施行非计划再次手术的原因及术后情况进行讨论和分析
不具备手术条件
具备手术条件
重新制定诊疗方案
填写《非计划再次手术报告表》，报医务部、院区医务处、院区综合管理部（急症手术先电话报告，术后24小时内上报《非计划再次手术报告表》）
管理要素1
报医务部、院区医务处、院区综合管理部审核
管理要素2
审核通过
审核不通过
1份《非计划再次手术报告表》留医务部、院区医务处、院区综合管理部，1份留科室存档
科室重新制定诊疗方案
科室每月分析总结，持续改进
管理要素3

术后访视评估

一、标准出处

（一）国家标准

《三级综合医院评审标准实施细则（2011年版）》：

4.7.8.1 由科主任、护士长与具备资质的人员组成质量与安全管理小组，开展质量与安全管理。

（二）院内制度

《青岛大学附属医院规章制度汇编医疗质量与安全管理篇（2017年版）》：电子病历质量控制制度。

二、标准化管理要素及考核标准

序号	标准化项目	标准化管理要素及考核标准	负责职能部门	考核岗位	考核方式		考核频次
					现场检查	考核指标	
1	术后访视评估	随访时间术后72小时内	医务部	麻醉医师	现场抽查	术后访视执行率100%	月
2	术后访视评估	病情严重者需向医务管理部门报备	医务部	住院医师	模拟考核	报备执行率100%	月
3	术后访视评估	做好麻醉记录，必要时记病程记录	医务部	麻醉医师、住院医师	现场抽查	记录执行率100%	月

三、标准作业流程

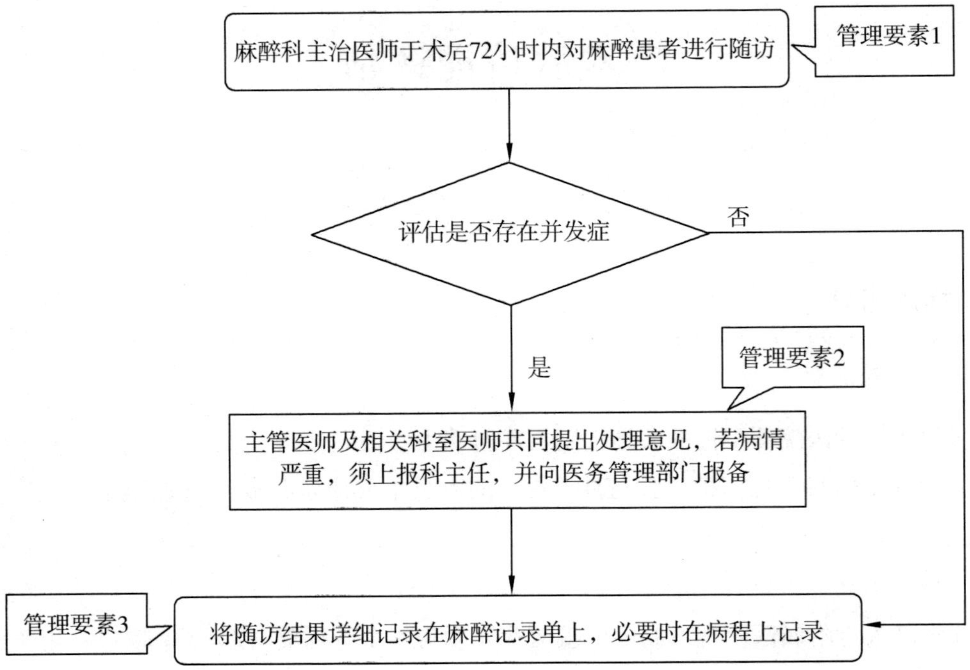
麻醉科主治医师于术后72小时内对麻醉患者进行随访
管理要素1
评估是否存在并发症
否
是
管理要素2
主管医师及相关科室医师共同提出处理意见，若病情严重，须上报科主任，并向医务管理部门报备
管理要素3
将随访结果详细记录在麻醉记录单上，必要时在病程上记录

临床路径管理

一、标准出处

（一）国家标准

《三级综合医院评审标准实施细则（2011 年版）》：

第四章第四部分临床路径与单病种质量管理与持续改进。

（二）院内制度

《青岛大学附属医院规章制度汇编医疗质量与安全管理篇（2017 年版）》：临床路径管理实施方案、临床路径管理指导原则。

二、标准化管理要素及考核标准

序号	标准化项目	标准化管理要素及考核标准	负责职能部门	考核岗位	考核方式		考核频次
					系统查询	考核指标	
1	临床路径管理	科室参考诊疗指南、操作规范及专家共识制作表单，有循证医学证据。各院区表单同质化、同步推行	医务管理部门、护理部	临床路径管理员、科主任、护理临床路径管理员	系统审核	各院区临床路径同质化率100%	即时
2	临床路径管理	各病区医嘱维护同质化	医务管理部门	临床路径管理员	系统抽查	临床医嘱合理率 100%	即时
3	临床路径管理	符合诊断患者入径率≥80%	医务管理部门	主管医师	系统提取数据	入径率≥80%	每月
4	临床路径管理	符合入径标准患者临床路径完成率≥90%	医务管理部门	主管医师	系统提取数据	完成率≥90%	每月
5	临床路径管理	纳入临床路径管理的患者变异率≤50%	医务管理部门	主管医师	系统提取数据	变异率≤50%	每月

三、标准作业流程

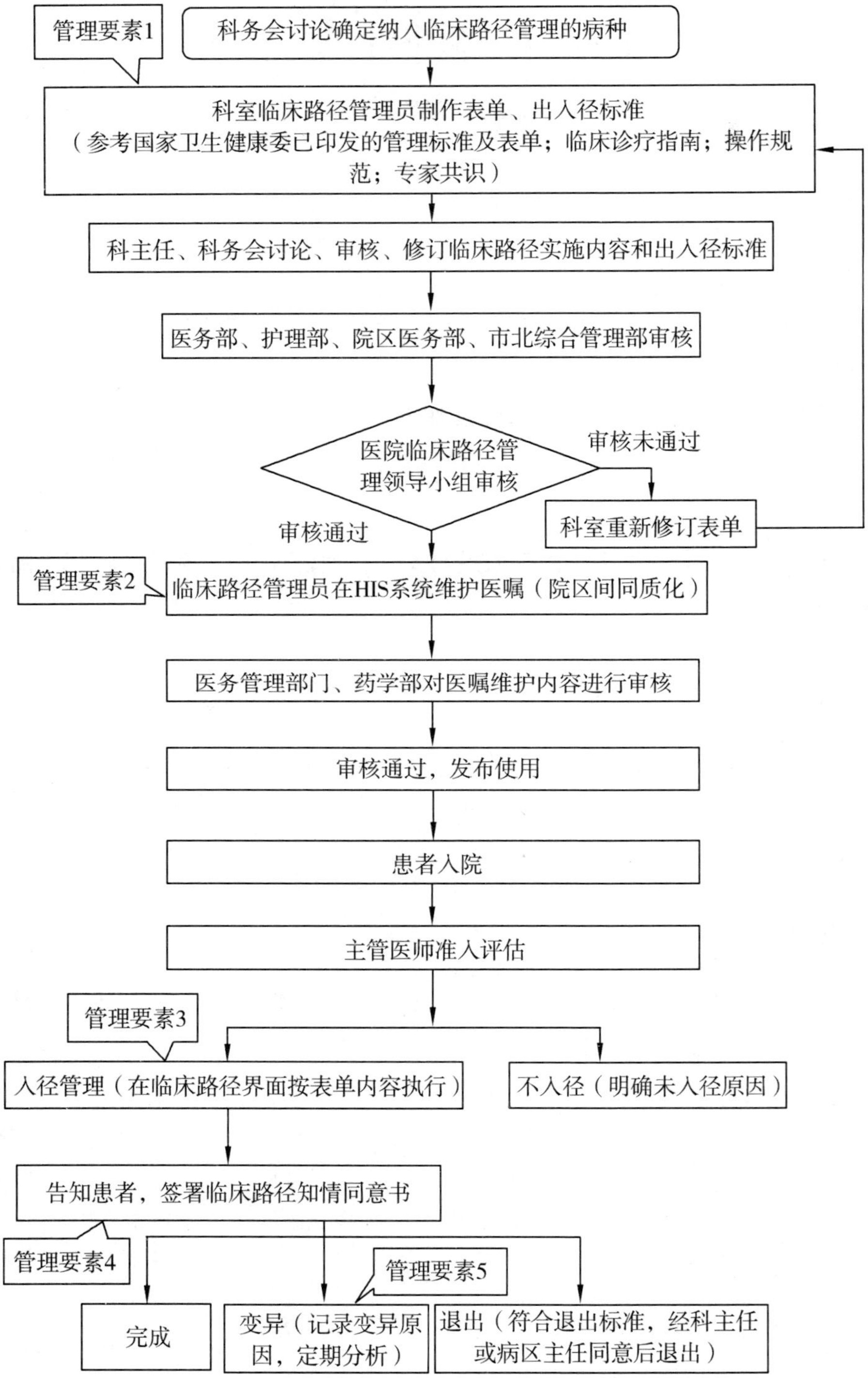
管理要素1
科务会讨论确定纳入临床路径管理的病种
科室临床路径管理员制作表单、出入径标准
（参考国家卫生健康委已印发的管理标准及表单；临床诊疗指南；操作规范；专家共识）
科主任、科务会讨论、审核、修订临床路径实施内容和出入径标准
医务部、护理部、院区医务部、市北综合管理部审核
医院临床路径管理领导小组审核
审核未通过
科室重新修订表单
审核通过
管理要素2
临床路径管理员在HIS系统维护医嘱（院区间同质化）
医务管理部门、药学部对医嘱维护内容进行审核
审核通过，发布使用
患者入院
主管医师准入评估
管理要素3
入径管理（在临床路径界面按表单内容执行）
不入径（明确未入径原因）
告知患者，签署临床路径知情同意书
管理要素4
管理要素5
完成
变异（记录变异原因，定期分析）
退出（符合退出标准，经科主任或病区主任同意后退出）

预防性抗菌药物使用

一、标准出处

（一）国家标准

《三级综合医院评审标准实施细则（2011 年版）》：

4.5.2.3 规范使用与管理抗菌药物；

4.6.5.1 有手术预防性抗菌药物临床应用的制度。

（二）行业标准

1.《热病（第 47 版）》。

2.《ABX 指南：感染性疾病的诊断与治疗（第二版）》。

3.《抗菌药物临床应用指导原则（2015 年版）》。

4.《国家抗微生物治疗指南（第 2 版）》。

（三）院内制度

《关于崂山院区外科科室抗菌药物临床药径管理的规定（试行）（2018 年版）》。

二、标准化管理要素及考核标准

序号	标准化项目	标准化管理要素及考核标准	负责职能部门	考核岗位	考核		考核频次
					现场考核	考核指标	
1	预防性抗菌药物使用	预防性抗菌药物使用培训	药学部	已执行围术期抗菌药物预防使用路径的临床医师	现场访谈	抗菌药物使用知识知晓率 100%	月
2	预防性抗菌药物使用	药物使用合理性	药学部	已执行围术期抗菌药物预防使用路径的临床医师	现场抽查	病例点评合理率 >90%	月

（续表）

序号	标准化项目	标准化管理要素及考核标准	负责职能部门	考核岗位	考核		考核频次
					现场考核	考核指标	
3	预防性抗菌药物使用	点评结果反馈情况	药学部	临床药师	现场抽查	病例点评结果及反馈数据	月
4	预防性抗菌药物使用	使用流程正确性	药学部	临床科室医师及护士	现场访谈	预防性抗菌药物使用流程知晓率 >90%	月

三、标准作业流程

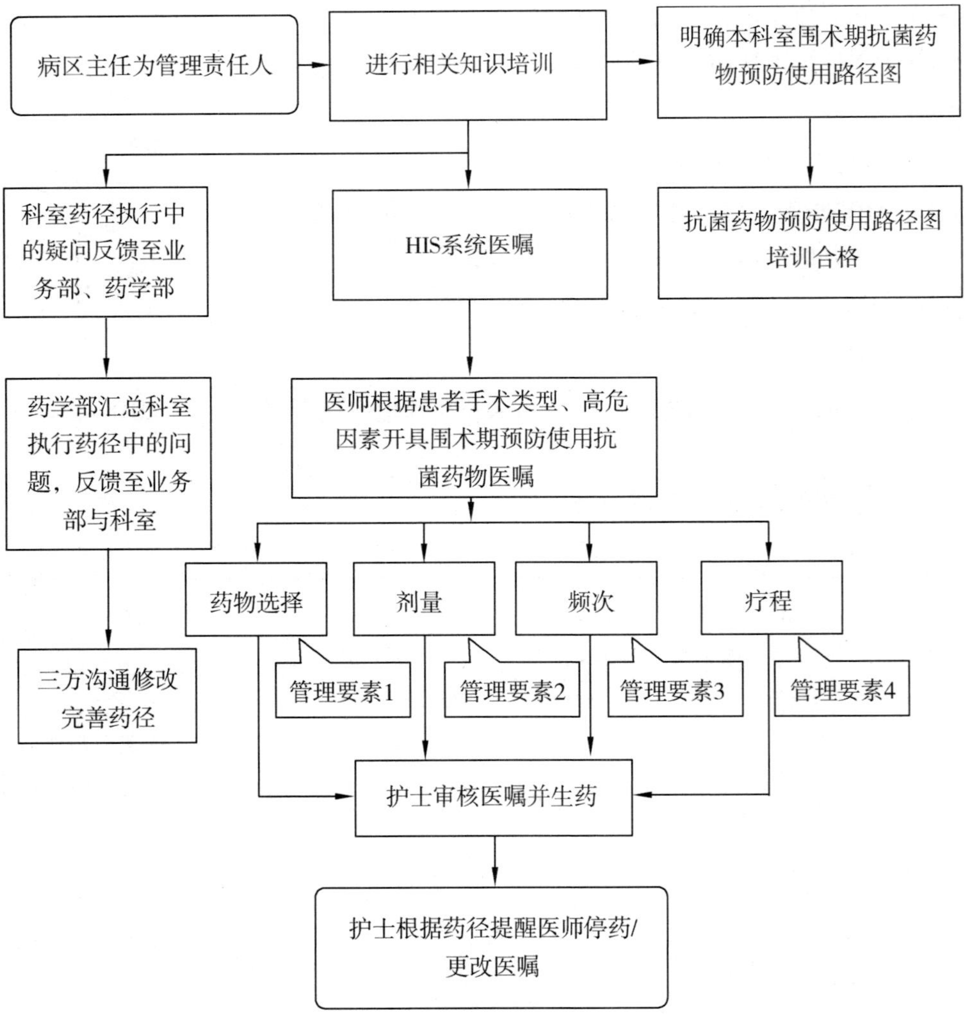

教学查房

一、标准出处

（一）国家标准

1.《三级综合医院评审标准实施细则（2011 年版）》：

1.5.2.1 承担本科及以上医学生的临床教学和实习任务；

6.4.3.2 实施住院医师规范化培训。

2.《中国本科医学教育标准——临床医学专业（2016 版）》：

B 2.6.1 在课程计划中明确并涵盖临床学科内容，确保学生获得全面的临床知识、临床技能和职业能力，在毕业后能够承担相应的临床工作；

B 2.6.2 根据合理的教学安排，在临床环境中安排临床课程，确保学生有足够的时间接触患者。

3.《住院医师规范化培训评估指标》：

3.2.2 开展规范的教学查房，至少 2 周 1 次或 1 周 1 次。

（二）院内制度

1.《临床教学查房规范（2019 年版）》。

2.《关于进一步加强住院医师规范化培训过程管理的若干规定（2018 年版）》。

二、标准化管理要素及考核标准

序号	标准化项目	标准化管理要素及考核标准	负责职能部门	考核岗位	考核方式		考核频次
					现场考核	考核指标	
1	教学查房	教学查房计划制定	教育培训部	病区教学秘书	平台数据	上报教学计划及时，符合数量要求	月
2	教学查房	教学查房汇报 PPT	教育培训部	查房教师、学员	现场抽查	有查房病例汇报 PPT	季

（续表）

序号	标准化项目	标准化管理要素及考核标准	负责职能部门	考核岗位	考核方式		考核频次
					现场考核	考核指标	
3	教学查房	教学查房组织	教育培训部	查房教师、学员	现场抽查	按照教学查房规范组织	半年
4	教学查房	教学查房记录	教育培训部	教学秘书	现场抽查	教学查房记录数量、规范及签名符合要求	季

三、标准作业流程

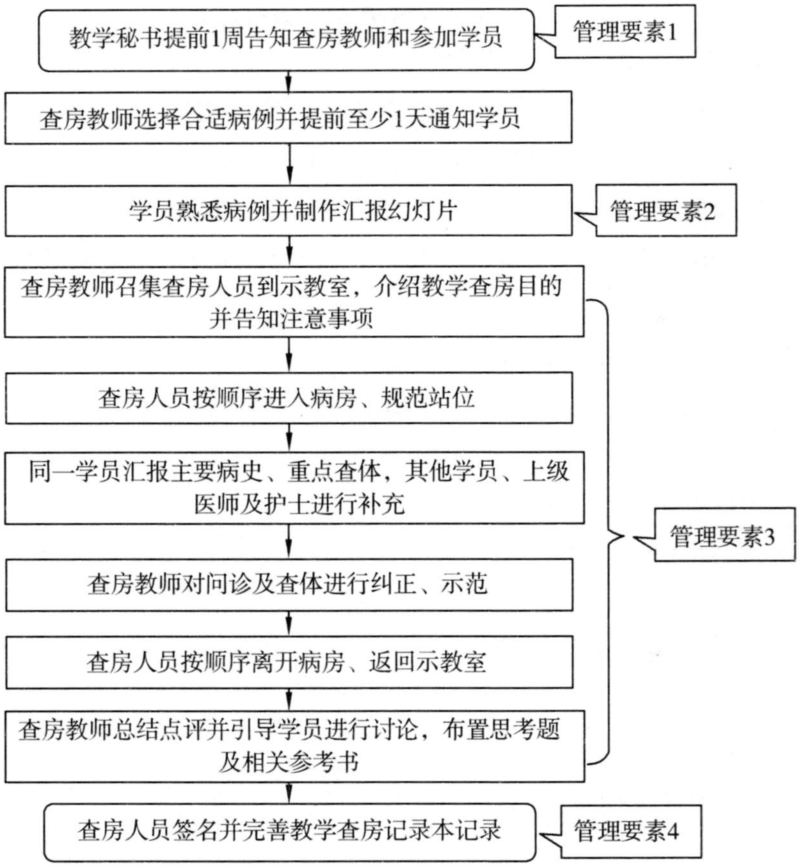

出院评估

一、标准出处

（一）国家标准

《三级综合医院评审标准实施细则（2011 年版）》：

2.4.1.1 完善患者入院、出院、转科服务管理工作制度和标准，改进服务流程，方便患者。

（二）院内制度

《青岛大学附属医院患者病情评估制度（2017 年版）》。

二、标准化管理要素及考核标准

序号	标准化项目	标准化管理要素及考核标准	负责职能部门	考核岗位	考核方式		考核频次
					现场检查	考核指标	
1	出院评估	患者出院前 1 天，医护共同评估	医务部	主管医师	现场抽查	患者出院评估完成率 100%	月
2	出院评估	评估疾病诊断是否明确，如诊断不明，给出合理解释	医务部	主管医师	现场抽查	疾病诊断评估率 100%	月
3	出院评估	评估诊疗过程是否符合诊疗规范	医务部	主管医师	现场抽查	诊疗过程评估率 100%	月
4	出院评估	评估疾病诊疗效果，好转、无效的情况给患方合理解释	医务部	主管医师	现场抽查	诊疗效果评估率 100%	月
5	出院评估	评估医疗费用，尤其大额开支的花费	医务部	主管医师	现场抽查	医疗费用评估率 100%	月
6	出院评估	评估切口愈合情况	医务部	主管医师	现场抽查	切口愈合评估率 100%	月
7	出院评估	评估患者预后	医务部	主管医师	现场抽查	患者预后及康复、随访注意事项评估率 100%	月

三、标准作业流程

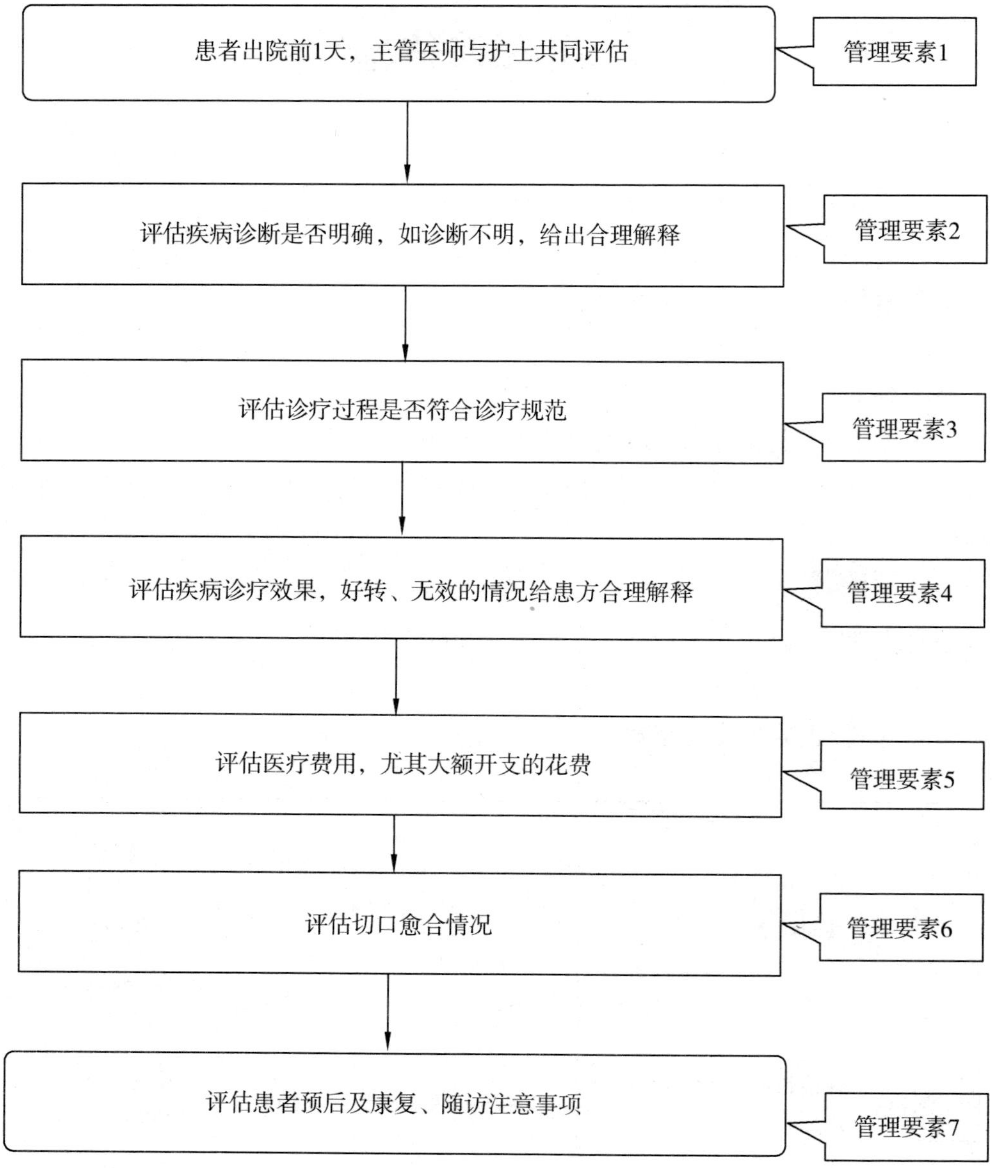
患者出院前1天，主管医师与护士共同评估
管理要素1
评估疾病诊断是否明确，如诊断不明，给出合理解释
管理要素2
评估诊疗过程是否符合诊疗规范
管理要素3
评估疾病诊疗效果，好转、无效的情况给患方合理解释
管理要素4
评估医疗费用，尤其大额开支的花费
管理要素5
评估切口愈合情况
管理要素6
评估患者预后及康复、随访注意事项
管理要素7

科室标准化质量控制

一、标准出处

（一）国家标准

《三级综合医院评审标准实施细则（2011 年版）》：

4.1.1.3 科主任是科室质量与安全管理第一责任人，负责组织落实质量与安全管理及持续改进相关任务；

4.2.5.2 科室质量与安全管理小组成员，具有相关质量管理技能，开展质量管理工作。

（二）院内制度

1.《青岛大学附属医院全面质量与安全管理办法（试行）》（青大附院院发〔2019〕84 号）。

2.《青岛大学附属医院科室（病区）质量与安全管理小组管理办法》（青大附院院发〔2019〕85 号）。

二、标准化管理要素及考核标准

序号	标准化项目	标准化管理要素及考核标准	负责职能部门	考核岗位	考核方式		考核频次
					现场检查	考核指标	
1	科室标准化质量控制	记录上报科室（病区）质量与安全管理小组管理活动	质量管理评价部	兼职质量与安全管理员	查看系统上报情况 现场抽查	按时上报且内容符合要求，运用质量管理工具，并打印存档	月
2	科室标准化质量控制	制定科室（病区）质量与安全管理小组活动计划	质量管理评价部	兼职质量与安全管理员	现场抽查	按时完成，内容符合要求	半年
3	科室标准化质量控制	收集、整理和分析相关指标与数据	质量管理评价部	兼职质量与安全管理员	现场访谈	按时收集、整理和分析相关指标与数据，	季

（续表）

序号	标准化项目	标准化管理要素及考核标准	负责职能部门	考核岗位	考核方式		考核频次
					现场检查	考核指标	
						熟练运用相关质量管理工具进行全面分析整改	
4	科室标准化质量控制	参与质量管理评价部组织的督导检查工作	质量管理评价部	兼职质量与安全管理员	统计参与工作情况	按要求参与督导活动	季

三、标准作业流程

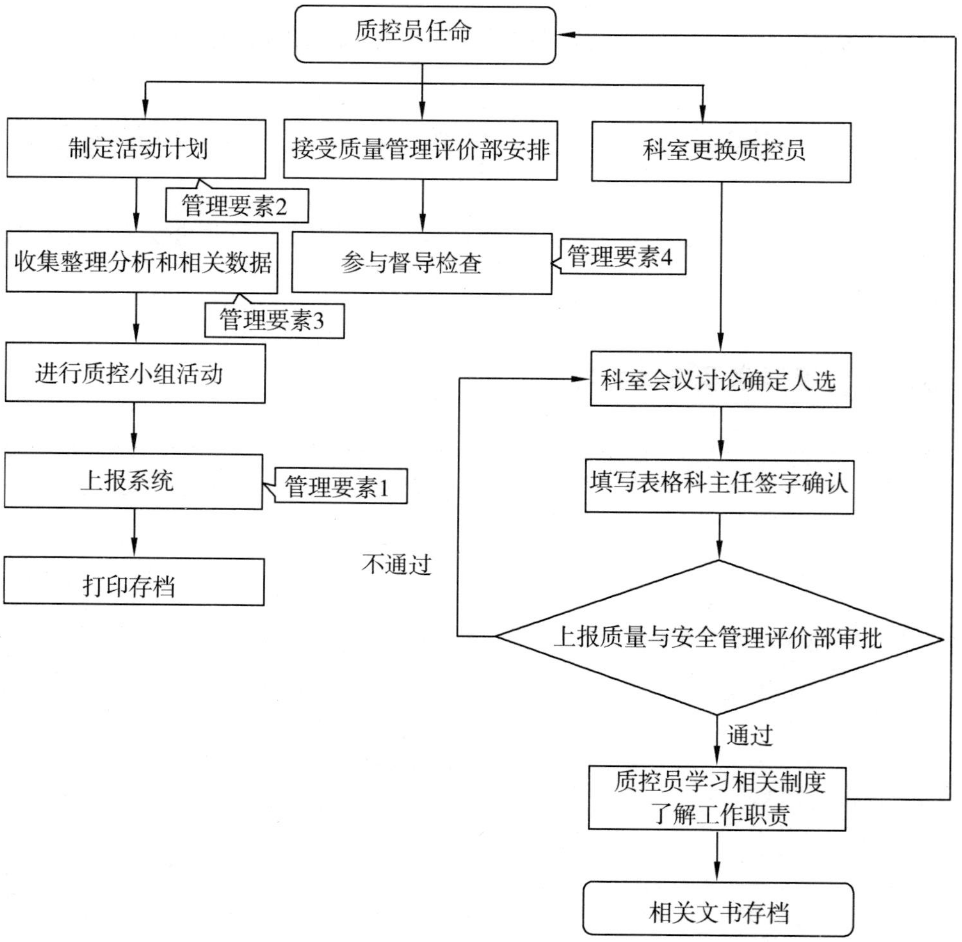

各级质控中心工作标准化流程

一、标准出处

（一）国家标准

《医疗质量管理办法》（国家卫生健康委令第10号）。

（二）省市标准

1.《山东省医疗质量控制中心管理办法》（鲁卫办字〔2018〕234号）。

2.《关于规范和加强市级质控中心质控工作的通知》（青卫医政字〔2017〕11号）。

3.《青岛市医疗质量控制中心管理规定》（青卫医政字〔2015〕15号）。

（三）医院制度

《青岛大学附属医院挂靠医疗质量控制中心管理办法》（青大附院发〔2020〕18号）。

二、标准化管理要素及考核标准

序号	标准化项目	标准化管理要素及考核标准	负责职能部门	考核岗位	考核方式		考核频次
					现场考核	考核指标	
1	各级质控中心工作标准化流程	制（修）定、完善诊疗标准规范（总结、分析、归档，PDCA持续改进）	质量管理评价部	各级质控中心主任、秘书	自查现场检查	每年制（修）定本专业规范性文件，至少1次，并留存通知、工作方案、规范性文件（终稿）、专家名单等资料，同时报质管部备案（电子版）	半年
2	各级质控中心工作标准化流程	人员培训（总结、分析、归档，PDCA持续改进）	质量管理评价部	各级质控中心主任、秘书	自查现场检查	每年至少安排3次培训，并留存通知、培训课件、人员签到表、培训专家名单等资料，同时报质管部备案（电子版）	半年

（续表）

序号	标准化项目	标准化管理要素及考核标准	负责职能部门	考核岗位	考核方式		考核频次
					现场考核	考核指标	
3	各级质控中心工作标准化流程	质控督查（总结、分析、归档，PDCA 持续改进）	质量管理评价部	各级质控中心主任、秘书	自查、现场检查	每年至少开展 2 次质控督查工作（6～7 月 1 次，11～12 月 1 次），并留存通知、检查方案、督查专家名单、督查评审意见书、被质控单位整改报告、督查总结报告等资料，同时报质管部备案（电子版）	半年
4	各级质控中心工作标准化流程	信息化建设（总结、分析、归档，PDCA 持续改进）	质量管理评价部	各级质控中心主任、秘书	自查、现场检查	建立质控网站，并定期及时更新维护网站信息	半年
5	各级质控中心工作标准化流程	质量控制（总结、分析、归档，PDCA 持续改进）	质量管理评价部	各级质控中心主任、秘书	自查、现场检查	每年至少对 2 个病种或项目进行临床路径或评价管理，并留存临床路径或评价管理方案、持续改进痕迹，同时报质管部备案（电子版）	半年
6	各级质控中心工作标准化流程	内部管理（总结、分析、归档，PDCA 持续改进）	质量管理评价部	各级质控中心主任、秘书	自查、现场检查	建立健全质控中心各项工作资料盒	半年
7	各级质控中心工作标准化流程	费用报销登记	质量管理评价部	各级质控中心主任、秘书	自查、现场检查	建立经费台账，确保经费合理使用，并在经费收支本上逐项如实登记	半年

三、标准作业流程

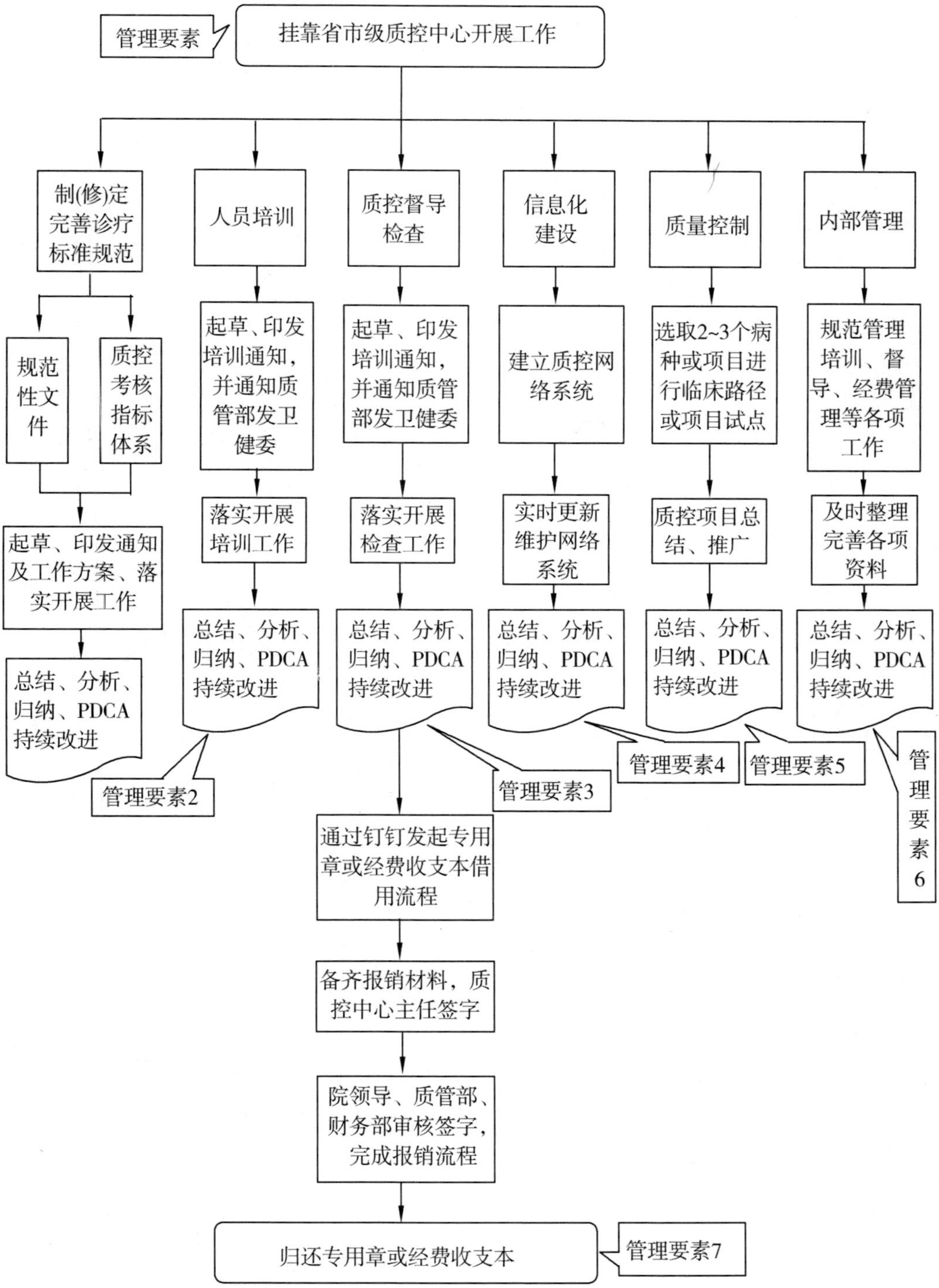
管理要素
挂靠省市级质控中心开展工作
制(修)定完善诊疗标准规范
人员培训
质控督导检查
信息化建设
质量控制
内部管理
规范性文件
质控考核指标体系
起草、印发通知及工作方案、落实开展工作
总结、分析、归纳、PDCA持续改进
起草、印发培训通知，并通知质管部发卫健委
落实开展培训工作
总结、分析、归纳、PDCA持续改进
管理要素2
起草、印发培训通知，并通知质管部发卫健委
落实开展检查工作
总结、分析、归纳、PDCA持续改进
管理要素3
建立质控网络系统
实时更新维护网络系统
总结、分析、归纳、PDCA持续改进
管理要素4
选取2~3个病种或项目进行临床路径或项目试点
质控项目总结、推广
总结、分析、归纳、PDCA持续改进
管理要素5
规范管理培训、督导、经费管理等各项工作
及时整理完善各项资料
总结、分析、归纳、PDCA持续改进
管理要素6
通过钉钉发起专用章或经费收支本借用流程
备齐报销材料，质控中心主任签字
院领导、质管部、财务部审核签字，完成报销流程
归还专用章或经费收支本
管理要素7

第二章

护理岗位标准化项目

普通门诊分诊

一、标准出处

（一）国家标准

《三级综合医院评审标准实施细则（2011年版）》：

3.1.2.1 在诊疗活动中，严格执行“查对制度”，至少同时使用姓名、年龄两项等项目核对患者身份，确保对正确的患者实施正确的操作；

4.10.2.3 落实预检分诊制度，实行首诊负责制，及时报告疫情，规范接诊和治疗传染病患者，协助专业公共卫生机构及有关部门进行突发公共卫生事件和传染病疫情调查、采样与处理以及相关控制传播措施。

（二）院内制度

1.《青岛大学附属医院门诊分诊与检诊制度（2017年版）》。

2.《青岛大学附属医院传染病预检分诊制度（2017年版）》。

3.《青岛大学附属医院查对制度（2017年版）》。

二、标准化管理要素及考核标准

序号	标准化项目	标准化管理要素及考核标准	负责职能部门	考核岗位	考核方式		考核频次
					现场检查	考核指标	
1	普通门诊分诊	患者身份识别	门急诊部	门诊分诊人员	现场抽查	工作人员进行分诊时有无进行患者身份识别	月
2	普通门诊分诊	分诊管理	门急诊部	门诊分诊人员	现场抽查	分诊人员分诊有效性	月
3	普通门诊分诊	传染病管理	门急诊部	门诊分诊人员	现场抽查	传染病分诊处置是否合理	月
4	普通门诊分诊	疑似患者防护	门急诊部	门诊分诊人员	现场抽查	有无对患者进行防护	月

三、标准作业流程

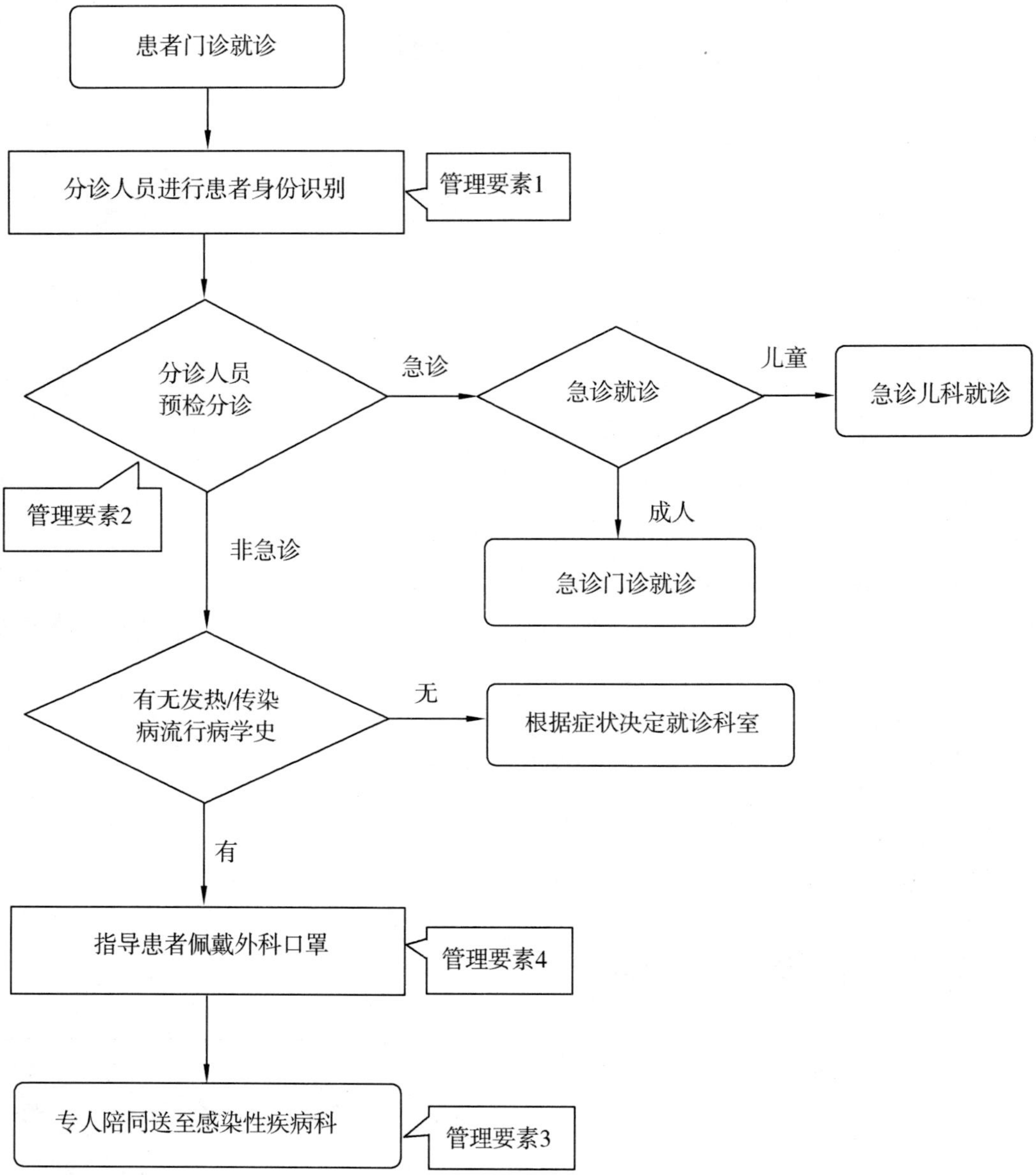
患者门诊就诊
分诊人员进行患者身份识别
管理要素1
分诊人员预检分诊
管理要素2
急诊
急诊就诊
儿童
急诊儿科就诊
成人
急诊门诊就诊
非急诊
有无发热/传染病流行病学史
无
根据症状决定就诊科室
有
指导患者佩戴外科口罩
管理要素4
专人陪同送至感染性疾病科
管理要素3

急诊门诊分诊

一、标准出处

（一）国家标准

《三级综合医院评审标准实施细则（2011 年版）》：

2.3.2.1 加强急诊检诊、分诊，落实首诊负责制，及时救治急危重症患者；

3.1.2.1 在诊疗活动中，严格执行“查对制度”，至少同时使用姓名、年龄两项等项目核对患者身份，确保对正确的患者实施正确的操作；

4.8.3.1 加强急诊检诊、分诊，及时救治急危重症患者，有效分流非急危重症患者；

4.10.2.3 落实预检分诊制度，实行首诊负责制，及时报告疫情，规范接诊和治疗传染病患者，协助专业公共卫生机构及有关部门进行突发公共卫生事件和传染病疫情调查、采样与处理以及相关控制传播措施。

（二）院内制度

1.《青岛大学附属医院查对制度（2017 年版）》。

2.《青岛大学附属医院急诊预检、分诊工作制度（2017 年版）》。

二、标准化管理要素及考核标准

序号	标准化项目	标准化管理要素及考核标准	负责职能部门	考核岗位	考核方式		考核频次
					现场检查	考核指标	
1	急诊门诊分诊	患者身份识别	门急诊部	急诊分诊人员	现场抽查	工作人员进行分诊时有无进行患者身份识别	月
2	急诊门诊分诊	分诊管理	门急诊部	急诊分诊人员	现场抽查	分诊人员分诊有效性	月

（续表）

序号	标准化项目	标准化管理要素及考核标准	负责职能部门	考核岗位	考核方式		考核频次
					现场检查	考核指标	
3	急诊门诊分诊	传染病管理	门急诊部	急诊分诊人员	现场抽查	传染病分诊处置是否合理	月
4	急诊门诊分诊	疑似传染病患者防护	门急诊部	急诊分诊人员	现场抽查	分诊人员是否对患者进行防护	月

三、标准作业流程

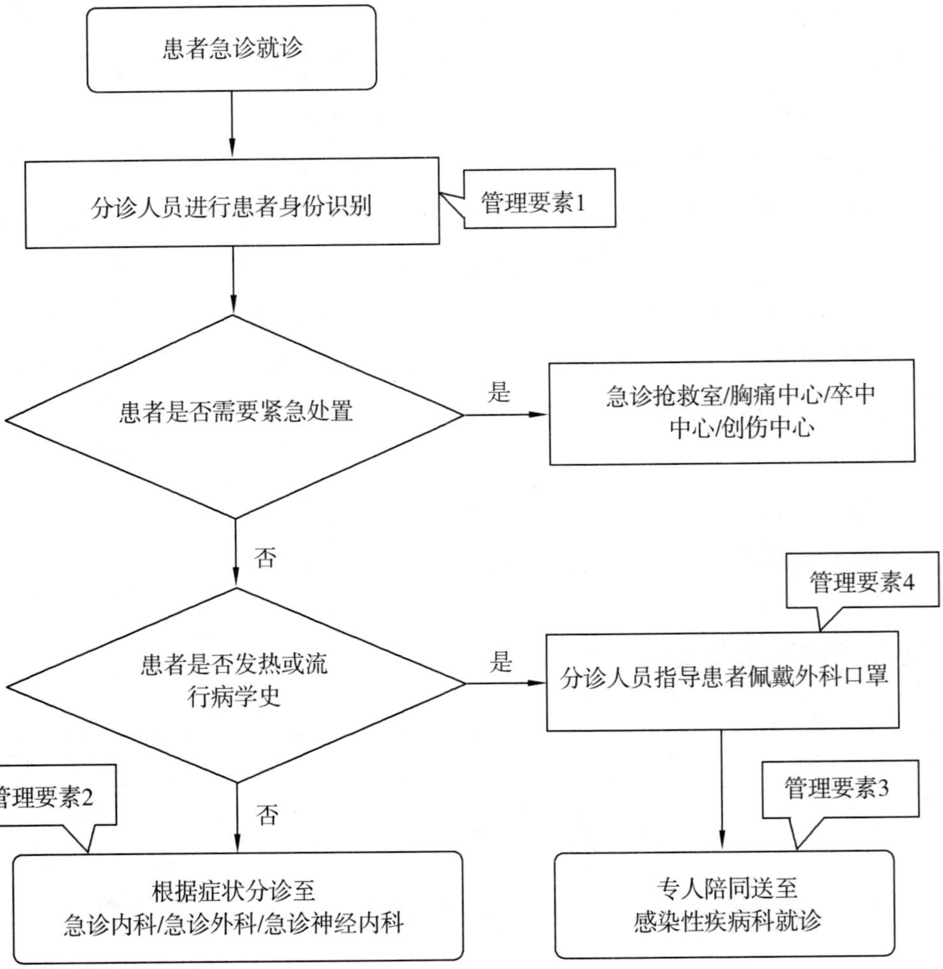

患者住院接诊

一、标准出处

《青岛大学附属医院医患沟通制度（2017 年版）》。

二、标准化管理要素及考核标准

序号	标准化项目	标准化管理要素及考核标准	负责职能部门	考核岗位	考核方式		考核频次
					现场检查	考核指标	
1	患者住院接诊	做好接诊准备	护理部	值班护士	现场抽查	接诊准备完成率 100%	月
2	患者住院接诊	患者信息、手腕带核对	护理部	值班护士	现场抽查	入院患者信息、手腕带核对率 100%	月
3	患者住院接诊	医师、护士接诊	护理部	值班医师、护士	现场抽查	接诊及时率 100%	月
4	患者住院接诊	入院宣教	护理部	值班护士	现场抽查	入院宣教及时率 100%	月

三、标准作业流程

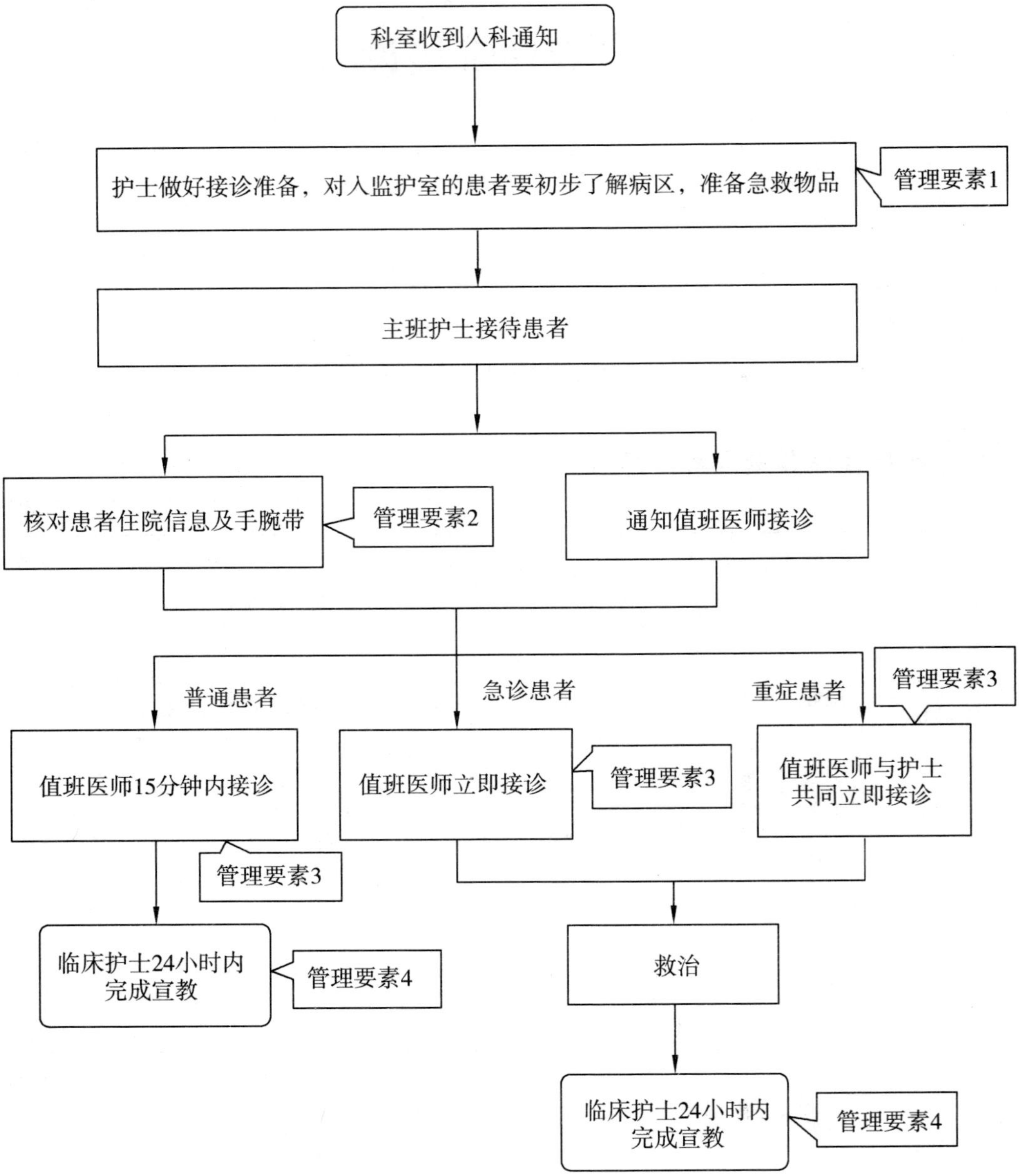

科室收到入科通知
护士做好接诊准备，对入监护室的患者要初步了解病区，准备急救物品
管理要素1
主班护士接待患者
核对患者住院信息及手腕带
管理要素2
通知值班医师接诊
普通患者
急诊患者
重症患者
管理要素3
值班医师15分钟内接诊
值班医师立即接诊
管理要素3
值班医师与护士共同立即接诊
管理要素3
临床护士24小时内完成宣教
管理要素4
救治
临床护士24小时内完成宣教
管理要素4

入院宣教

一、标准出处

（一）国家标准

《三级综合医院评审标准实施细则（2011 年版）》：

2.4.1 完善患者入院、出院、转科服务管理工作制度和标准，改进服务流程，方便患者。

（二）院内制度

1.《青岛大学附属医院护理规章制度及应急预案（2017 年版）》：

2.10 患者入院、出院护理工作制度及服务流程；

2.30 护患沟通制度；

2.33 健康教育制度。

2.《临床情景式护理实践指南》：

1.1 入院护理。

二、标准化管理要素及考核标准

序号	标准化项目	标准化管理要素及考核标准	负责职能部门	考核岗位	考核方式		考核频次
					现场考核	考核指标	
1	入院宣教	护士床边接诊患者礼仪规范	护理部	临床护理人员	现场抽查	床边接诊患者率 100%	季
2	入院宣教	卫生处置符合“三短六洁”	护理部	临床护理人员	现场抽查	卫生处理达标率 100%	季
3	入院宣教	入院宣教内容全面	护理部	临床护理人员	现场抽查	入院宣教内容准确率 100%	季

三、标准作业流程

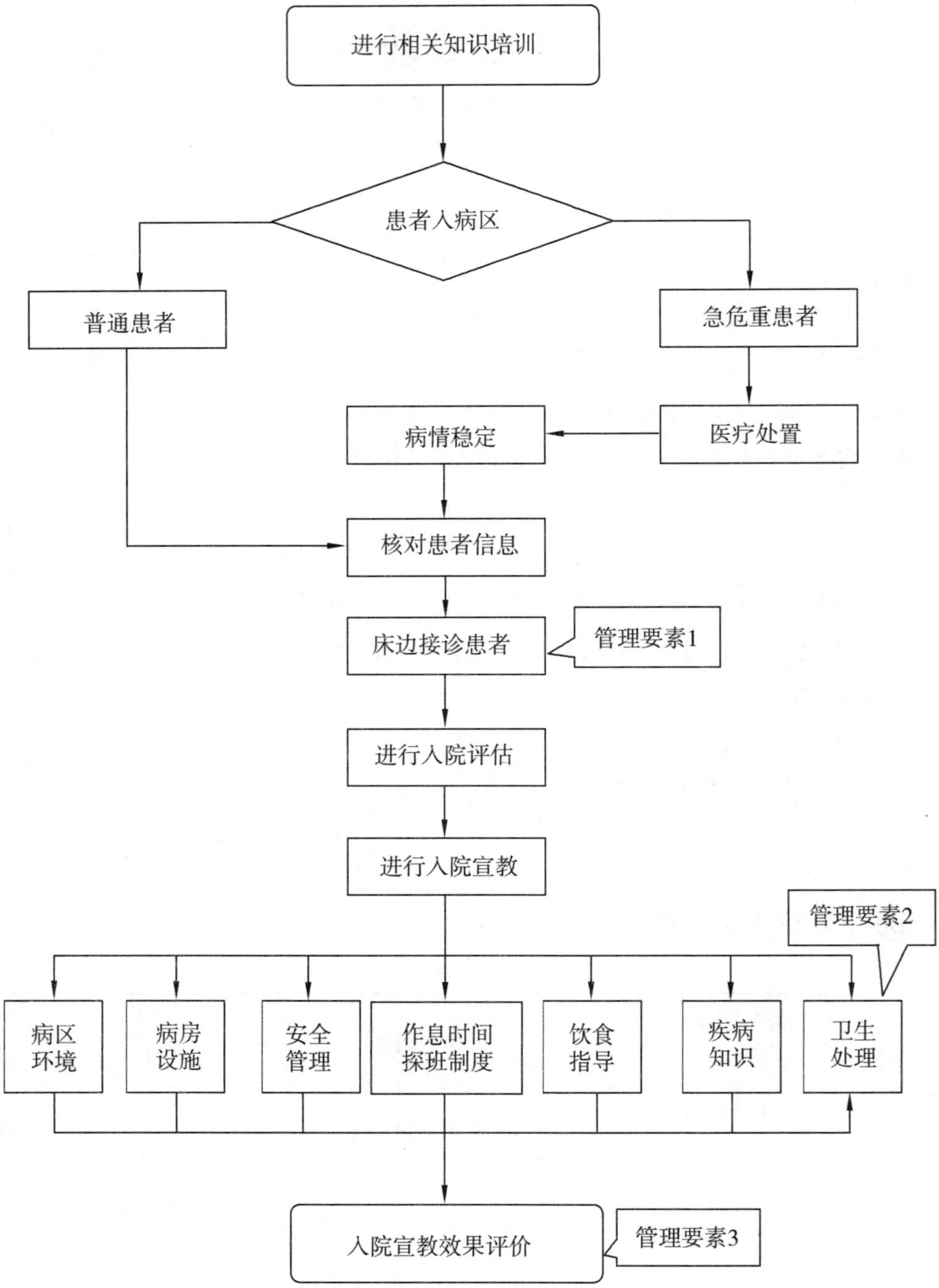
进行相关知识培训
患者入病区
普通患者
急危重患者
医疗处置
病情稳定
核对患者信息
床边接诊患者
管理要素1
进行入院评估
进行入院宣教
管理要素2
病区
环境
病房
设施
安全
管理
作息时间
探班制度
饮食
指导
疾病
知识
卫生
处理
入院宣教效果评价
管理要素3

住院健康教育

一、标准出处

（一）国家标准

《三级综合医院评审标准实施细则（2011 年版）》：

5. 3. 9. 1 为患者提供心理与健康指导服务和出院指导。

（二）院内标准

《青岛大学附属医院护理工作规章制度（2017 年版）》：

2. 33 健康教育制度。

二、标准化管理要素及考核标准

序号	标准化项目	标准化管理要素及考核标准	负责职能部门	考核岗位	考核方式		考核频次
					考核方式	考核指标	
1	住院健康教育	健康教育形式多样化	护理部	临床护理人员	现场抽查	根据患者需求采取图文、音频、视频等多种形式进行健康教育，健康教育覆盖率 100%	季
2	住院健康教育	健康教育效果评价	护理部	临床护理人员	现场访谈	健康教育内容患者知晓率 100%	季

三、标准作业流程

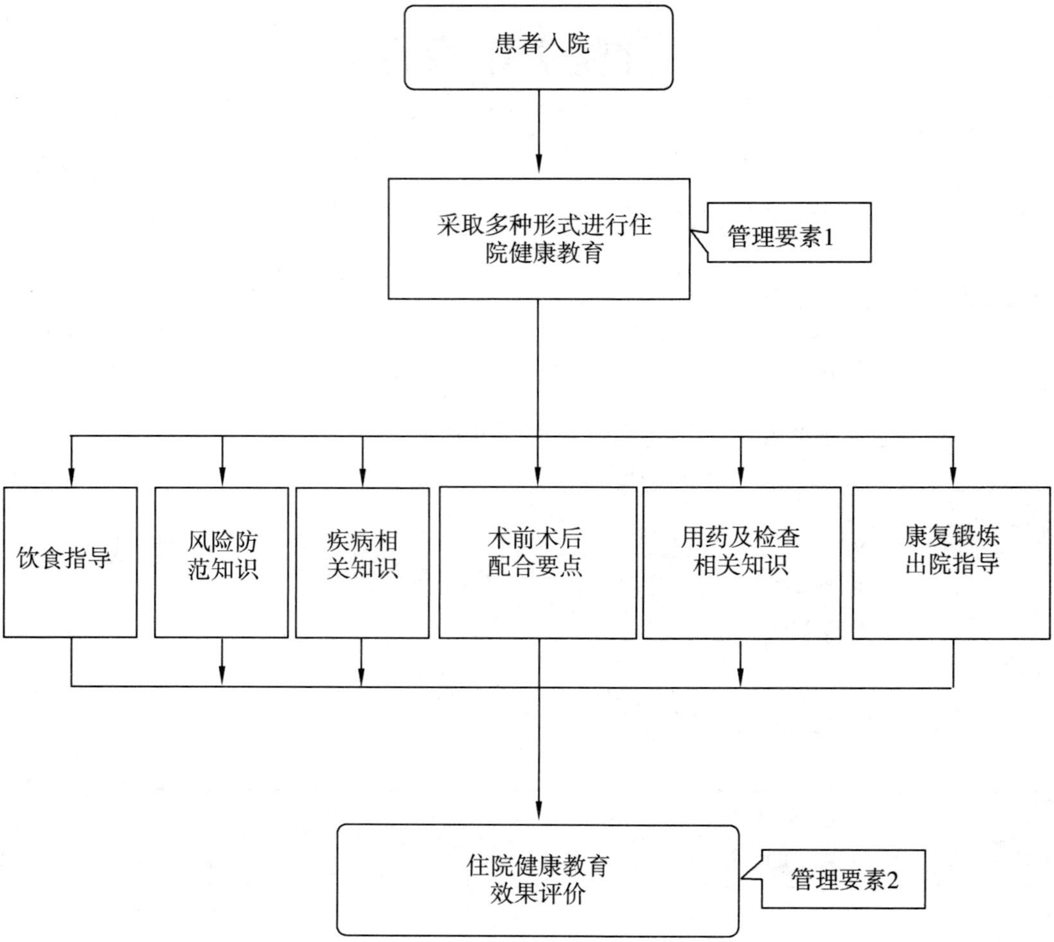
患者入院
采取多种形式进行住院健康教育
管理要素1
饮食指导
风险防范知识
疾病相关知识
术前术后配合要点
用药及检查相关知识
康复锻炼出院指导
住院健康教育效果评价
管理要素2

入院评估

一、标准出处

（一）国家标准

《三级综合医院评审标准实施细则（2011年版）》：

3.7.1.1 对患者进行风险评估，主动向高危患者告知跌倒、坠床风险，采取有效措施防止意外事件的发生；

3.8.1.1 有压疮风险评估与报告制度，有压疮诊疗及护理规范；

5.3.1.1 根据分级护理的原则和要求，实施护理措施，有护理质量评价标准，有质量可追溯机制；

5.4.1.1 有护理质量与安全管理组织，职责明确，有监管措施；

3.1.4.1 使用“腕带”作为识别患者身份的标识，重点是重症监护病房、新生儿科（室），手术室、急诊室等部门，以及意识不清、语言交流障碍的患者等。

（二）行业标准

1. 山东省护理质量控制中心《关于制定住院患者五项风险评估与护理指导意见的说明》。

2. 青岛市护理质量控制中心《青岛市护理五项风险评估检查标准》。

（三）院内制度

《青岛大学附属医院护理规章制度及应急预案（2017年版）》：

2.1 护理分级制度；

2.7 患者腕带标识使用制度与流程；

3.8 电子入院评估单书写规范；

3.10 电子压力性损伤风险单书写规范。

二、标准化管理要素及考核标准

序号	标准化项目	标准化管理要素及考核标准	负责职能部门	考核岗位	现场考核		考核频次
					考核方式	考核指标	
1	入院评估	手腕带佩戴规范	护理部	临床护理人员	现场访谈	严格落实双人查对原则	季
2	入院评估	压力性损伤评分符合率	护理部	临床护理人员	现场抽查	评分准确、及时签订风险告知书	季
3	入院评估	Morse 评分符合率	护理部	临床护理人员	现场抽查、访谈	评分准确、及时签订风险告知书	季
4	入院评估	患者护理级别管理	护理部	临床护理人员	现场抽查、访谈	患者护理级别与病情相符	季
5	入院评估	疼痛管理	护理部	临床护理人员	现场抽查	评分准确、及时，措施落实到位	季
6	入院评估	入院评估及时准确	护理部	临床护理人员	现场抽查	在要求的时限内准确完成	季

三、标准作业流程

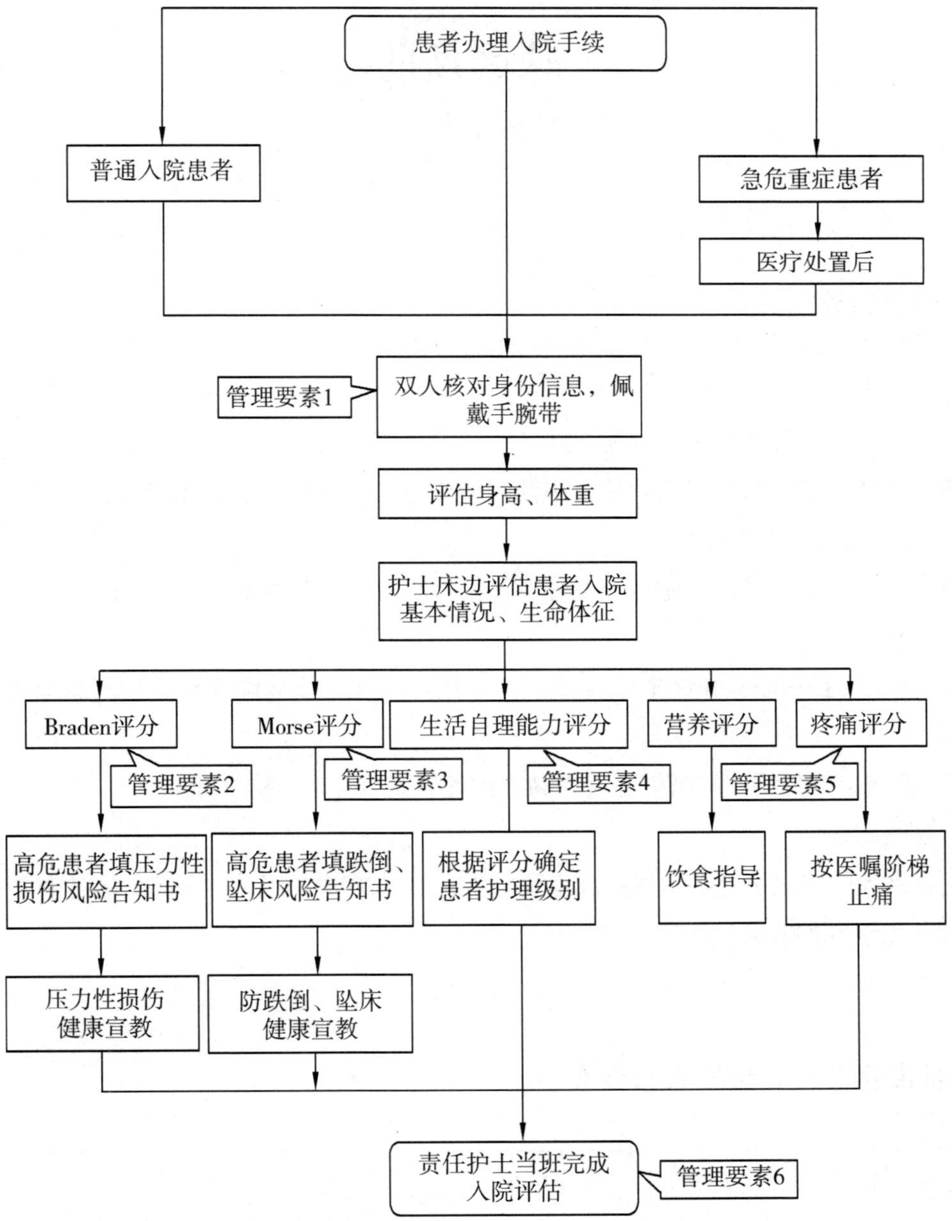
患者办理入院手续
普通入院患者
急危重症患者
医疗处置后
管理要素1
双人核对身份信息，佩戴手腕带
评估身高、体重
护士床边评估患者入院基本情况、生命体征
Braden评分
Morse评分
生活自理能力评分
营养评分
疼痛评分
管理要素2
管理要素3
管理要素4
管理要素5
高危患者填压力性损伤风险告知书
高危患者填跌倒、坠床风险告知书
根据评分确定患者护理级别
饮食指导
按医嘱阶梯止痛
压力性损伤健康宣教
防跌倒、坠床健康宣教
责任护士当班完成入院评估
管理要素6

跌倒预防

一、标准出处

（一）国家标准

《三级综合医院评审标准实施细则（2011 年版）》：

3.7.1.1 对患者进行风险评估，主动向高危患者告知跌倒、坠床风险，采取有效措施防止意外事件的发生；

3.7.2.1 有患者跌倒、坠床等意外事件报告制度、处置预案与工作流程。

（二）行业标准

1. 山东省护理质量控制中心《关于制定住院患者五项风险评估与护理指导意见的说明》。

2. 青岛市护理质量控制中心《青岛市护理五项风险评估检查标准》。

（三）院内制度

《青岛大学附属医院护理规章制度及应急预案（2017 年版）》：

4.3 患者跌倒坠床风险评估管理制度；

4.1 护理安全不良事件主动报告制度与流程。

二、标准化管理要素及考核标准

序号	标准化项目	标准化管理要素及考核标准	负责职能部门	考核岗位	现场考核		考核频次
					考核方式	考核指标	
1	跌倒预防	跌倒风险评估	护理部	临床护理人员	现场抽查	护士对患者跌倒风险评估正确率 100%	季
2	跌倒预防	跌倒预防措施落实	护理部	临床护理人员	现场抽查	患者跌倒预防措施落实率 100%	季
3	跌倒预防	患者跌倒预防相关知识宣教	护理部	临床护理人员	现场访谈	跌倒预防相关知识患者及家属知晓率 100%	季

三、标准作业流程

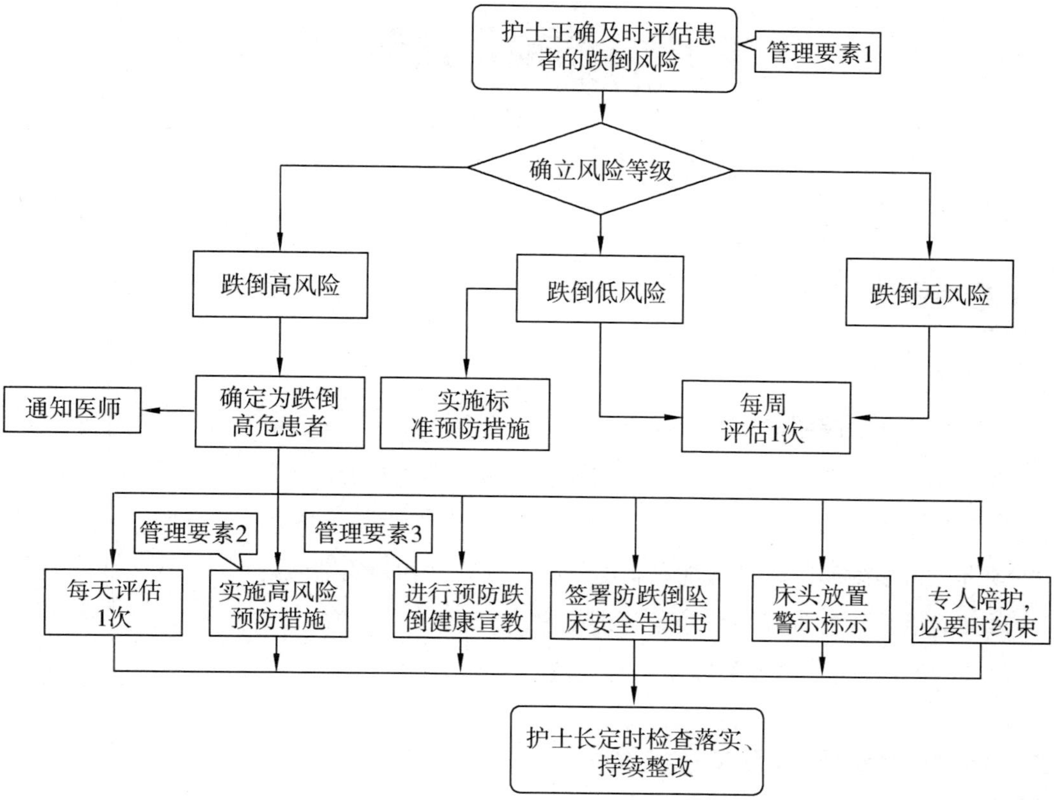
护士正确及时评估患者的跌倒风险
管理要素1
确立风险等级
跌倒高风险
跌倒低风险
跌倒无风险
通知医师
确定为跌倒高危患者
实施标准预防措施
每周评估1次
管理要素2
管理要素3
每天评估1次
实施高风险预防措施
进行预防跌倒健康宣教
签署防跌倒坠床安全告知书
床头放置警示标示
专人陪护，必要时约束
护士长定时检查落实、持续整改

压力性损伤预防

一、标准出处

（一）国家标准

《三级综合医院评审标准实施细则（2011 年版）》：

3. 8. 1. 1 有压疮风险评估与报告制度，有压疮诊疗及护理规范。

（二）院内制度

《青岛大学附属医院护理规章制度及应急预案（2017 年版）》：

4. 4 患者压力性损伤风险防范管理制定；

3. 11 电子压力性损伤风险单书写规范。

二、标准化管理要素及考核标准

序号	标准化项目	标准化管理要素及考核标准	负责职能部门	考核岗位	现场考核		考核频次
					考核方式	考核指标	
1	压力性损伤预防	风险评估	护理部	临床护理人员	现场抽查	初次评估准确率 100% 动态评估完成率 100%	季
2	压力性损伤预防	针对性预防措施执行率	护理部	临床护理人员	现场抽查	健康宣教执行率 100% 按时翻身执行率 100% 减压措施落实率 100% 床单位整洁率 100% 营养措施落实率 100%	季

三、标准作业流程

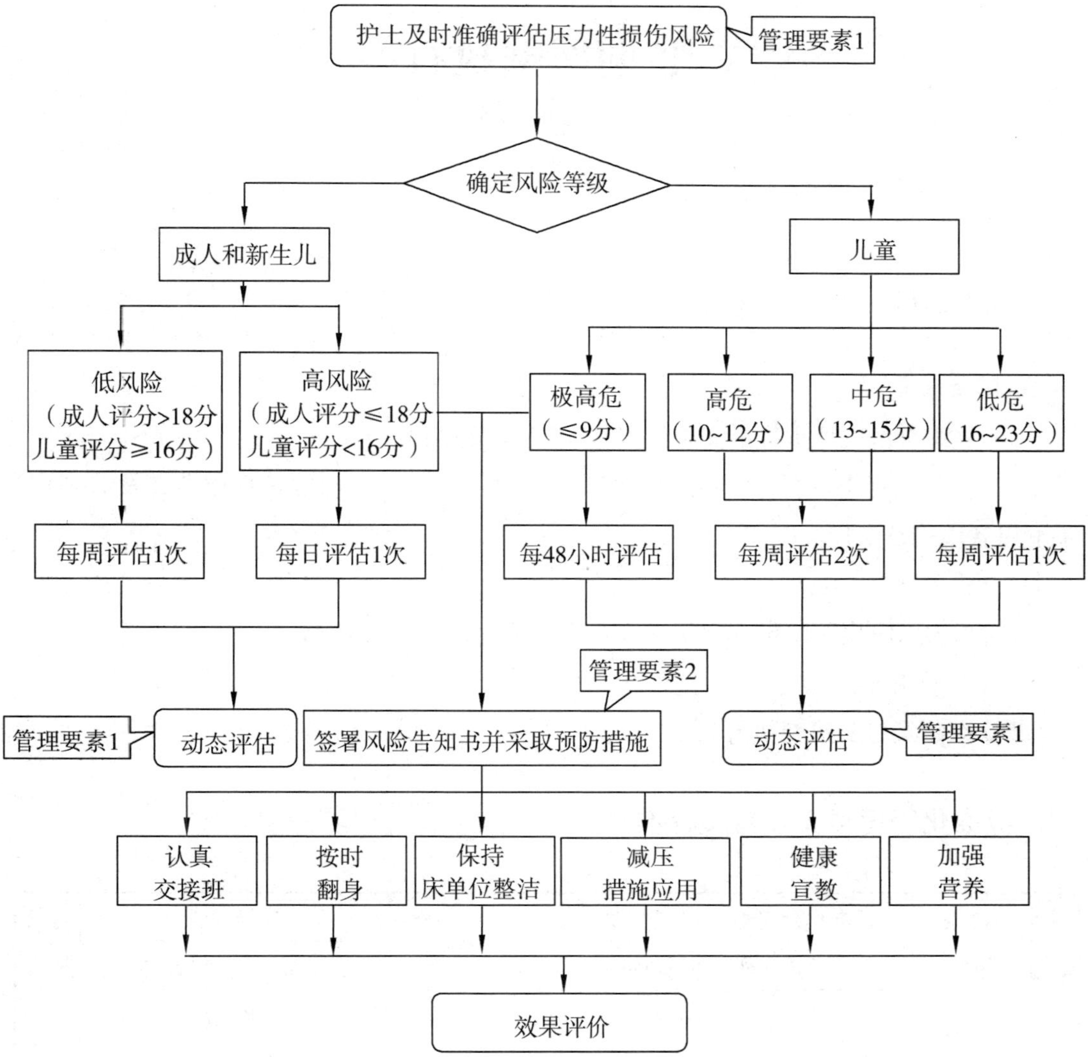
护士及时准确评估压力性损伤风险
管理要素1
确定风险等级
成人和新生儿
儿童
低风险
（成人评分>18分
儿童评分≥16分）
高风险
（成人评分≤18分
儿童评分<16分）
极高危
（≤9分）
高危
（10~12分）
中危
（13~15分）
低危
（16~23分）
每周评估1次
每日评估1次
每48小时评估
每周评估2次
每周评估1次
管理要素2
管理要素1
动态评估
签署风险告知书并采取预防措施
动态评估
管理要素1
认真
交接班
按时
翻身
保持
床单位整洁
减压
措施应用
健康
宣教
加强
营养
效果评价

长期医嘱执行

一、标准出处

(一) 国家标准

《三级综合医院评审标准实施细则 (2011 年版)》:

5. 3. 6. 1 执行查对制度，能遵照医嘱正确提供治疗、给药等护理服务，及时观察、了解患者用药及治疗反应。

(二) 院内制度

《青岛大学附属医院护理规章制度及应急预案 (2017 年版)》:

2. 5 医嘱制度;

2. 6 医嘱及口头医嘱执行制度。

二、标准化管理要素及考核标准

序号	标准化项目	标准化管理要素及考核标准	负责职能部门	考核岗位	现场考核		考核频次
					考核方式	考核指标	
1	长期医嘱执行	查对制度落实	护理部	临床护理人员	现场抽查	有资质护士、双人核对率 100%	季
2	长期医嘱执行	护士能否正确处理医嘱	护理部	临床护理人员	现场抽查	医嘱处理规范率 100%	季
3	长期医嘱执行	医嘱执行制度落实	护理部	临床护理人员	现场抽查	医嘱执行规范率 100%	季

三、标准作业流程

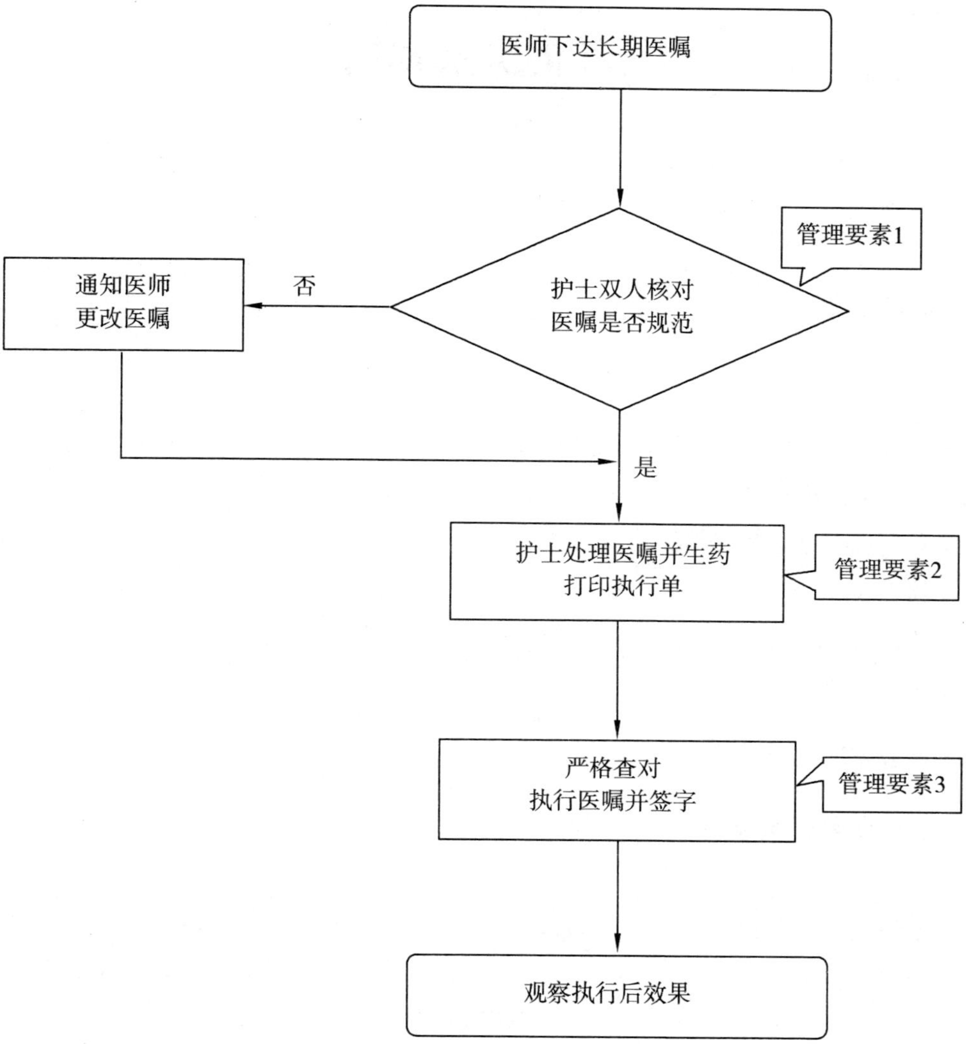
医师下达长期医嘱
护士双人核对
医嘱是否规范
管理要素1
否
通知医师
更改医嘱
是
护士处理医嘱并生药
打印执行单
管理要素2
严格查对
执行医嘱并签字
管理要素3
观察执行后效果

口头医嘱执行

一、标准出处

（一）国家标准

《三级综合医院评审标准实施细则（2011 年版）》：

3.2.1.1 按规定开具完整的医嘱；

3.2.2.1 有紧急情况下下达口头医嘱的相关制度与流程。

（二）院内制度

《青岛大学附属医院护理规章制度及应急预案（2017 年版）》：

2.5 医嘱制度；

2.6 医嘱及口头医嘱执行制度。

二、标准化管理要素及考核标准

序号	标准化项目	标准化管理要素及考核标准	负责职能部门	考核岗位	现场考核		考核频次
					考核方式	考核指标	
1	口头医嘱执行	口头医嘱执行制度知晓率	护理部	临床护理人员	现场抽查	口头医嘱执行制度知晓率 100%	季
2	口头医嘱执行	口头医嘱执行规范	护理部	临床护理人员	现场抽查	口头医嘱执行规范率 100%	季
3	口头医嘱执行	紧急情况下口头医嘱核对方式	护理部	临床护理人员	现场抽查	紧急情况下口头医嘱核对方式知晓率 100%	季
4	口头医嘱执行	查对制度落实	护理部	临床护理人员	访谈、现场抽查	有资质护士、双人核对率 100%	季
5	口头医嘱执行	抢救用药安全	护理部	临床护理人员	访谈、现场抽查	有资质护士、双人核对率 100% 损伤性废物管理达标率 100%	季

三、标准作业流程

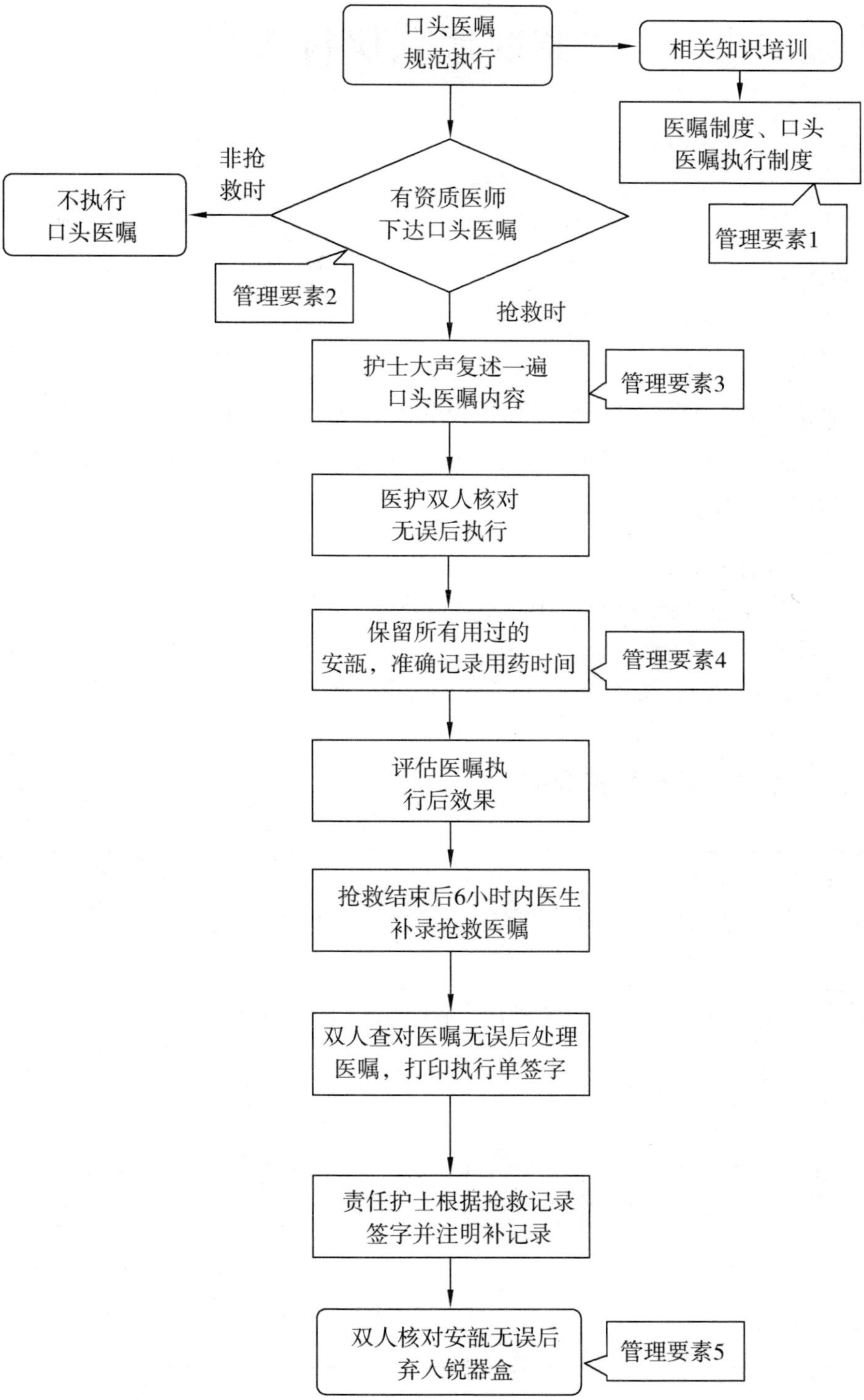
口头医嘱
规范执行
相关知识培训
医嘱制度、口头
医嘱执行制度
管理要素1
非抢
救时
有资质医师
下达口头医嘱
不执行
口头医嘱
管理要素2
抢救时
护士大声复述一遍
口头医嘱内容
管理要素3
医护双人核对
无误后执行
保留所有用过的
安瓿，准确记录用药时间
管理要素4
评估医嘱执
行后效果
抢救结束后6小时内医生
补录抢救医嘱
双人查对医嘱无误后处理
医嘱，打印执行单签字
责任护士根据抢救记录
签字并注明补记录
双人核对安瓿无误后
弃入锐器盒
管理要素5

临时医嘱执行

一、标准出处

（一）国家标准

《三级综合医院评审标准实施细则（2011 年版）》：

5.3.6.1 执行查对制度，能遵照医嘱正确提供治疗、给药等护理服务，及时观察、了解患者用药及治疗反应。

（二）院内制度

《青岛大学附属医院护理规章制度及应急预案（2017 年版）》：

2.5 医嘱制度；

2.6 医嘱及口头医嘱执行制度。

二、标准化管理要素及考核标准

序号	标准化项目	标准化管理要素及考核标准	负责职能部门	考核岗位	现场考核		考核频次
					考核方式	考核指标	
1	临时医嘱执行	查对制度落实	护理部	临床护理人员	现场抽查	有资质护士、双人核对率100%	季
2	临时医嘱执行	护士能否正确处理医嘱	护理部	临床护理人员	现场抽查	医嘱处理规范率 100%	季
3	临时医嘱执行	医嘱执行制度落实	护理部	临床护理人员	现场抽查	医嘱执行规范率 100%	季

三、标准作业流程

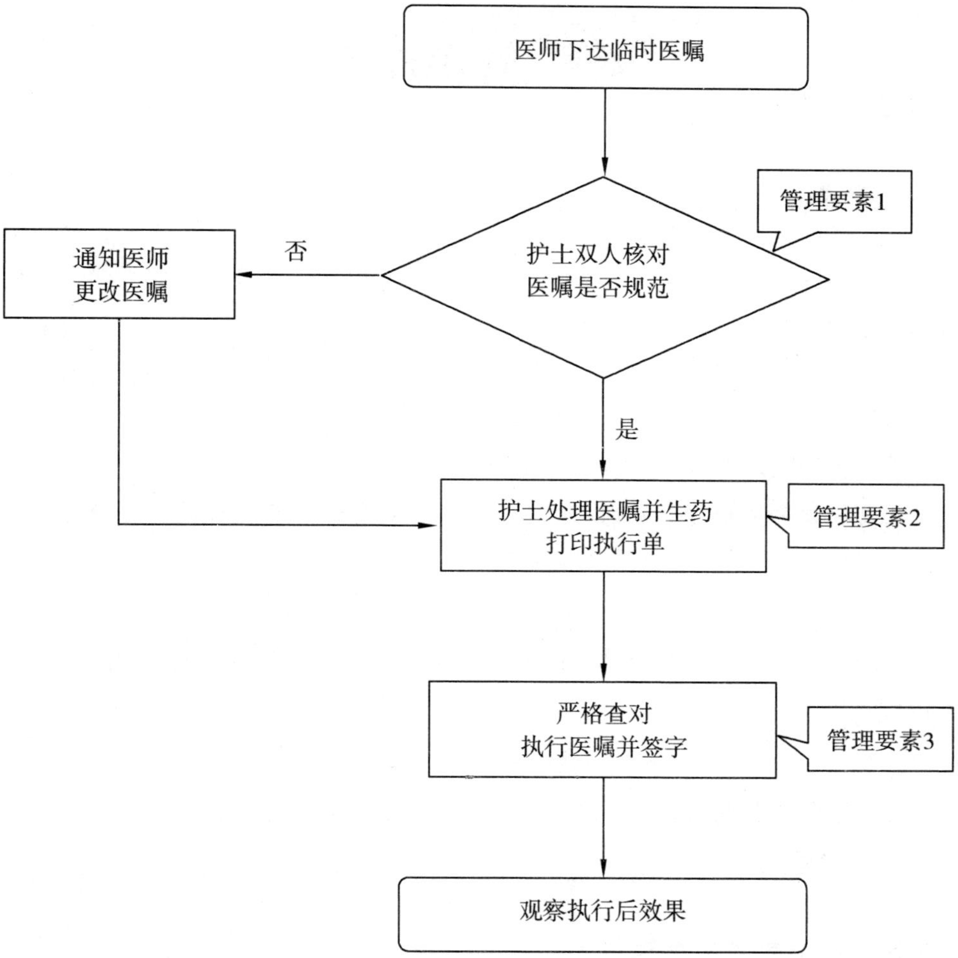
医师下达临时医嘱
管理要素1
护士双人核对
医嘱是否规范
否
通知医师
更改医嘱
是
护士处理医嘱并生药
打印执行单
管理要素2
严格查对
执行医嘱并签字
管理要素3
观察执行后效果

一级护理

一、标准出处

（一）国家标准

《三级综合医院评审标准实施细则（2011 年版）》：

5.3.1.1 根据分级护理的原则和要求，实施护理措施，有护理质量评价标准，有质量可追溯机制。

（二）行业标准

卫生部关于印发《综合医院分级护理指导原则（试行）》的通知（卫医政发〔2009〕49 号）。

（三）院内制度

《青岛大学附属医院护理规章制度及应急预案（2017 年版）》：

2.1 分级护理制度。

二、标准化管理要素及考核标准

序号	标准化项目	标准化管理要素及考核标准	负责职能部门	考核岗位	现场考核		考核频次
					考核方式	考核指标	
1	一级护理	护士对患者病情掌握情况	护理部	临床护理人员	现场访谈	护士对患者病情（诊断、阳性体征、主要治疗、护理措施等）掌握率 100%	季
2	一级护理	根据医嘱，正确实施治疗及用药	护理部	临床护理人员	现场抽查	护士治疗及用药正确率 100%	季
3	一级护理	患者专科护理	护理部	临床护理人员	现场抽查	患者气道、管路、压疮管理规范，无并发症率 100%	季

（续表）

序号	标准化项目	标准化管理要素及考核标准	负责职能部门	考核岗位	现场考核		考核频次
					考核方式	考核指标	
4	一级护理	患者安全管理	护理部	临床护理人员	现场抽查	患者安全风险评估正确率 100% 安全措施落实率 100%	季
5	一级护理	患者基础护理	护理部	临床护理人员	现场抽查	患者六洁四无落实到位率 100%	季
6	一级护理	患者健康教育	护理部	临床护理人员	现场访谈	患者知晓饮食、用药、治疗注意事项率 100%	季
7	一级护理	病房管理	护理部	临床护理人员	现场抽查	病房管理合格（床单整洁、探陪人员管理到位、病室空气清新、环境清洁）率 100%	季

三、标准作业流程

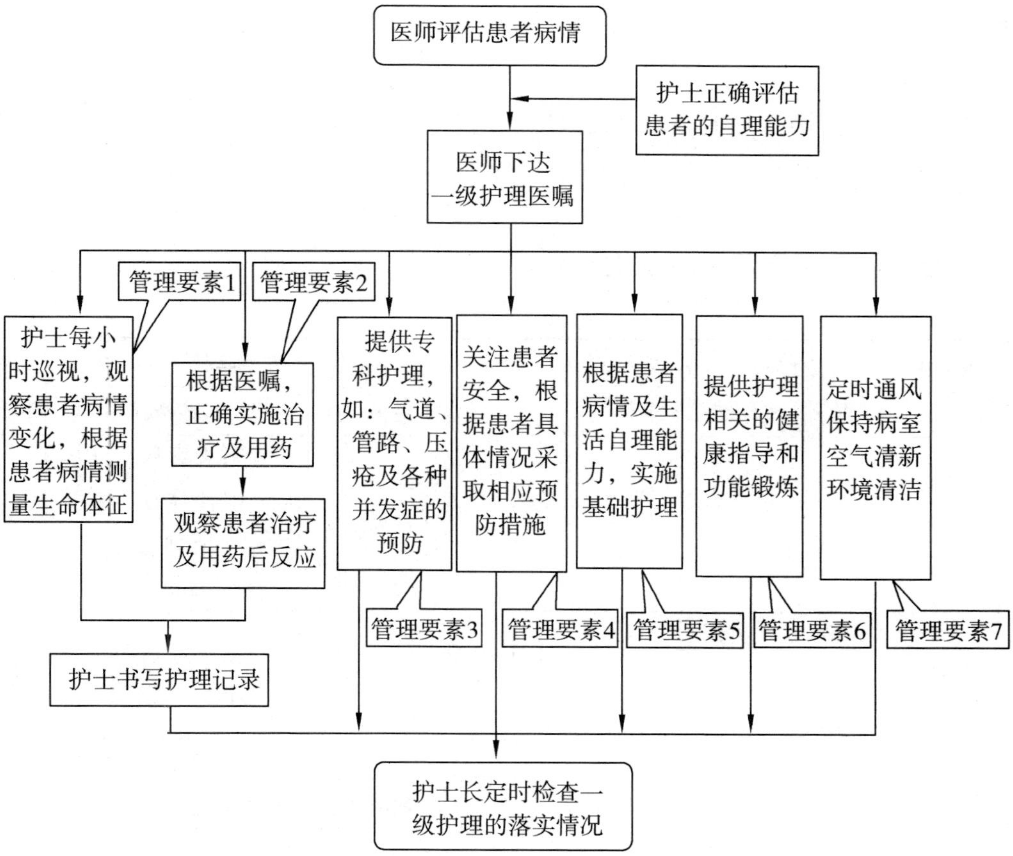

二级护理

一、标准出处

（一）国家标准

《三级综合医院评审标准实施细则（2011 年版）》：

5.3.1.1 根据分级护理的原则和要求，实施护理措施，有护理质量评价标准，有质量可追溯机制。

（二）行业标准

卫生部关于印发《综合医院分级护理指导原则（试行）》的通知（卫医政发〔2009〕49 号）。

（三）院内制度

《青岛大学附属医院护理规章制度及应急预案（2017 年版）》：

2.1 分级护理制度。

二、标准化管理要素及考核标准

序号	标准化项目	标准化管理要素及考核标准	负责职能部门	考核岗位	现场考核		考核频次
					考核方式	考核指标	
1	二级护理	护士对患者病情掌握情况	护理部	临床护理人员	现场访谈	护士对患者病情（诊断、阳性体征、主要治疗、护理措施等）掌握率 100%	季
2	二级护理	根据医嘱，正确实施治疗及用药	护理部	临床护理人员	现场抽查	护士治疗及用药正确率 100%	季
3	二级护理	患者专科护理	护理部	临床护理人员	现场抽查	患者气道、管路、压疮管理规范，无并发症率 100%	季

（续表）

序号	标准化项目	标准化管理要素及考核标准	负责职能部门	考核岗位	现场考核		考核频次
					考核方式	考核指标	
4	二级护理	患者安全管理	护理部	临床护理人员	现场抽查	患者安全风险评估正确率 100% 安全措施落实率 100%	季
5	二级护理	患者基础护理	护理部	临床护理人员	现场抽查	患者六洁四无落实到位率 100%	季
6	二级护理	患者健康教育	护理部	临床护理人员	现场访谈	患者知晓饮食、用药、治疗注意事项率 100%	季
7	二级护理	病房管理	护理部	临床护理人员	现场抽查	病房管理合格（床单整洁、探陪人员管理到位、病室空气清新、环境清洁）率 100%	季

三、标准作业流程

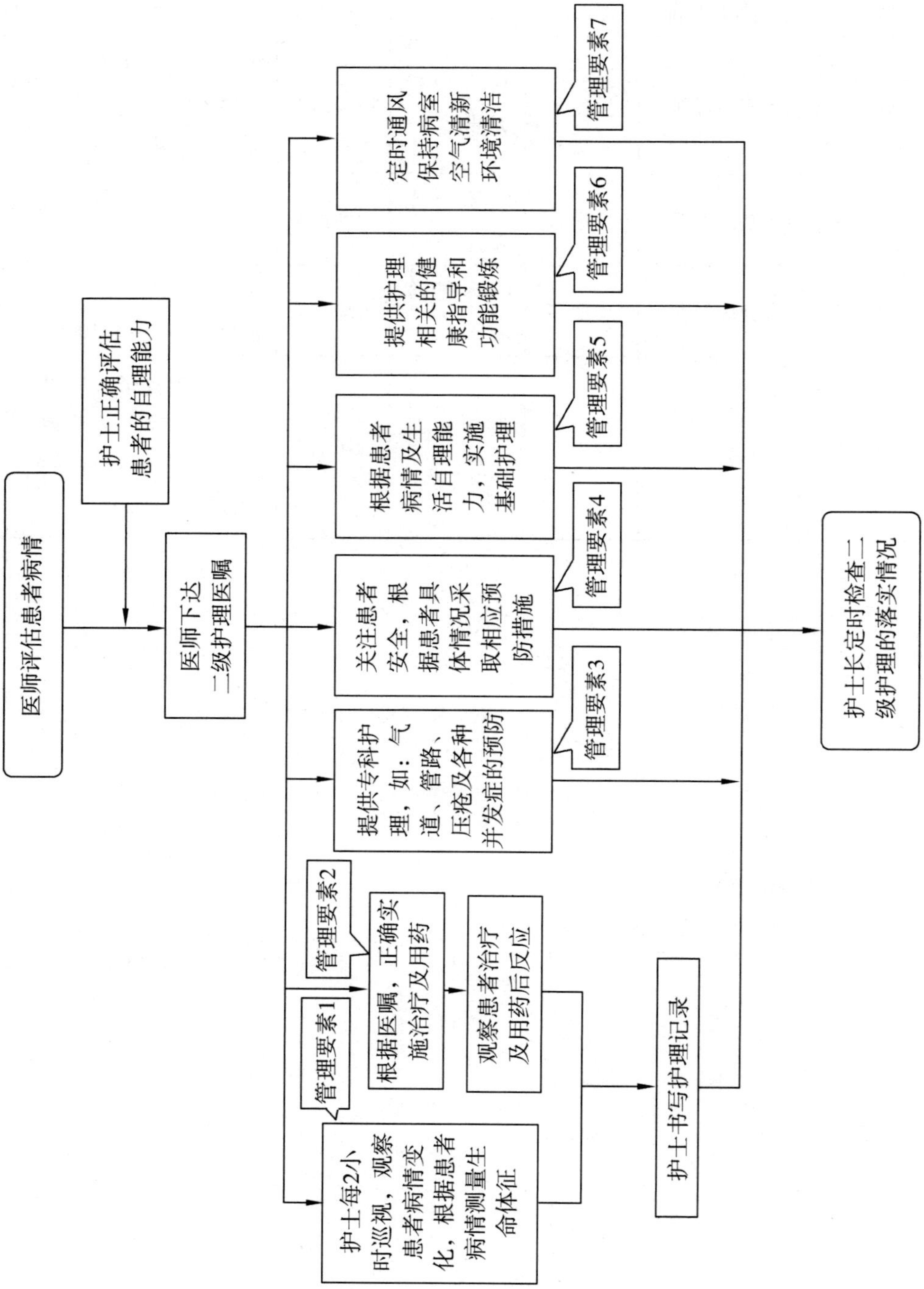
医师评估患者病情
护士正确评估患者的自理能力
医师下达二级护理医嘱
护士每2小时巡视，观察患者病情变化，根据患者病情测量生命体征
管理要素1
根据医嘱，正确实施治疗及用药
管理要素2
观察患者治疗及用药后反应
提供专科护理，如：气道、管路、压疮及各种并发症的预防
管理要素3
关注患者安全，根据患者具体情况采取相应预防措施
管理要素4
根据患者病情及生活自理能力，实施基础护理
管理要素5
提供护理相关的健康指导和功能锻炼
管理要素6
定时通风保持病室空气清新环境清洁
管理要素7
护士书写护理记录
护士长定时检查二级护理的落实情况

三级护理

一、标准出处

（一）国家标准

《三级综合医院评审标准实施细则（2011 年版）》：

5.3.1.1 根据分级护理的原则和要求，实施护理措施，有护理质量评价标准，有质量可追溯机制。

（二）行业标准

卫生部关于印发《综合医院分级护理指导原则（试行）》的通知（卫医政发〔2009〕49 号）。

（三）院内制度

《青岛大学附属医院护理规章制度及应急预案（2017 年版）》：

2.1 分级护理制度。

二、标准化管理要素及考核标准

序号	标准化项目	标准化管理要素及考核标准	负责职能部门	考核岗位	现场考核		考核频次
					考核方式	考核指标	
1	三级护理	护士对患者病情掌握情况	护理部	临床护理人员	现场访谈	护士对患者病情（诊断、阳性体征、主要治疗、护理措施等）掌握率 100%	季
2	三级护理	根据医嘱，正确实施治疗及用药	护理部	临床护理人员	现场抽查	护士治疗及用药正确率 100%	季
3	三级护理	患者安全管理	护理部	临床护理人员	现场抽查	患者安全风险评估正确率 100% 安全措施落实率 100%	季

（续表）

序号	标准化项目	标准化管理要素及考核标准	负责职能部门	考核岗位	现场考核		考核频次
					考核方式	考核指标	
4	三级护理	患者生活指导及健康教育	护理部	临床护理人员	现场访谈	患者知晓饮食、用药、治疗注意事项率 100%	季
5	三级护理	病房管理	护理部	临床护理人员	现场抽查	病房管理合格（床单整洁、探陪人员管理到位、病室空气清新、环境清洁）率 100%	季

三、标准作业流程

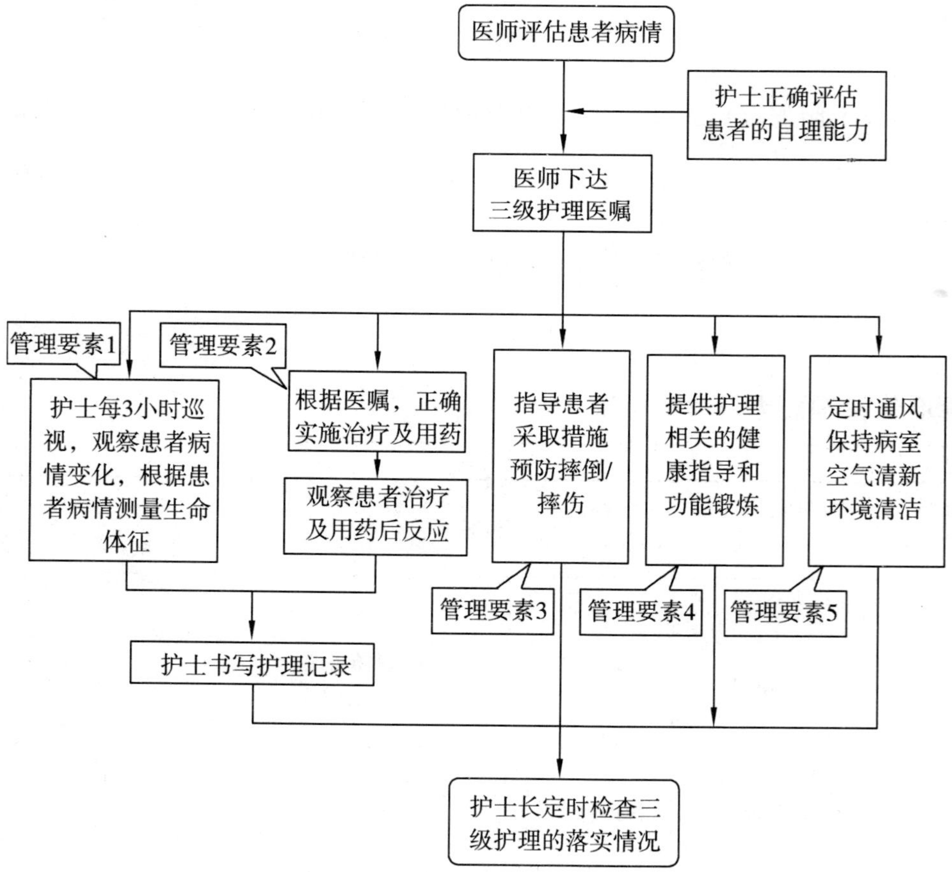

高警示药品管理

一、标准出处

（一）国家标准

《三级综合医院评审标准实施细则（2011 年版）》：

4.15.1.2 有药事管理工作制度；

4.15.2.3 有药品贮存制度，贮存药品的场所、设施与设备符合有关规定；

5.5.1.3.1 手术室执行《手术安全核查》制度，有患者交接、安全核查、安全用药、手术物品清点、标本管理等安全制度，遵医嘱正确用药，有突发事件的应急预案。

（二）行业标准

1.《中国高警示药品临床使用与管理专家共识（2017）》。

2.《高警示药品用药错误防范技术指导原则》。

（三）院内制度

《青岛大学附属医院高警示药品管理制度及目录（2019 年版）》。

二、标准化管理要素及考核标准

序号	标准化项目	标准化管理要素及考核标准	负责职能部门	考核岗位	考核方式		考核频次
					现场检查	考核指标	
1	高警示药品管理	明确高警示药品范围种类	药学部	临床科室高警示药品管理责任人	现场抽查	科室目录及药品标识知晓率100%	月
2	高警示药品管理	高警示药品储存管理	药学部	临床科室高警示药品管理责任人	现场抽查	无过期，标识完整，存放条件合格	月

（续表）

序号	标准化项目	标准化管理要素及考核标准	负责职能部门	考核岗位	考核方式		考核频次
					现场检查	考核指标	
3	高警示药品管理	高警示药品医嘱及流程是否正确	药学部	临床科室高警示药品管理责任人	现场访谈	高警示药品 HIS 医嘱提示	月
4	高警示药品管理	口头抢救医嘱及流程是否正确	药学部	临床科室高警示药品管理责任人	现场访谈	口头复述正确率 100%	月
5	高警示药品管理	静配中心配送药品管理	药学部	静配中心高警示药品管理责任人	现场抽查	高警示药品 HIS 标识率 100%	月
6	高警示药品管理	高警示药品配制管理	药学部	临床科室高警示药品管理责任人	现场抽查	有资质护士、双人核对率 100%	月
7	高警示药品管理	高警示药品用药后反应观察	护理部	临床科室高警示药品管理责任人	现场访谈 现场抽查	用药后访视率 100%	月

三、标准作业流程

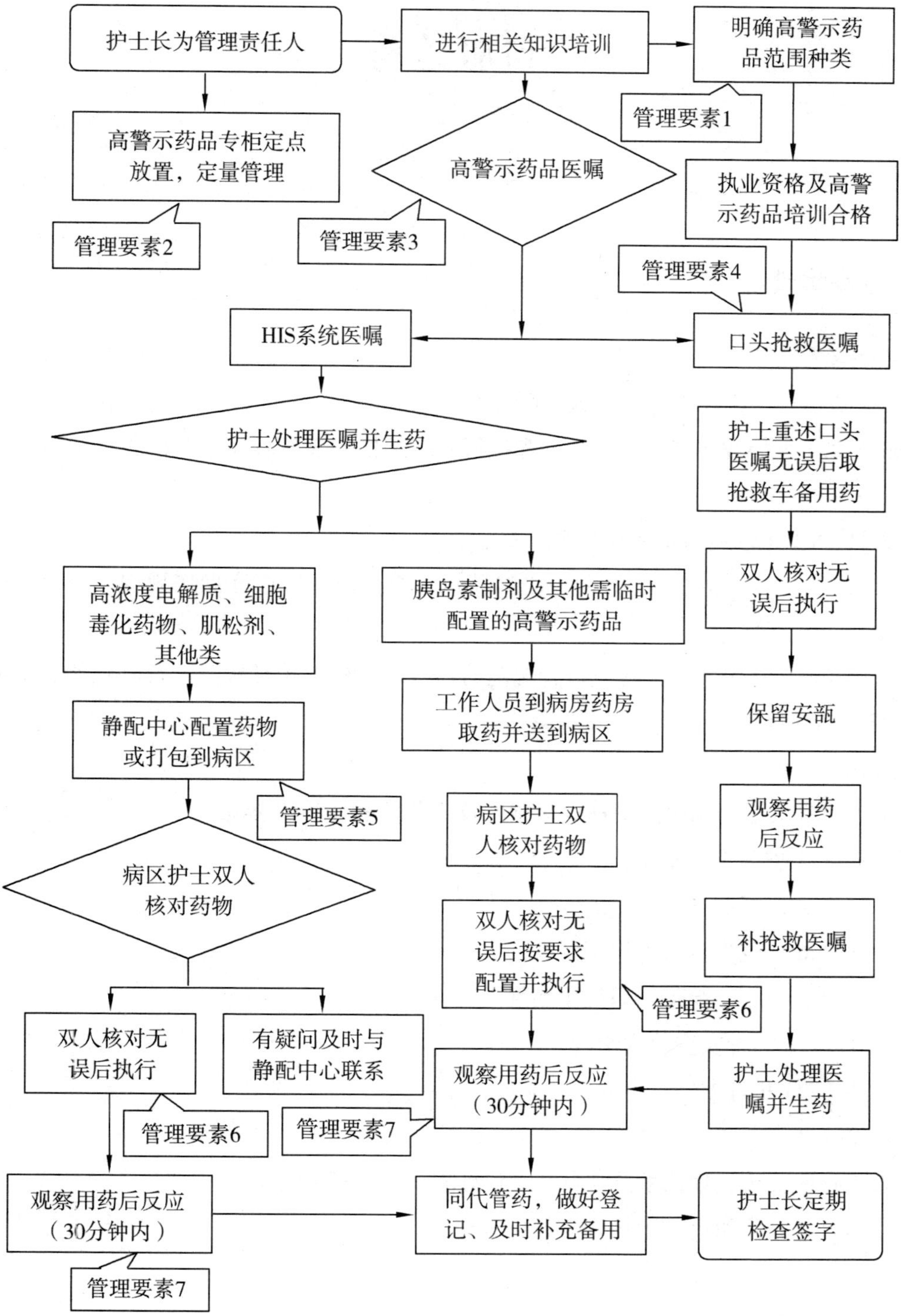
护士长为管理责任人
进行相关知识培训
明确高警示药品范围种类
管理要素1
高警示药品专柜定点放置，定量管理
高警示药品医嘱
执业资格及高警示药品培训合格
管理要素2
管理要素3
管理要素4
HIS系统医嘱
口头抢救医嘱
护士处理医嘱并生药
护士重述口头医嘱无误后取抢救车备用药
高浓度电解质、细胞毒化药物、肌松剂、其他类
胰岛素制剂及其他需临时配置的高警示药品
双人核对无误后执行
静配中心配置药物或打包到病区
工作人员到病房药房取药并送到病区
保留安瓿
管理要素5
病区护士双人核对药物
观察用药后反应
病区护士双人核对药物
双人核对无误后按要求配置并执行
补抢救医嘱
管理要素6
双人核对无误后执行
有疑问及时与静配中心联系
观察用药后反应（30分钟内）
护士处理医嘱并生药
管理要素6
管理要素7
观察用药后反应（30分钟内）
同代管药，做好登记、及时补充备用
护士长定期检查签字
管理要素7

口服给药

一、标准出处

(一) 国家标准

《三级综合医院评审标准实施细则(2011 年版)》:

3. 5. 2. 1 处方或用药医嘱在转抄和执行时有严格的核对程序，并由转抄和执行者签名确认；

3. 10. 2. 1 主动邀请患者参与医疗安全活动；

4. 15. 3. 3 护士抄(转)录用药医嘱及执行给药医嘱应遵守操作规程，必须经过核对，确保准确无误；

5. 3. 6 遵照医嘱为患者提供符合规范的治疗、给药等护理服务，及时观察、了解患者用药和治疗反应。

(二) 院内制度

1.《青岛大学附属医院护理规章制度及应急预案(2017 年版)》:

1. 2. 2 护理查对制度；

1. 2. 4 医嘱制度；

1. 2. 6 住院患者身份识别制度；

1. 2. 7 患者手腕带标识使用制度与流程；

1. 2. 18 护理安全管理制度；

1. 2. 24 护理差错、事故报告制度；

2. 1 用药相关应急预案。

2.《临床实用护理技术及常见并发症处理(第 2 版)》:

1. 9. 1 口服给药技术操作考核评分标准。

二、标准化管理要素及考核标准

序号	标准化项目	标准化管理要素及考核标准	负责职能部门	考核岗位	现场考核		考核频次
					考核方式	考核指标	
1	口服给药	正确处理医嘱	护理部	临床护理人员	现场抽查	有资质护士、双人核对医嘱，正确率100%	季
2	口服给药	正确核对药物	护理部	临床护理人员	现场抽查	有资质护士、双人核对医嘱，正确率100%	季
3	口服给药	操作前的核查与评估	护理部	临床护理人员	现场抽查	身份识别执行率100% 查对制度执行率100% 全面患者及环境评估率100%	季
4	口服给药	核对流程是否正确	护理部	临床护理人员	现场抽查	三查八对正确率100% 知情告知率100%（包括药物名称、作用、注意事项等） 药物反应观察率100%	季
5	口服给药	执行单记录是否正确	护理部	临床护理人员	现场抽查	执行单记录正确率100%	季

三、标准作业流程

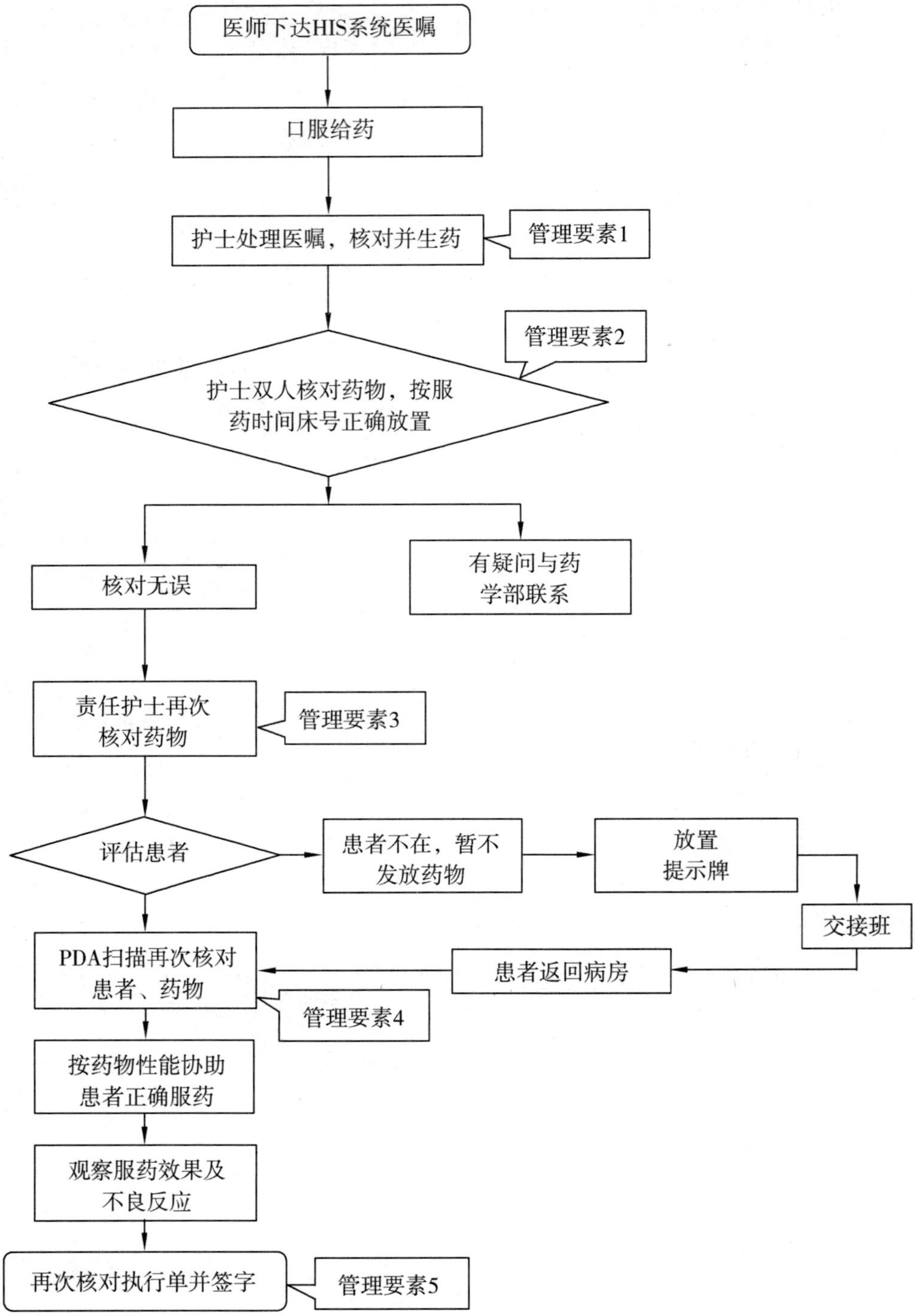
医师下达HIS系统医嘱
口服给药
护士处理医嘱，核对并生药
管理要素1
管理要素2
护士双人核对药物，按服药时间床号正确放置
核对无误
有疑问与药学部联系
责任护士再次核对药物
管理要素3
评估患者
患者不在，暂不发放药物
放置提示牌
交接班
患者返回病房
PDA扫描再次核对患者、药物
管理要素4
按药物性能协助患者正确服药
观察服药效果及不良反应
再次核对执行单并签字
管理要素5

住院急救等备用药品管理

一、标准出处

（一）国家标准

《三级综合医院评审标准实施细则（2011 年版）》：

4.15.2.5 对全院的急救等备用药品进行有效管理，确保质量与安全。

（二）行业标准

《中华人民共和国药品管理法（2019 修订）》。

（三）院内制度

《青岛大学附属医院临床科室备用药品管理制度及目录（2019 年版）》。

二、标准化管理要素及考核标准

序号	标准化项目	标准化管理要素及考核标准	负责职能部门	考核岗位	考核方式		考核频次
					现场考核	考核指标	
1	住院急救等备用药品管理	明确科室急救等备用药品目录	药学部	护士	现场抽查	科室目录及药品标识知晓率 100%	月
2	住院急救等备用药品管理	备用药品储存管理	药学部	护士	现场抽查	无过期，标识完整，存放条件合格	月
3	住院急救等备用药品管理	备用药品使用管理	药学部	护士	现场抽查	账物相符率 100% 麻醉药品废贴及空安瓿回收率 100%	月
4	住院急救等备用药品管理	职能部门对备用药品管理检查	药学部	药师、护士	现场访谈	科室每月清点记录和药房核查记录	月

三、标准作业流程

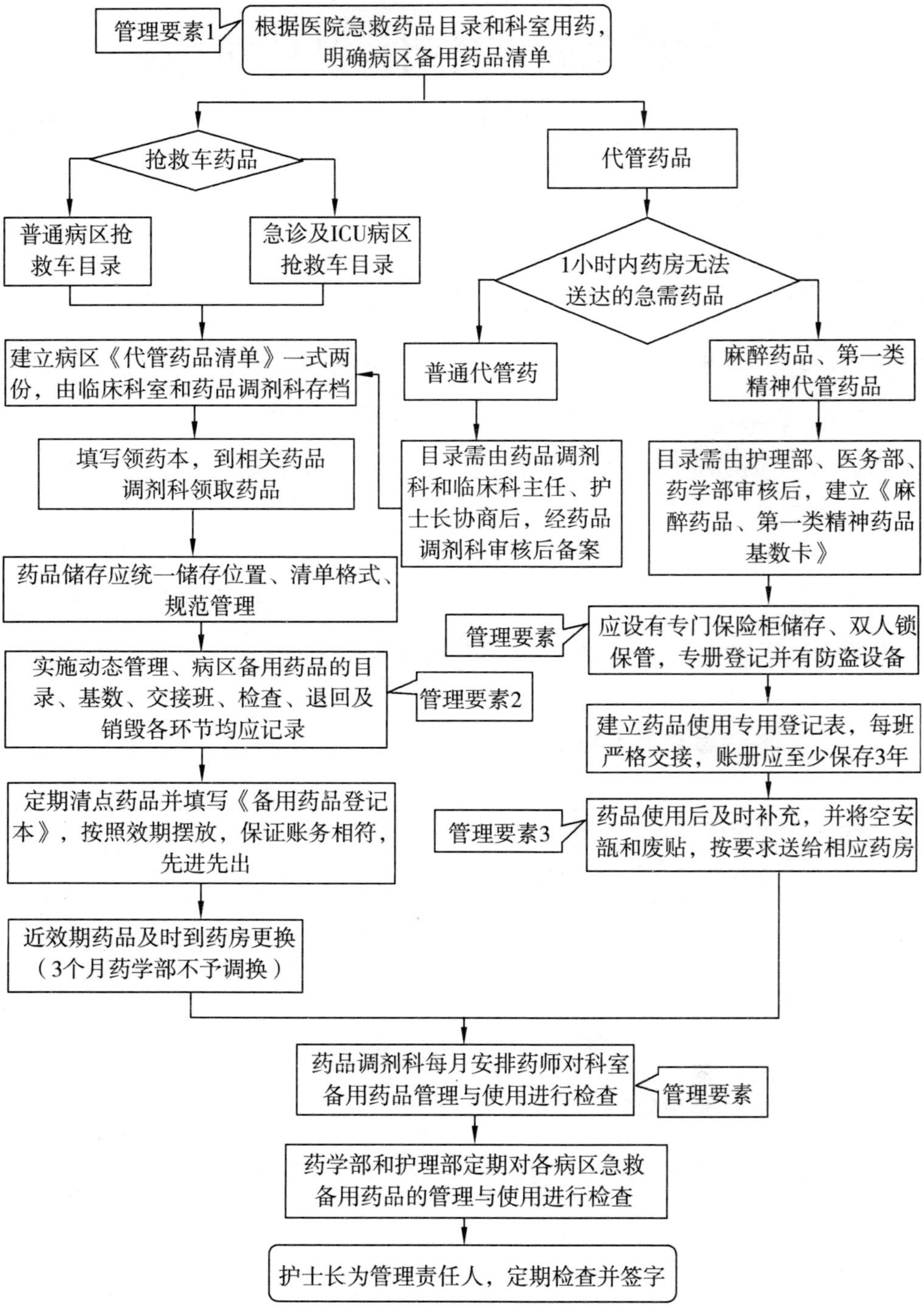
管理要素1
根据医院急救药品目录和科室用药，明确病区备用药品清单
抢救车药品
代管药品
普通病区抢救车目录
急诊及ICU病区抢救车目录
1小时内药房无法送达的急需药品
建立病区《代管药品清单》一式两份，由临床科室和药品调剂科存档
普通代管药
麻醉药品、第一类精神代管药品
填写领药本，到相关药品调剂科领取药品
目录需由药品调剂科和临床科主任、护士长协商后，经药品调剂科审核后备案
目录需由护理部、医务部、药学部审核后，建立《麻醉药品、第一类精神药品基数卡》
药品储存应统一储存位置、清单格式、规范管理
管理要素
应设有专门保险柜储存、双人锁保管，专册登记并有防盗设备
实施动态管理、病区备用药品的目录、基数、交接班、检查、退回及销毁各环节均应记录
管理要素2
建立药品使用专用登记表，每班严格交接，账册应至少保存3年
定期清点药品并填写《备用药品登记本》，按照效期摆放，保证账务相符，先进先出
管理要素3
药品使用后及时补充，并将空安瓿和废贴，按要求送给相应药房
近效期药品及时到药房更换（3个月药学部不予调换）
药品调剂科每月安排药师对科室备用药品管理与使用进行检查
管理要素
药学部和护理部定期对各病区急救备用药品的管理与使用进行检查
护士长为管理责任人，定期检查并签字

过敏警示标识

一、标准出处

（一）国家标准

卫生部关于印发《电子病历系统功能规范（试行）》的通知（卫医政发〔2010〕114号）。

（二）院内制度

1. 关于印发《青大附院皮肤过敏实验的临床操作规范（试行）》的通知（青大附院院发〔2016〕147号）。

2.《青岛大学附属医院护理规章制度及应急预案（2017年版）》：

2.7 患者手腕带标识使用制度与流程；

2.18 护理安全管理制度。

二、标准化管理要素及考核标准

序号	标准化项目	标准化管理要素及考核标准	负责职能部门	考核岗位	现场考核		考核频次
					考核方式	考核指标	
1	过敏警示标识	评估药物过敏史	护理部	临床护理人员	现场抽查	评估药物过敏史规范率100%	月
2	过敏警示标识	过敏警示标识执行到位	护理部	临床护理人员	现场抽查	床头警示牌、床头卡药物名称、手腕带过敏标识、HIS系统过敏药物信息齐全，正确率100%	季
3	过敏警示标识	皮试结果阳性告知患者过敏药物名称	护理部	临床护理人员	现场访谈	过敏药物名称患者知晓率100%	季

三、标准作业流程

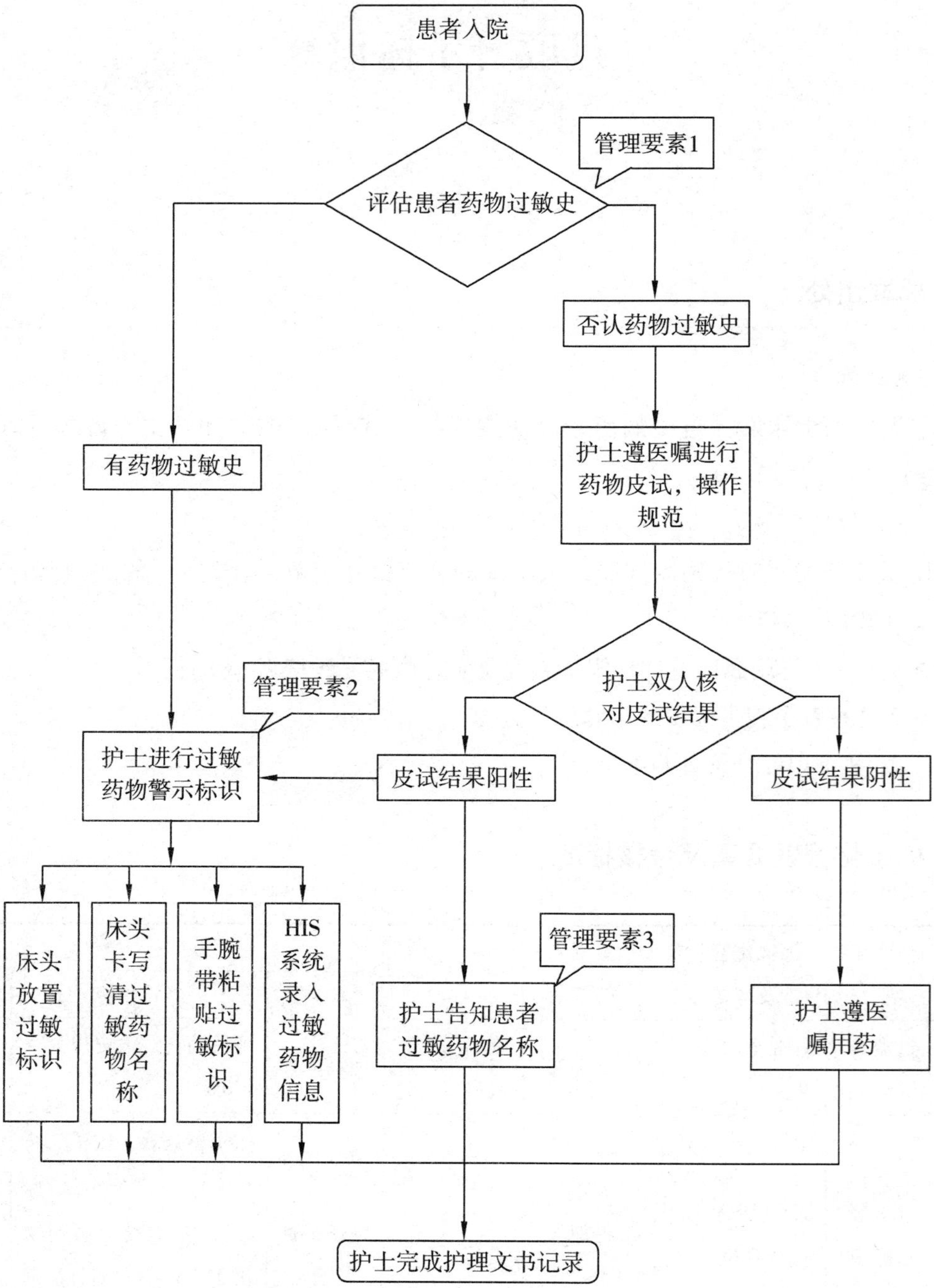
患者入院
评估患者药物过敏史
管理要素1
否认药物过敏史
护士遵医嘱进行药物皮试，操作规范
有药物过敏史
护士双人核对皮试结果
管理要素2
护士进行过敏药物警示标识
皮试结果阳性
皮试结果阴性
床头放置过敏标识
床头卡写清过敏药物名称
手腕带粘贴过敏标识
HIS系统录入过敏药物信息
管理要素3
护士告知患者过敏药物名称
护士遵医嘱用药
护士完成护理文书记录

静脉给药

一、标准出处

（一）国家标准

《三级综合医院评审标准实施细则（2011 年版）》：

3. 1. 2. 1 在诊疗活动中，严格执行“查对制度”，至少同时使用姓名、年龄两项等项目核对患者身份，确保对正确的患者实施正确的操作；

4. 15. 3. 3 护士抄（转）录用药医嘱及执行给药医嘱应遵守操作规程，必须经过核对，确保准确无误。

（二）行业标准

中华人民共和国国家卫生和计划生育委员会《静脉治疗护理技术操作规范》（WS/T 433 - 2013）。

（三）院内制度

1.《青岛大学附属医院护理规章制度及应急预案（2017 年版）》：

2. 2 护理查对制度；

2. 26 预防药物外渗管理制度。

2.《临床实用护理技术及常见并发症处理（第 2 版）》。

二、标准化管理要素及考核标准

序号	标准化项目	标准化管理要素及考核标准	负责职能部门	考核岗位	现场考核		考核频次
					考核方式	考核指标	
1	静脉给药	查对制度落实	护理部	临床护理人员	现场抽查	落实查对制度—静脉给药正确率 100%	季
2	静脉给药	患者身份识别正确	护理部	临床护理人员	现场抽查	患者身份识别正确—静脉给药正确率 100%	季

（续表）

序号	标准化项目	标准化管理要素及考核标准	负责职能部门	考核岗位	现场考核		考核频次
					考核方式	考核指标	
3	静脉给药	静脉治疗操作规范	护理部	临床护理人员	现场抽查	静脉治疗护理技术操作规范率 100%	季
4	静脉给药	药物外渗预防措施落实	护理部	临床护理人员	现场抽查	药物外渗预防措施落实达标率 100%	季

三、标准作业流程

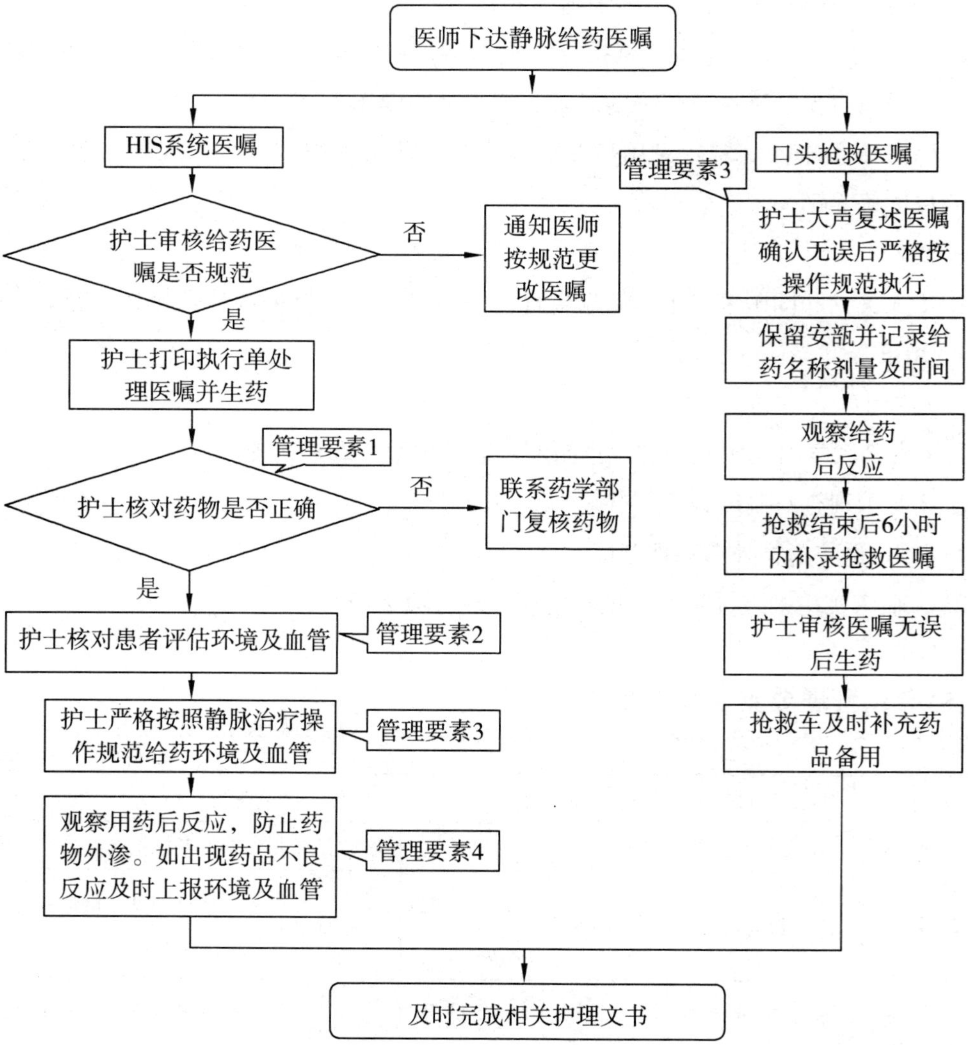

血标本采集管理

一、标准出处

（一）国家标准

《三级综合医院评审标准实施细则（2011年版）》：

3.1.2.1 在诊疗活动中，严格执行“查对制度”，至少同时使用姓名、年龄两项等项目核对患者身份，确保对正确的患者实施正确的操作；

3.1.4.1 使用“腕带”作为识别患者身份的标识，重点是重症监护病房、新生儿科（室），手术室、急诊室等部门，以及意识不清、语言交流障碍的患者等。

（二）院内制度

1.《青岛大学附属医院护理工作规章制度（2017年版）》。

2.《临床实用护理技术及常见并发症处理（第2版）》。

二、标准化管理要素及考核标准

序号	标准化项目	标准化管理要素及考核标准	负责职能部门	考核岗位	现场考核		考核频次
					考核方式	考核指标	
1	血标本采集管理	核对无误	护理部	临床护理人员	现场抽查	医嘱单、执行单、条形码、试管等核对正确率100%	季
2	血标本采集管理	评估采血时机	护理部	临床护理人员	现场抽查	评估采血时机正确率100%	季
3	血标本采集管理	患者身份确认	护理部	临床护理人员	现场抽查	身份确认及医嘱查对正确率100%	季
4	血标本采集管理	血标本的混匀	护理部	临床护理人员	现场抽查	血标本采集后混匀达标率100%	季

三、标准作业流程

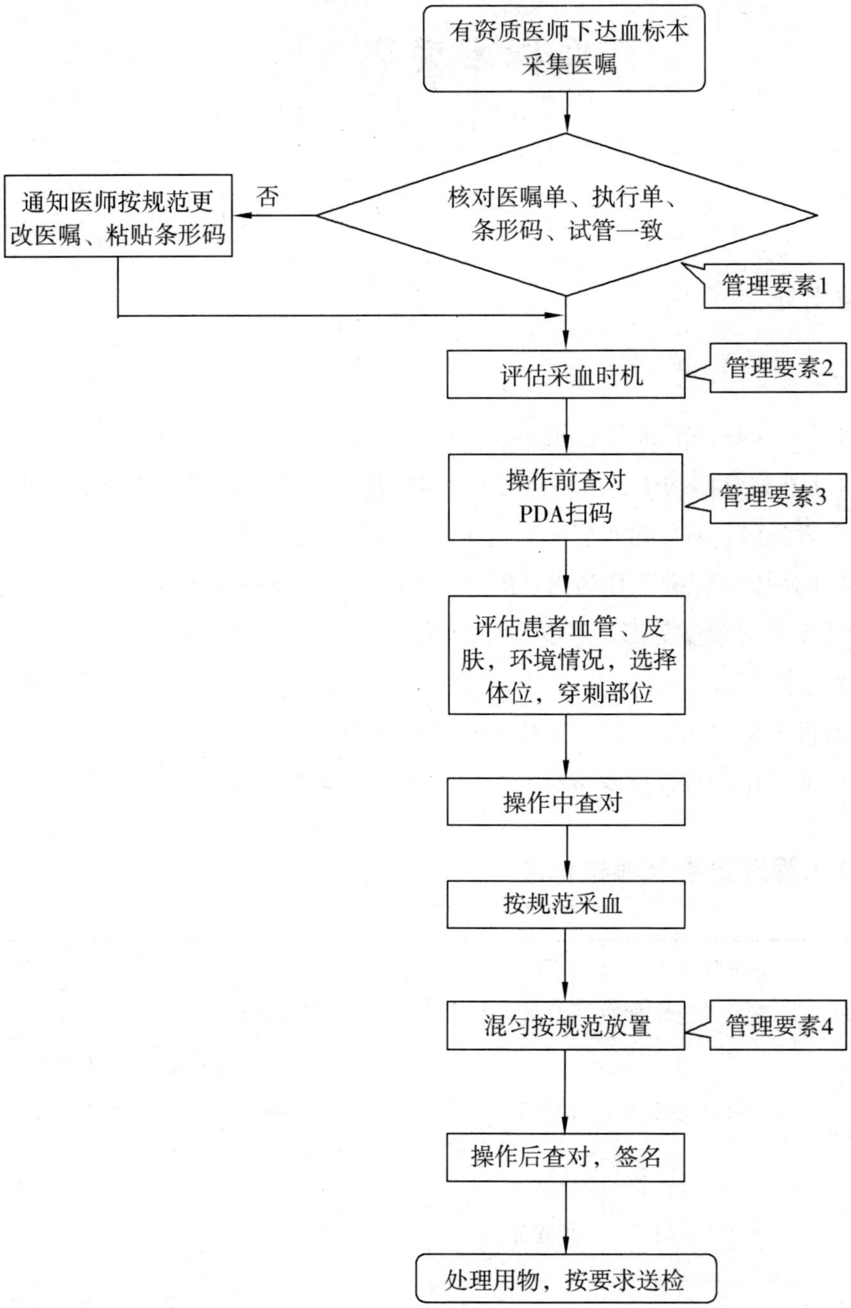
有资质医师下达血标本采集医嘱
核对医嘱单、执行单、条形码、试管一致
否
通知医师按规范更改医嘱、粘贴条形码
管理要素1
评估采血时机
管理要素2
操作前查对 PDA扫码
管理要素3
评估患者血管、皮肤，环境情况，选择体位，穿刺部位
操作中查对
按规范采血
混匀按规范放置
管理要素4
操作后查对，签名
处理用物，按要求送检

血培养标本采集

一、标准出处

（一）国家标准

《三级综合医院评审标准实施细则（2011 年版）》：

4. 16. 7. 2 有完整的标本采集运输指南、交接规范、检验回报时间控制等相关制度。

（二）行业标准

1. 中华人民共和国国家卫生和计划生育委员会《临床微生物实验室血培养操作规范》（WS/T 503－2017）。

2. 《临床微生物标本采集和送检指南》（2018 版）。

（三）院内制度

《青岛大学附属医院护理规章制度及应急预案（2017 年版）》。

二、标准化管理要素及考核标准

序号	标准化项目	标准化管理要素及考核标准	负责职能部门	考核岗位	现场考核		考核频次
					考核方式	考核指标	
1	血培养标本采集	查对流程	护理部	临床护理人员	现场抽查	查对流程正确率 100%	季
2	血培养标本采集	采血时机	护理部	临床护理人员	现场抽查	采集时机正确率 100%	季
3	血培养标本采集	规范消毒	护理部	临床护理人员	现场抽查	规范消毒合格率 100%	季
4	血培养标本采集	接种顺序	护理部	临床护理人员	现场抽查	接种顺序正确率 100%	季
5	血培养标本采集	采血量符合要求	护理部	临床护理人员	现场抽查	采血量合格率 100%	季

（续表）

序号	标准化项目	标准化管理要素及考核标准	负责职能部门	考核岗位	现场考核		考核频次
					考核方式	考核指标	
6	血培养标本采集	采血后颠倒混匀	护理部	临床护理人员	现场抽查	采血后混匀规范率100%	季
7	血培养标本采集	血标本尽快送检	护理部	运送人员	现场抽查	血标本送检及时率100%	季

三、标准作业流程

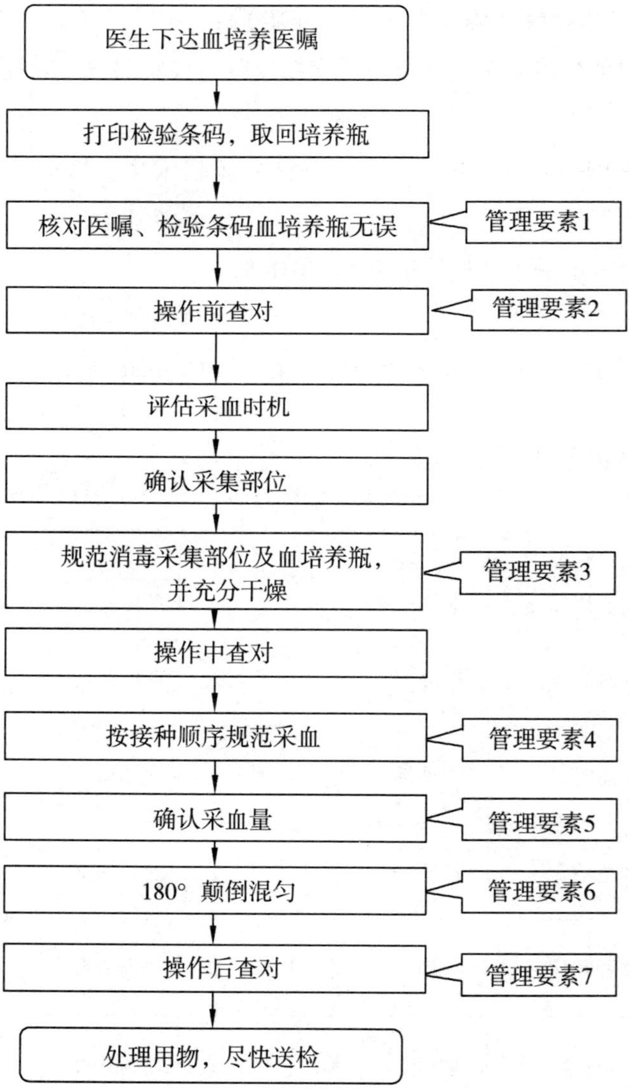

留置尿管护理管理

一、标准出处

（一）国家标准

《三级综合医院评审标准实施细则（2011 年版）》：

4.20.3.2 有重点环节、重点人群与高危险因素的监测。对下呼吸道、手术部位、导尿管相关尿路、血管导管相关血流、皮肤软组织等主要部位感染有具体预防措施并实施。

（二）行业标准

山东省护理质量控制中心《关于制定住院患者五项风险评估与护理指导意见的说明》。

（三）院内制度

《青岛大学附属医院护理规章制度及应急预案（2017 年版）》：

6.8 预防留置导尿管所致泌尿系感染制度及措施。

二、标准化管理要素及考核标准

序号	标准化项目	标准化管理要素及考核标准	负责职能部门	考核岗位	现场考核		考核频次
					考核方式	考核指标	
1	留置尿管护理管理	导尿管固定规范、有效	护理部	临床护理人员	现场抽查	导尿管固定方法规范有效，有防脱管警示标识，固定敷料无污染、潮湿、黏性下降、卷边甚至脱落等	季
2	留置尿管护理管理	留置导尿管并发症观察	护理部	临床护理人员	现场抽查	护士知晓留置导尿管常见并发症并采取有效预防措施	季
3	留置尿管护理管理	导尿管标识贴规范	护理部	临床护理人员	现场抽查	管道标识贴选择正确，有管道名称、日期，无污染、破损	季

（续表）

序号	标准化项目	标准化管理要素及考核标准	负责职能部门	考核岗位	现场考核		考核频次
					考核方式	考核指标	
4	留置尿管护理管理	患者健康教育	护理部	临床护理人员	现场访谈	患者知晓留置导尿后集尿袋放置高度、清空集尿袋方法、饮水等注意事项	季
5	留置尿管护理管理	留置导尿护理记录规范	护理部	临床护理人员	现场抽查	护理记录客观、真实、规范，留置尿管患者应记录尿管是否通畅及尿液的性质、量、颜色等	季

三、标准作业流程

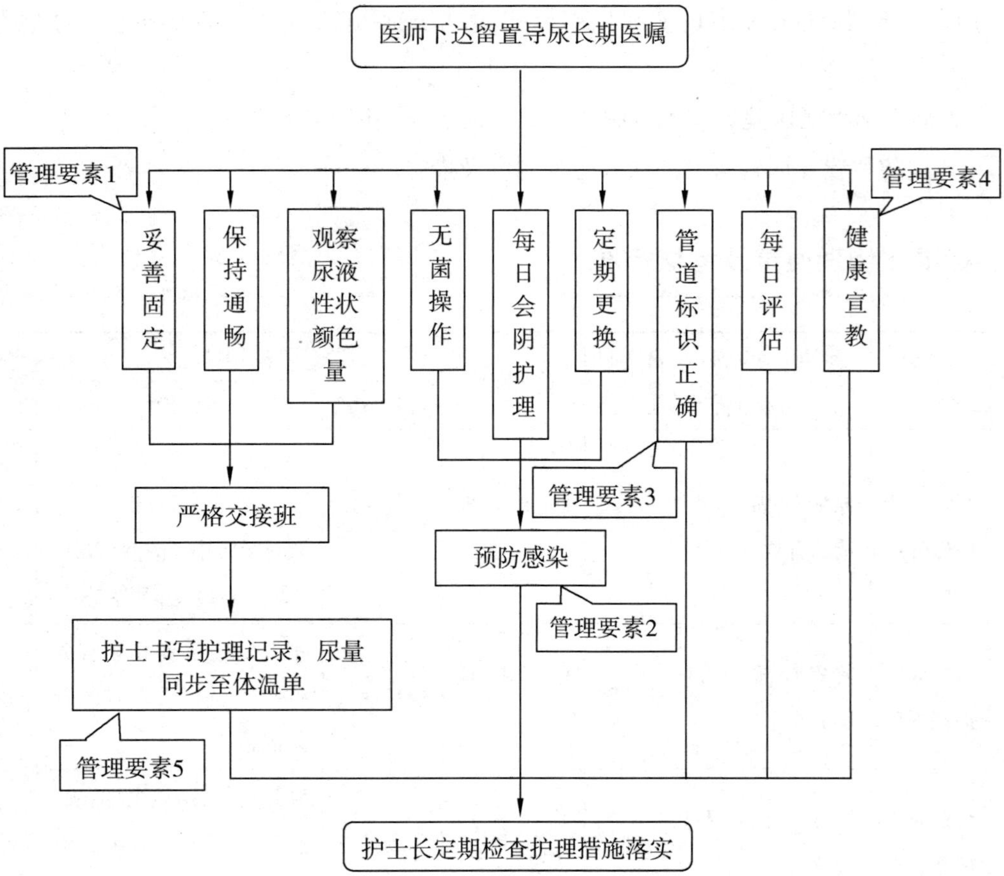

预防非计划性拔管护理管理

一、标准出处

（一）国家标准

《三级综合医院评审标准实施细则（2011 年版）》：

5.4.4 有护理风险防范措施，如跌倒、坠床、压疮、管路滑脱、用药错误等。

（二）行业标准

《临床实用管路护理实践》。

（三）院内制度

《青岛大学附属医院护理规章制度及应急预案（2017 年版）》：

4.5 患者非计划性拔管风险防范管理制度。

二、标准化管理要素及考核标准

序号	标准化项目	标准化管理要素及考核标准	负责职能部门	考核岗位	现场考核		考核频次
					考核方式	考核指标	
1	预防非计划拔管	管路评估患者范围及时机	护理部	临床护理人员	现场检查	评估及时率 100%	季
2	预防非计划拔管	管路评估规范	护理部	临床护理人员	现场检查 现场访谈	评估准确率 >98%	季
3	预防非计划拔管	管路标识规范	护理部	临床护理人员	现场检查	管路标识规范率 >98%	季
4	预防非计划拔管	管路妥善固定	护理部	临床护理人员	现场访谈	管路固定有效率 >98% 患者健康教育知晓率 100%	季
5	预防非计划拔管	管路不良事件上报整改	护理部	临床护理人员	现场检查	非计划拔管应急预案知晓率 100% 不良事件上报率 100% 不良事件讨论整改规范率 100%	季

三、标准作业流程

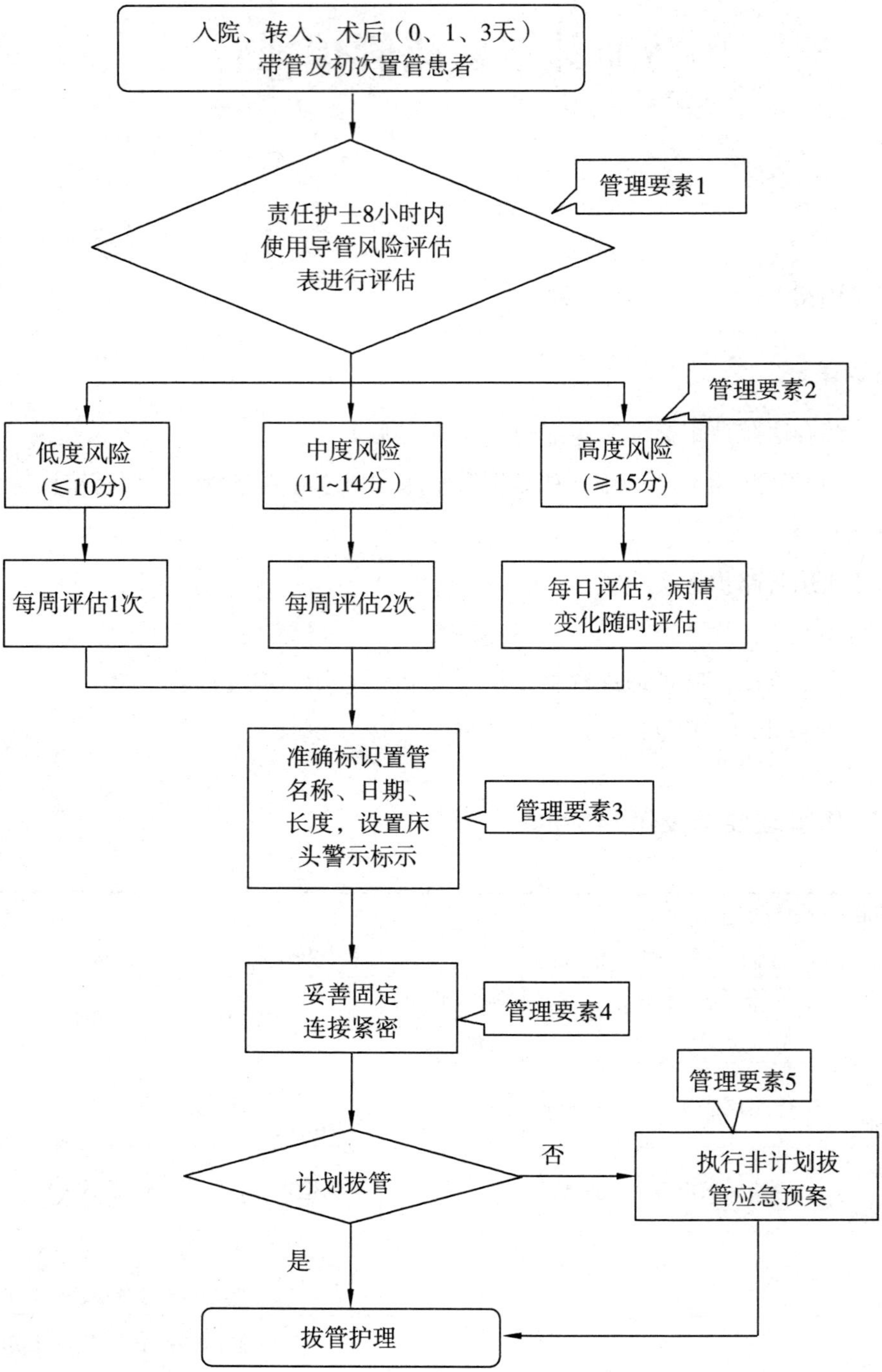
入院、转入、术后（0、1、3天）
带管及初次置管患者
责任护士8小时内
使用导管风险评估
表进行评估
管理要素1
管理要素2
低度风险
(≤10分)
中度风险
(11~14分）
高度风险
(≥15分)
每周评估1次
每周评估2次
每日评估，病情
变化随时评估
准确标识置管
名称、日期、
长度，设置床
头警示标示
管理要素3
妥善固定
连接紧密
管理要素4
管理要素5
计划拔管
否
执行非计划拔
管应急预案
是
拔管护理

气管插管管理

一、标准出处

（一）国家标准

《三级综合医院评审标准实施细则（2011 年版）》：

4.9.4 有医院感染管理相关规定，对呼吸机相关性肺炎、导管所致血行性感染、留置导尿管所致泌尿系感染有预防与监控方案、质量控制指标，并能切实执行。

（二）院内制度

《青岛大学附属医院护理规章制度及应急预案（2017 年版）》：

6.6.6 预防呼吸机相关性肺炎制度及措施。

二、标准化管理要素及考核标准

序号	标准化项目	标准化管理要素及考核标准	负责职能部门	考核岗位	现场考核		考核频次
					考核方式	考核指标	
1	气管插管管理	明确气管插管深度，做好交接班	护理部	临床护理人员	现场抽查	患者十七知道知晓率 100%	季
2	气管插管管理	VAP 预防措施是否落实到位	护理部	临床护理人员	现场抽查	套囊压力为 25 ~ 30 cmH_2O 合适率 100%	季
3	气管插管管理	基础护理质量是否达标	护理部	临床护理人员	现场抽查	口腔护理执行率 100%	季
4	气管插管管理	吸痰操作规范	护理部	临床护理人员	现场抽查	吸痰操作达标率 100%	季

三、标准作业流程

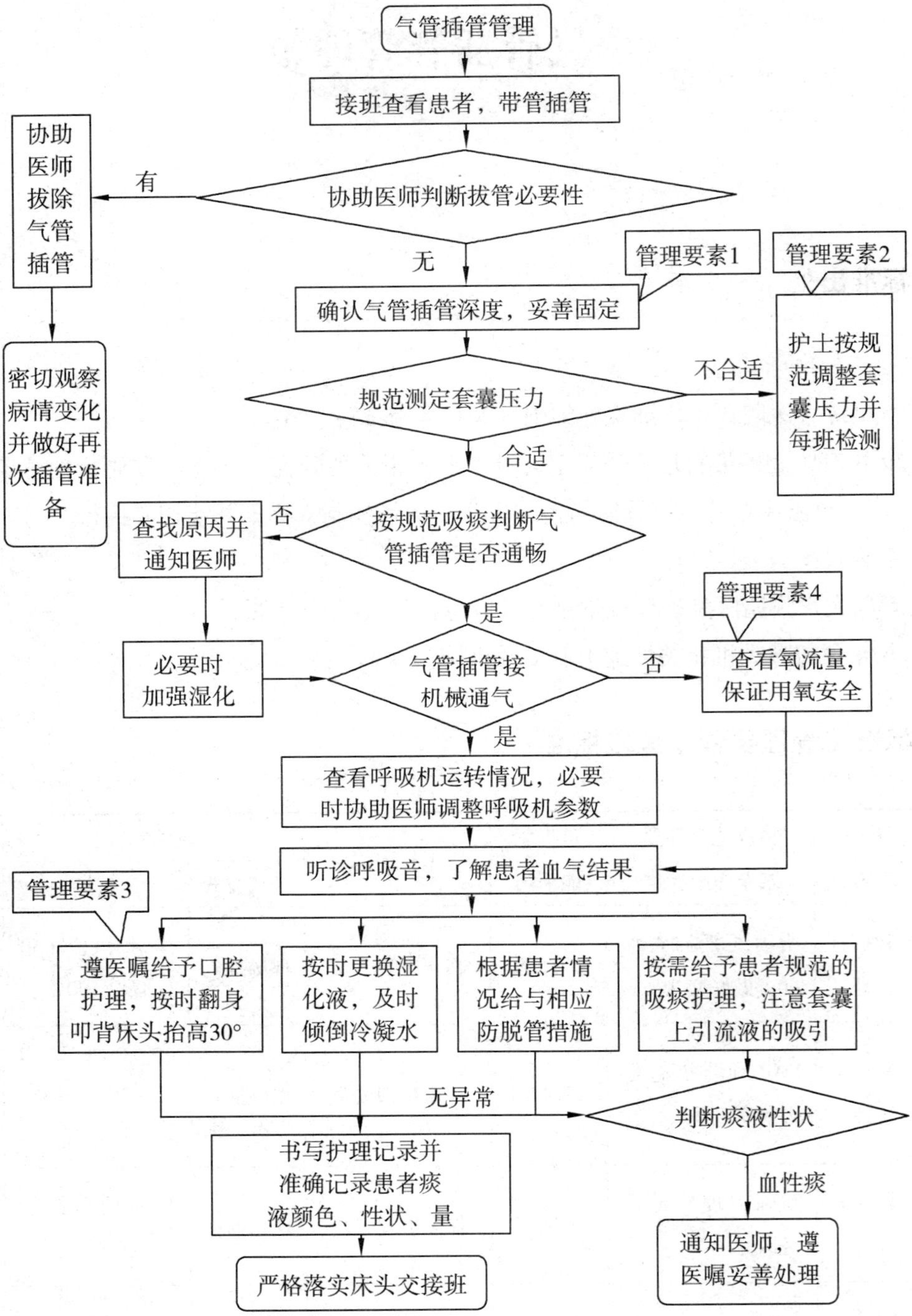

气管插管管理
接班查看患者，带管插管
协助医师判断拔管必要性
有
协助医师拔除气管插管
密切观察病情变化并做好再次插管准备
无
管理要素1
管理要素2
确认气管插管深度，妥善固定
规范测定套囊压力
不合适
护士按规范调整套囊压力并每班检测
合适
按规范吸痰判断气管插管是否通畅
否
查找原因并通知医师
必要时加强湿化
是
气管插管接机械通气
否
管理要素4
查看氧流量，保证用氧安全
是
查看呼吸机运转情况，必要时协助医师调整呼吸机参数
听诊呼吸音，了解患者血气结果
管理要素3
遵医嘱给予口腔护理，按时翻身叩背床头抬高30°
按时更换湿化液，及时倾倒冷凝水
根据患者情况给与相应防脱管措施
按需给予患者规范的吸痰护理，注意套囊上引流液的吸引
无异常
判断痰液性状
血性痰
书写护理记录并准确记录患者痰液颜色、性状、量
严格落实床头交接班
通知医师，遵医嘱妥善处理

鼻饲管理

一、标准出处

国家标准

《三级综合医院评审标准实施细则（2011 年版）》：

5. 4. 5. 1 执行临床护理技术操作常见并发症的预防及处理指南；

5. 3. 6. 1 执行查对制度，能遵照医嘱正确提供治疗、给药等护理服务，及时观察、了解患者用药及治疗反应。

二、标准化管理要素及考核标准

序号	标准化项目	标准化管理要素及考核标准	负责职能部门	考核岗位	现场考核		考核频次
					考核方式	考核指标	
1	鼻饲管理	鼻饲医嘱规范	护理部	临床护理人员	现场访谈	HIS 医嘱提示正确率 100%	季
2	鼻饲管理	鼻饲操作护理常规	护理部	临床护理人员	现场抽查	鼻饲操作达标率 100%	季
3	鼻饲管理	保持体位达标	护理部	临床护理人员	现场访谈 现场抽查	保持体位达标率 100%	季

三、标准作业流程

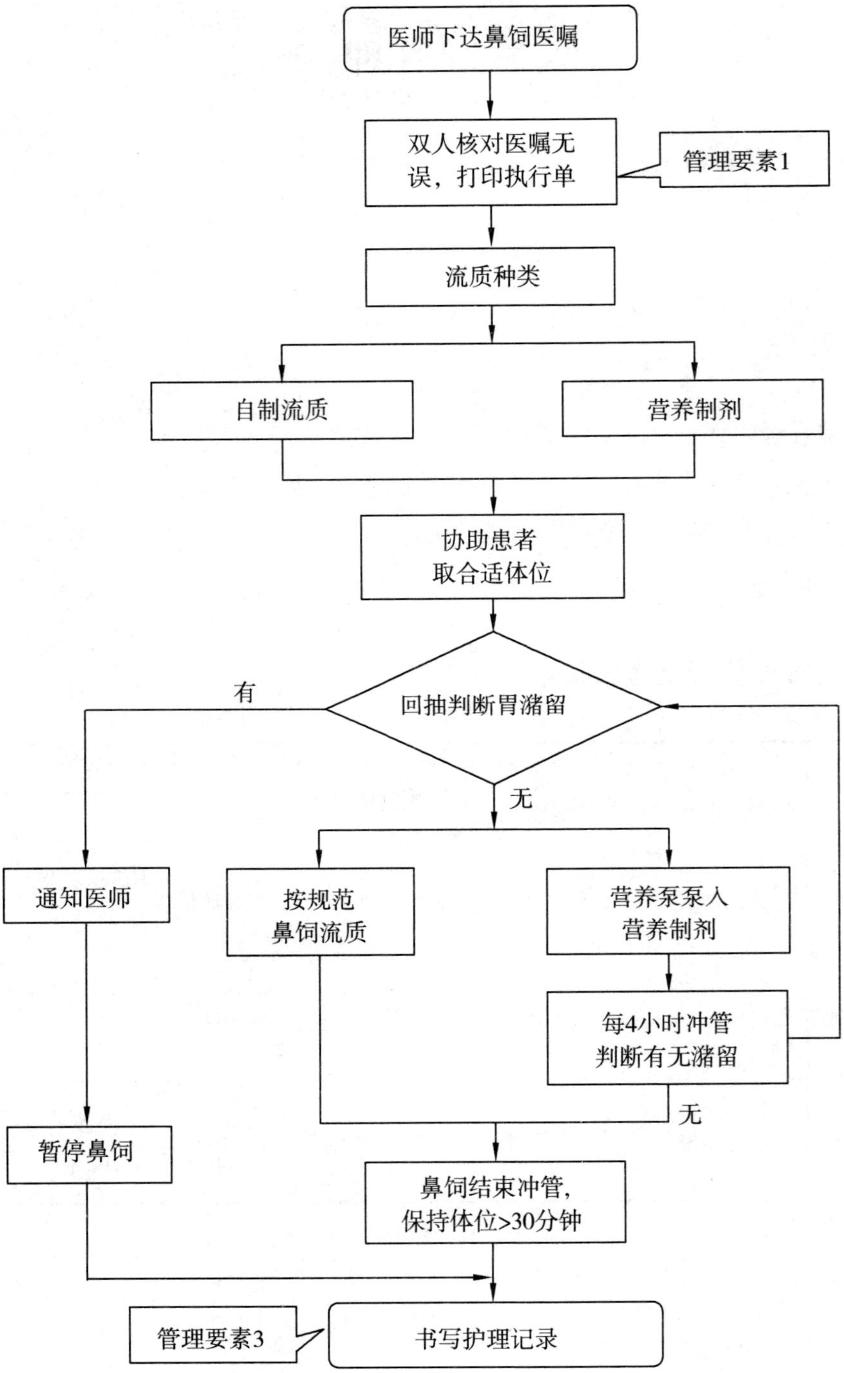
医师下达鼻饲医嘱
双人核对医嘱无误，打印执行单
管理要素1
流质种类
自制流质
营养制剂
协助患者取合适体位
回抽判断胃潴留
有
无
通知医师
按规范鼻饲流质
营养泵泵入营养制剂
每4小时冲管判断有无潴留
有
无
暂停鼻饲
鼻饲结束冲管，保持体位>30分钟
管理要素3
书写护理记录

胸腔闭式引流护理管理

一、标准出处

（一）国家标准

《三级综合医院评审标准实施细则（2011 年版）》：

5.4.4 有护理风险防范措施，如跌倒、坠床、压疮、管路滑脱、用药错误等。

（二）院内制度

《青岛大学附属医院护理规章制度及应急预案（2017 年版）》：

4.3 患者非计划拔管应急预案。

二、标准化管理要素及考核标准

序号	标准化项目	标准化管理要素及考核标准	负责职能部门	考核岗位	现场考核		考核频次
					考核方式	考核指标	
1	胸腔闭式引流护理管理	保持管道密闭，正确连接管路	护理部	临床护理人员	现场抽查	管路连接正确，水封瓶保持直立，长管没入水中 3 ~ 4 cm，达标率 100%	季
2	胸腔闭式引流护理管理	更换引流瓶符合要求	护理部	临床护理人员	现场抽查	无菌操作达标率 100%	季
3	胸腔闭式引流护理管理	引流通畅	护理部	临床护理人员	现场抽查	引流通畅达标率 100%	季
4	胸腔闭式引流护理管理	记录完善	护理部	临床护理人员	抽查护理记录	护理记录正确率 100%	季
5	胸腔闭式引流护理管理	胸腔引流瓶放置位置	护理部	临床护理人员	现场抽查	引流瓶位置低于胸腔引流口平面 60 ~ 100 cm，正确率 100%	季
6	胸腔闭式引流护理管理	知晓非计划拔管应急预案	护理部	临床护理人员	现场抽查	非计划拔管应急预案知晓率 100%	季

三、标准作业流程

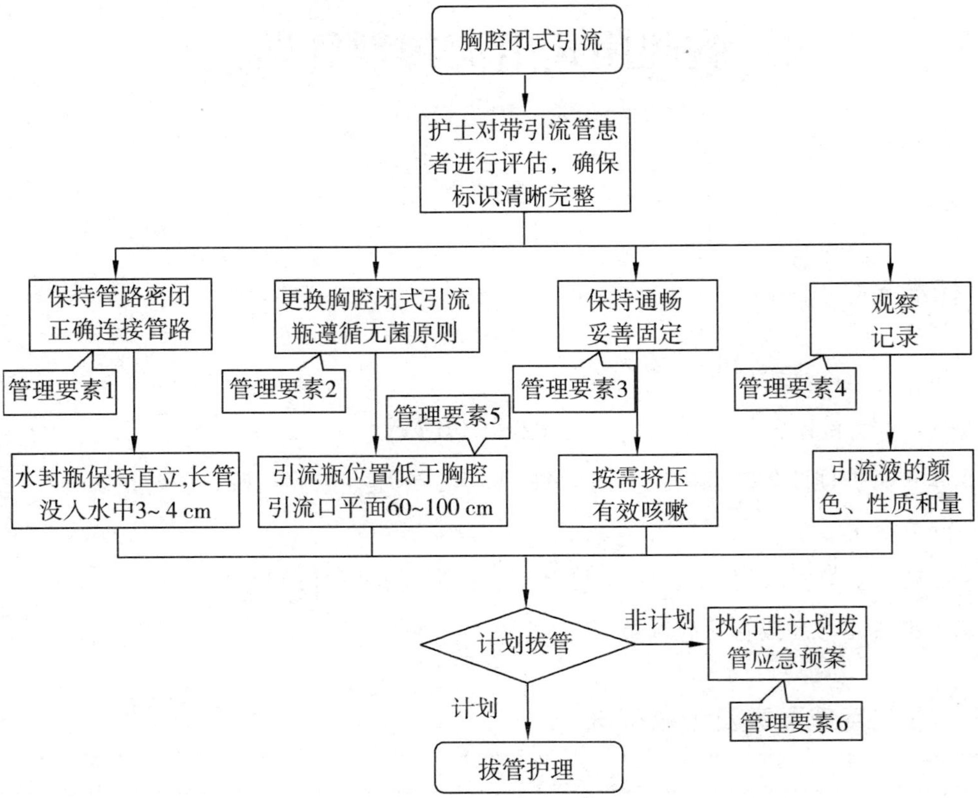
胸腔闭式引流
护士对带引流管患者进行评估，确保标识清晰完整
保持管路密闭正确连接管路
管理要素1
更换胸腔闭式引流瓶遵循无菌原则
管理要素2
管理要素5
保持通畅妥善固定
管理要素3
观察记录
管理要素4
水封瓶保持直立,长管没入水中3~ 4 cm
引流瓶位置低于胸腔引流口平面60~100 cm
按需挤压有效咳嗽
引流液的颜色、性质和量
计划拔管
非计划
执行非计划拔管应急预案
管理要素6
计划
拔管护理

盆、腹腔引流管护理管理

一、标准出处

（一）国家标准

《三级综合医院评审标准实施细则（2011年版）》：

5.4.4 有护理风险防范措施，如跌倒、坠床、压疮、管路滑脱、用药错误等。

（二）行业标准

《临床实用管路护理实践》。

（三）院内制度

《青岛大学附属医院护理规章制度及应急预案》（2017年版）：

4.5 患者非计划性拔管风险防范管理制度。

二、标准化管理要素及考核标准

序号	标准化项目	标准化管理要素及考核标准	负责职能部门	考核岗位	现场考核		考核频次
					考核方式	考核指标	
1	盆、腹腔引流管护理管理	管路评估规范	护理部	临床护理人员	现场检查 现场访谈	评估准确率>98% 评估及时率100%	季
2	盆、腹腔引流管护理管理	妥善固定	护理部	临床护理人员	现场抽查	固定妥善达标率100%	季
3	盆、腹腔引流管护理管理	无菌原则	护理部	临床护理人员	现场抽查	无菌操作达标率100%	季
4	盆、腹腔引流管护理管理	引流通畅	护理部	临床护理人员	现场抽查	引流通畅达标率100%	季
5	盆、腹腔引流管护理管理	记录完善	护理部	临床护理人员	抽查护理记录	护理记录正确率100%	季
6	盆、腹腔引流管护理管理	知晓非计划拔管应急预案	护理部	临床护理人员	现场抽查	非计划拔管应急预案知晓率100%	季

三、标准作业流程

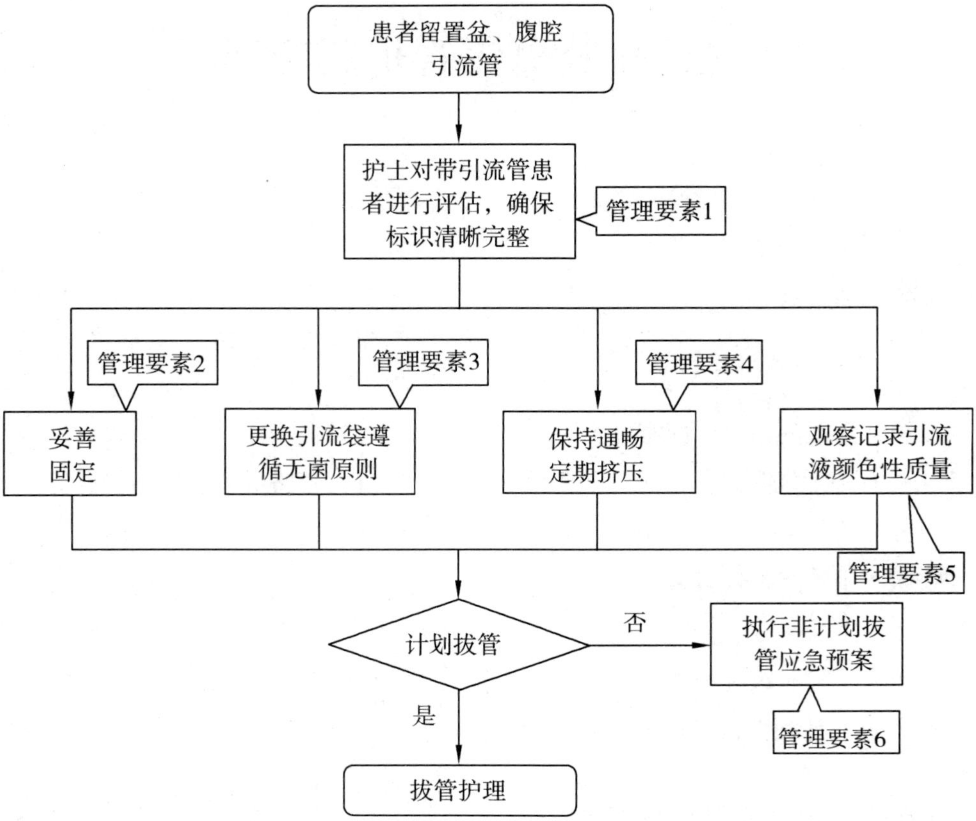

患者留置盆、腹腔引流管
护士对带引流管患者进行评估，确保标识清晰完整
管理要素1
管理要素2
妥善固定
管理要素3
更换引流袋遵循无菌原则
管理要素4
保持通畅定期挤压
观察记录引流液颜色性质量
管理要素5
计划拔管
否
执行非计划拔管应急预案
管理要素6
是
拔管护理

危重症患者呼吸机外管路管理

一、标准出处

院内制度

《青岛大学附属医院护理规章制度及应急预案（2017 年版）》：

6.6.10 预防呼吸机相关性肺炎制度及措施。

二、标准化管理要素及考核标准

序号	标准化项目	标准化管理要素及考核标准	负责职能部门	考核岗位	现场考核		考核频次
					考核方式	考核指标	
1	危重症患者呼吸机外管路管理	明确呼吸机外管路更换标准	护理部	临床护理人员	现场抽查	呼吸机外管路及时更换率 100%	季
2	危重症患者呼吸机外管路管理	接水碗内冷凝水是否及时排空	护理部	临床护理人员	现场抽查	接水碗内冷凝水不超过接水碗容积的 2/3，及时更换率 100%	季

三、标准作业流程

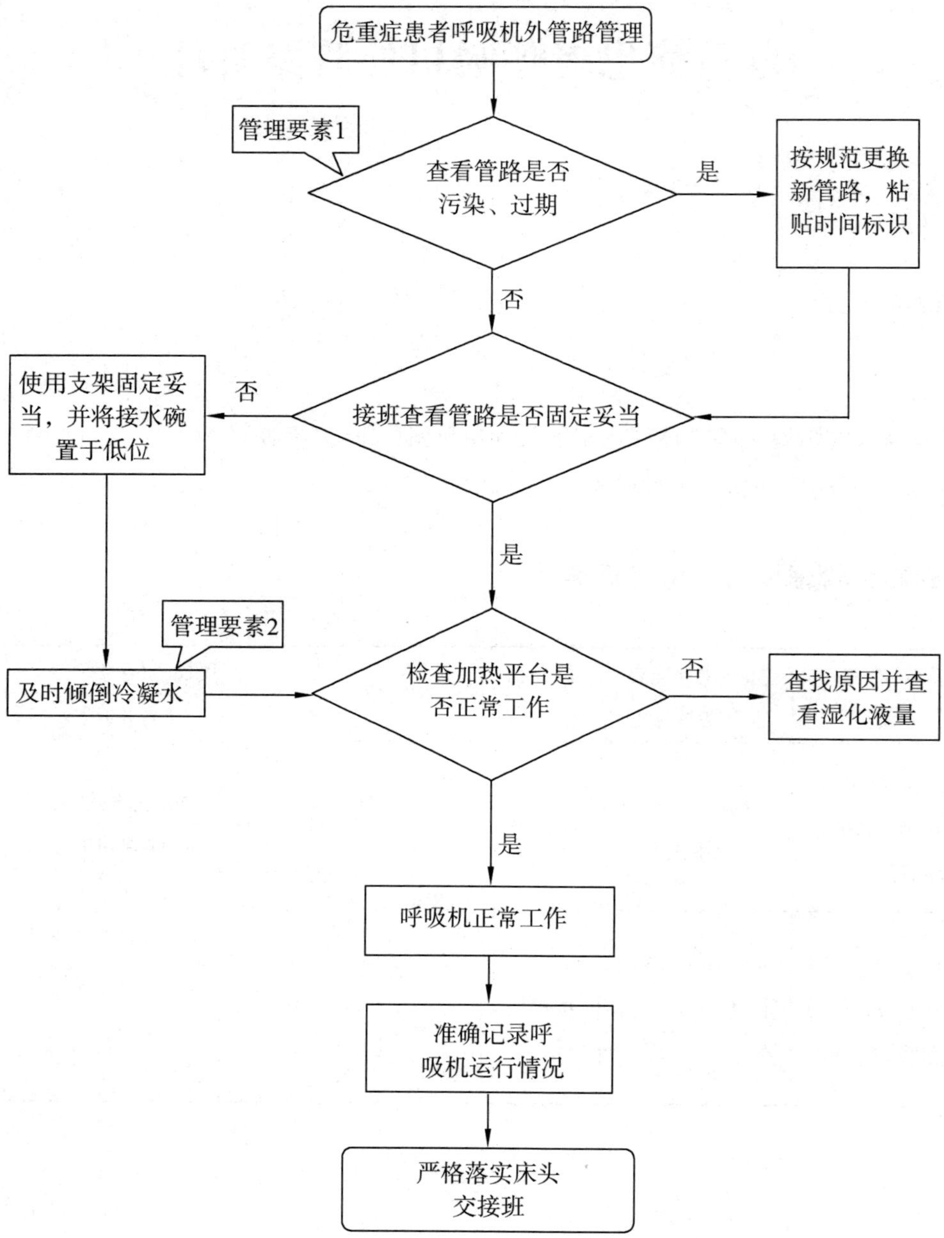
危重症患者呼吸机外管路管理
管理要素1
查看管路是否污染、过期
是
按规范更换新管路，粘贴时间标识
否
接班查看管路是否固定妥当
否
使用支架固定妥当，并将接水碗置于低位
是
管理要素2
及时倾倒冷凝水
检查加热平台是否正常工作
否
查找原因并查看湿化液量
是
呼吸机正常工作
准确记录呼吸机运行情况
严格落实床头交接班

中心静脉导管护理管理

一、标准出处

（一）国家标准

《三级综合医院评审标准实施细则（2011 年版）》：

4.20.3 按照《医院感染监测规范》，监测重点环节、重点人群与高危险因素，采用监控指标管理，控制并降低医院感染风险；

4.20.3.2 有重点环节、重点人群与高危险因素的监测。对下呼吸道、手术部位、导尿管相关尿路、血管导管相关血流、皮肤软组织等主要部位感染有具体预防控制措施并实施。

（二）行业标准

1. 中华人民共和国国家卫生和计划生育委员会《静脉治疗护理技术操作规范》（WS/T 433－2013）。

2. 《INS 输液治疗实践标准（2016 年修订版）》。

二、标准化管理要素及考核标准

序号	标准化项目	标准化管理要素及考核标准	负责职能部门	考核岗位	现场考核		考核频次
					考核方式	考核指标	
1	中心静脉导管护理管理	评估内容完整	护理部	临床医师	现场抽查 现场提问	穿刺点无渗血渗液率 100% 维护信息完整，无漏项率 100% 敷料选择合适、无卷边率 100% 维护无超期（透明敷料≤7 纱布敷料≤48 小时）率 100%	季
2	中心静脉导管护理管理	回抽回血	护理部	临床护理人员	现场抽查 现场提问	回抽回血达标率 100%	季

（续表）

序号	标准化项目	标准化管理要素及考核标准	负责职能部门	考核岗位	现场考核		考核频次
					考核方式	考核指标	
3	中心静脉导管护理管理	脉冲式冲封管手法正确	护理部	临床护理人员	现场抽查 现场提问	脉冲式冲封管手法正确率 100% Q6h 冲管执行率 100%	季
4	中心静脉导管护理管理	去除敷料手法正确	护理部	临床护理人员	现场抽查 现场提问	去除敷料手法正确率 100%	季

三、标准作业流程

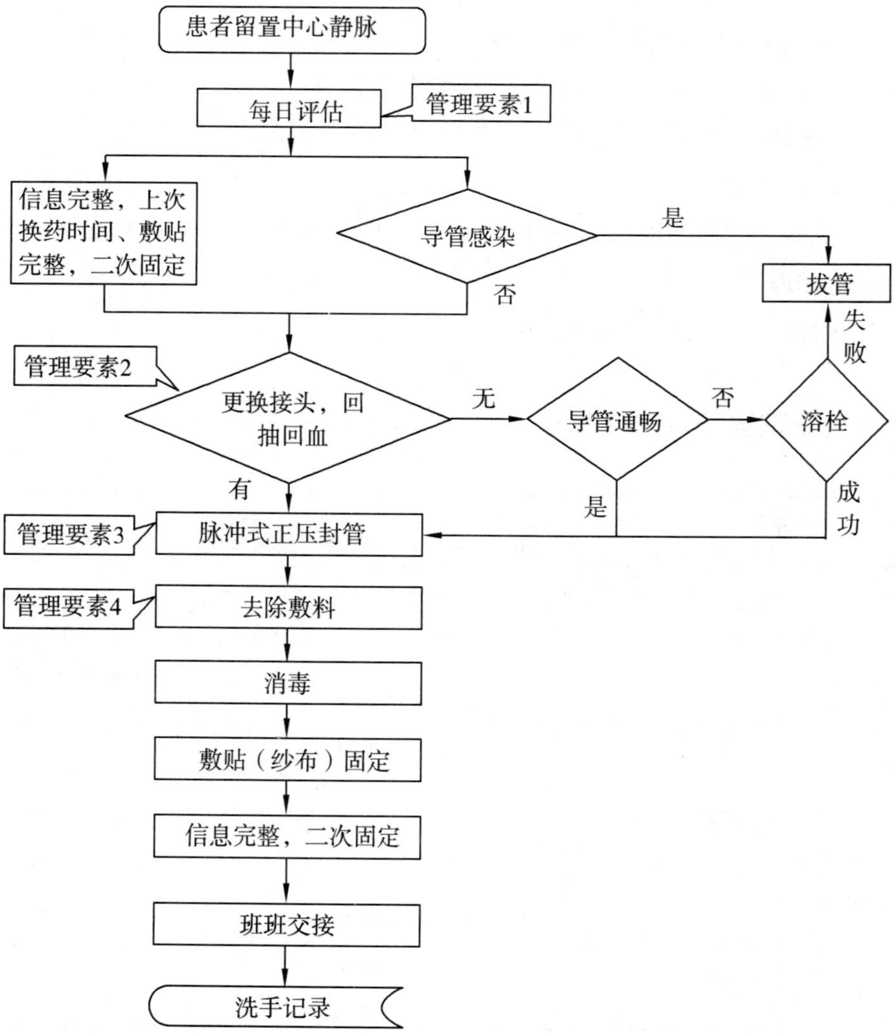

普通护理记录

一、标准出处

（一）国家标准

《三级综合医院评审标准实施细则（2011年版）》：

5.3.11.1 按照《病历书写基本规范》书写护理文件，定期质量评价。

（二）行业标准

1. 卫生部关于印发《病历书写基本规范》的通知（卫医政发〔2010〕11号）。

2. 《山东省护理文书书写基本要求和格式（2018年修订版）》。

（三）院内制度

《青岛大学附属医院护理规章制度及应急预案（2017年版）》：

3.5 电子护理记录书写基本要求。

二、标准化管理要素及考核标准

序号	标准化项目	标准化管理要素及考核标准	负责职能部门	考核岗位	现场考核		考核频次
					考核方式	考核指标	
1	普通护理记录	护理记录及时	护理部	临床护理人员	现场抽查	护理记录频次符合要求，病情变化时及时记录，正确率100%	季
2	普通护理记录	患者病情评估记录准确	护理部	临床护理人员	现场抽查	结合专科疾病护理特点，根据患者病情及医嘱准确记录患者重点观察内容的变化情况，有连续性，正确率100%	季

（续表）

序号	标准化项目	标准化管理要素及考核标准	负责职能部门	考核岗位	现场考核		考核频次
					考核方式	考核指标	
3	普通护理记录	医嘱执行正确，护理措施落实到位，记录准确	护理部	临床护理人员	现场抽查	特殊用药及护理措施记录正确率100%	季
4	普通护理记录	术前准备术后护理记录及时准确	护理部	临床护理人员	现场抽查	按电子护理记录书写基本要求准确记录术前术后患者情况及护理措施，正确率100%	季
5	普通护理记录	出入量记录准确	护理部	临床护理人员	现场抽查	每班小结出入量，24小时总结一次，必要时需记录颜色、性质等，记录正确率100%	季

三、标准作业流程

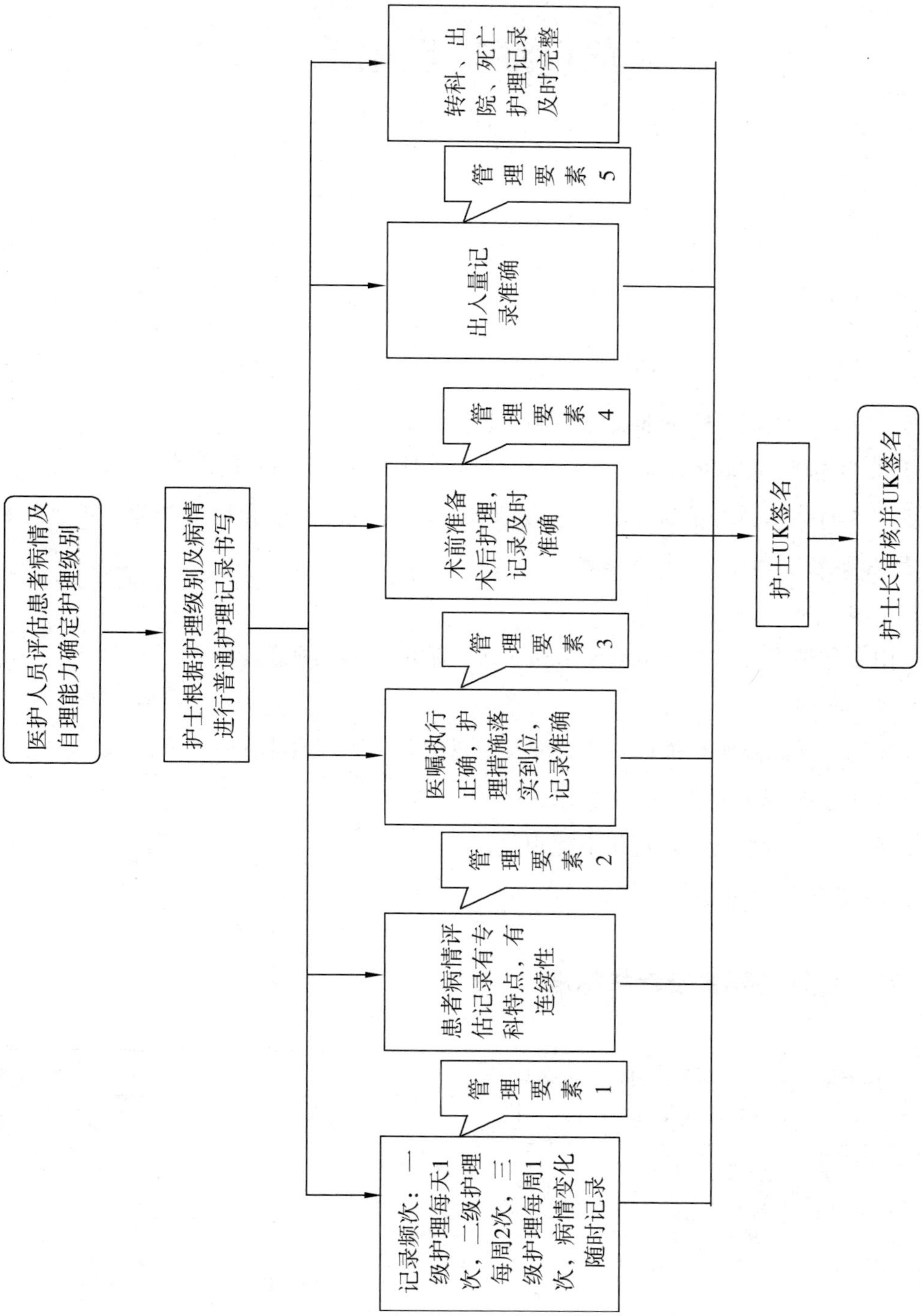
医护人员评估患者病情及自理能力确定护理级别
护士根据护理级别及病情进行普通护理记录书写
记录频次：一级护理每天1次，二级护理每周2次，三级护理每周1次，病情变化随时记录
管理要素1
患者病情评估记录有专科特点，有连续性
管理要素2
医嘱执行正确，护理措施落实到位，记录准确
管理要素3
术前准备术后护理，记录及时准确
管理要素4
出入量记录准确
管理要素5
转科、出院、死亡护理记录及时完整
护士UK签名
护士长审核并UK签名

危重症护理记录

一、标准出处

（一）国家标准

《三级综合医院评审标准实施细则（2011 年版）》：

5.3.11 按照《病历书写基本规范》书写护理文件，定期质量评价；

5.3.4 有危重患者护理常规，密切观察患者的生命体征和病情变化，护理措施到位，患者安全措施有效，记录规范。

（二）省级标准

《山东省护理文书书写基本要求和格式（2018 年修订版）》。

（三）院内制度

《青岛大学附属医院护理规章制度及应急预案（2017 年版）》：

3.5 电子护理记录书写基本要求；

3.6 电子危重患者护理记录书写规范；

2.11 危重患者抢救制度。

二、标准化管理要素及考核标准

序号	标准化项目	标准化管理要素及考核标准	负责职能部门	考核岗位	现场考核		考核频次
					考核方式	考核指标	
1	危重症护理记录	护理记录频次符合规范	护理部	临床护理人员	现场抽查	危重护理记录频次正确率 100%	季
2	危重症护理记录	仪器设备记录正确	护理部	临床护理人员	现场抽查	仪器参数记录正确率 100%	季
3	危重症护理记录	管路固定到位、引流通畅、记录准确	护理部	临床护理人员	现场抽查	管路、引流液及护理措施记录正确率 100%	季

（续表）

序号	标准化项目	标准化管理要素及考核标准	负责职能部门	考核岗位	现场考核		考核频次
					考核方式	考核指标	
4	危重症护理记录	医嘱正确、及时执行	护理部	临床护理人员	现场抽查	医嘱执行合格率100%	季
5	危重症护理记录	专科护理记录书写规范	护理部	临床护理人员	现场抽查	专科护理记录合格率100%	季

三、标准作业流程

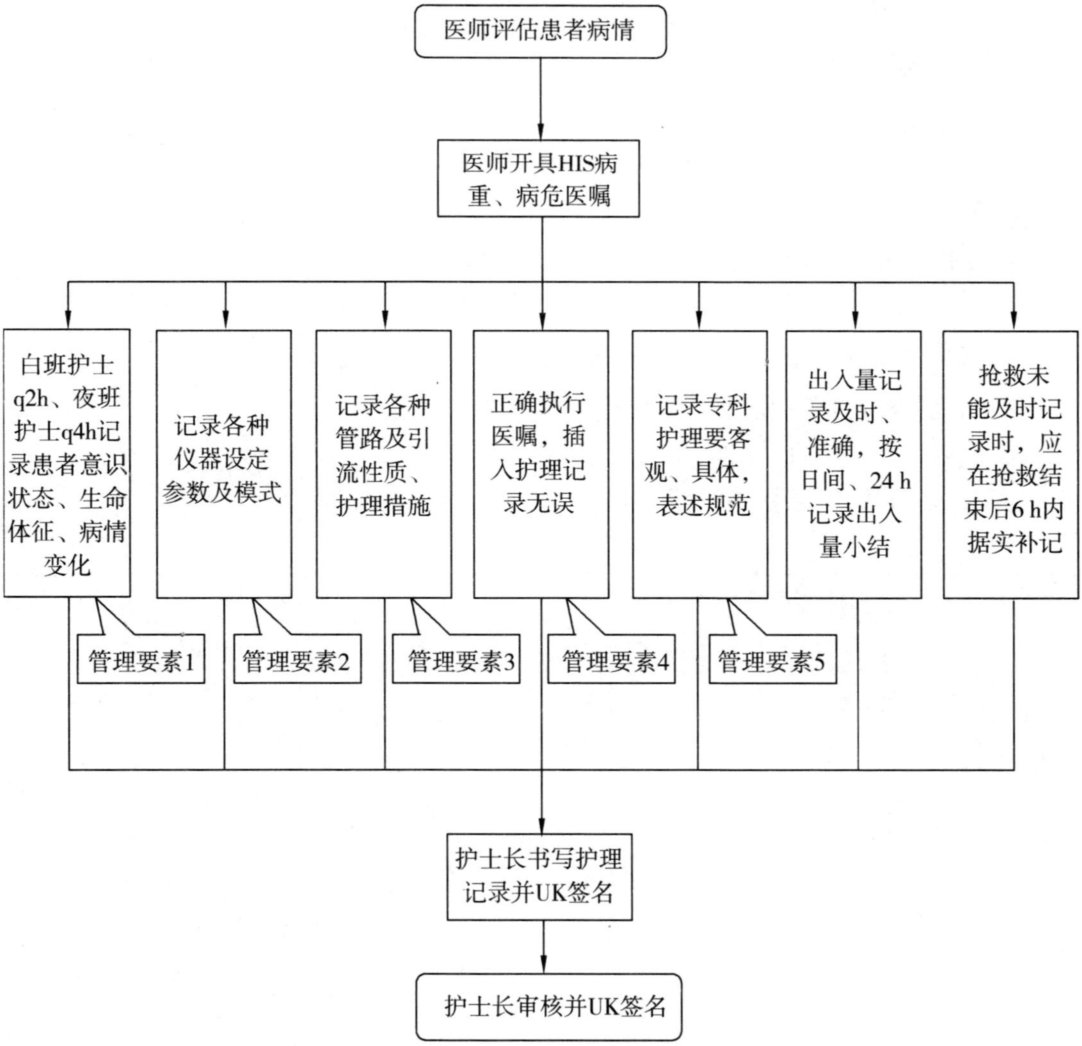

合血医嘱执行

一、标准出处

（一）国家标准

《三级综合医院评审标准实施细则（2011 年版）》：

十九、输血管理与持续改进。

（二）行业标准

1.《医疗机构临床用血管理办法》（卫生部令第 85 号）：

3.16 第三章临床用血管理；

2.《临床输血技术规范》（卫医发〔2000〕184 号）。

（三）院内制度

《青岛大学附属医院护理规章制度及应急预案（2017 年版）》：

1.1 合血查对制度。

二、标准化管理要素及考核标准

序号	标准化项目	标准化管理要素及考核标准	负责职能部门	考核岗位	现场考核		考核频次
					考核方式	考核指标	
1	合血医嘱执行	安全输血管理制度与流程	护理部	临床护理人员	现场抽查	安全输血管理制度与流程正确率 100%	季
2	合血医嘱执行	采集血标本方法	护理部	临床护理人员	现场抽查	两名医护人员共同核对患者信息正确率 100% 一次只采集一名患者血标本正确率 100%	季
3	合血医嘱执行	送检时间	护理部	临床护理人员	现场抽查	普通合血 1 小时送达 紧急合血 15 分钟送达成功率 100%	季

三、标准作业流程

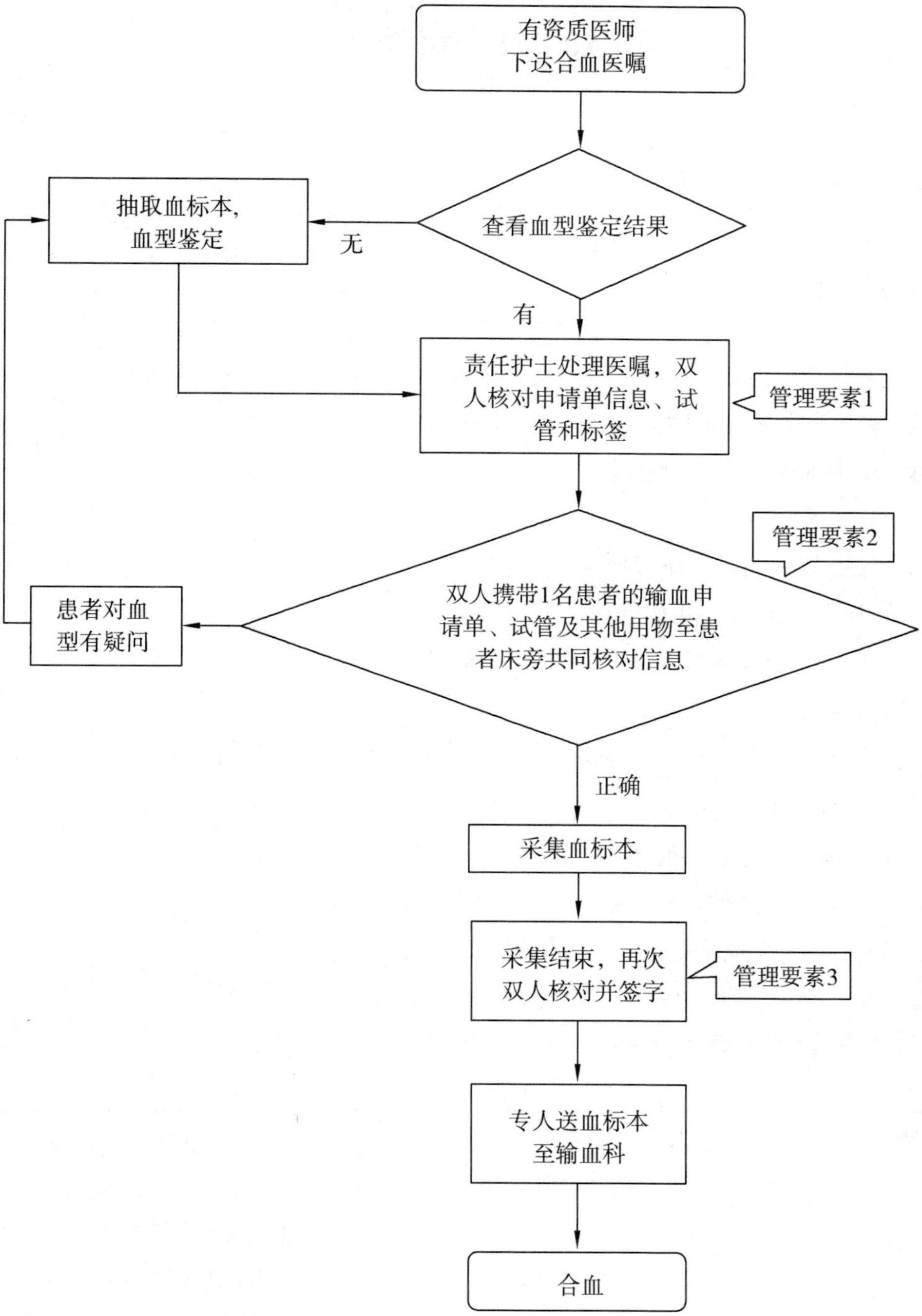
有资质医师
下达合血医嘱
查看血型鉴定结果
无
抽取血标本，
血型鉴定
有
责任护士处理医嘱，双
人核对申请单信息、试
管和标签
管理要素1
管理要素2
双人携带1名患者的输血申
请单、试管及其他用物至患
者床旁共同核对信息
患者对血
型有疑问
正确
采集血标本
采集结束，再次
双人核对并签字
管理要素3
专人送血标本
至输血科
合血

输血医嘱执行

一、标准出处

（一）国家标准

《三级综合医院评审标准实施细则（2011 年版）》：

十九、输血管理与持续改进。

（二）行业标准

1.《医疗机构临床用血管理办法》（卫生部令第 85 号）：

3.16 第三章临床用血管理；

2.《临床输血技术规范》（卫医发〔2000〕184 号）。

（三）院内制度

1.《青岛大学附属医院护理规章制度及应急预案（2017 年版）》：

1.2 输血查对制度；

1.3 输血反应应急预案；

2.《临床实用护理技术及常见并发症处理（2016 年版）》：

9.12 密闭式静脉输血技术操作。

二、标准化管理要素及考核标准

序号	标准化项目	标准化管理要素及考核标准	负责职能部门	考核岗位	现场考核		考核频次
					考核方式	考核指标	
1	输血医嘱执行	取血标准	护理部	临床护理人员	现场抽查	取血前责任护士为待输血患者测量体温执行率100%	季
2	输血医嘱执行	检查血液质量	护理部	临床护理人员	现场抽查	血液取回后两名医护人员共同检查血液质量执行率100%	季

（续表）

序号	标准化项目	标准化管理要素及考核标准	负责职能部门	考核岗位	现场考核		考核频次
					考核方式	考核指标	
3	输血医嘱执行	输血三查八对	护理部	临床护理人员	现场抽查	由两名医护人员至患者床旁共同进行三查八对执行率100%	季
4	输血医嘱执行	输血巡视	护理部	临床护理人员	现场抽查	输血开始时、输血后15分钟、输血过程中每小时的巡视执行率100%	季
5	输血医嘱执行	输血结束后不良反应观察	护理部	临床护理人员	现场抽查	输血结束后4小时不良反应观察的执行率100%	季

三、标准作业流程

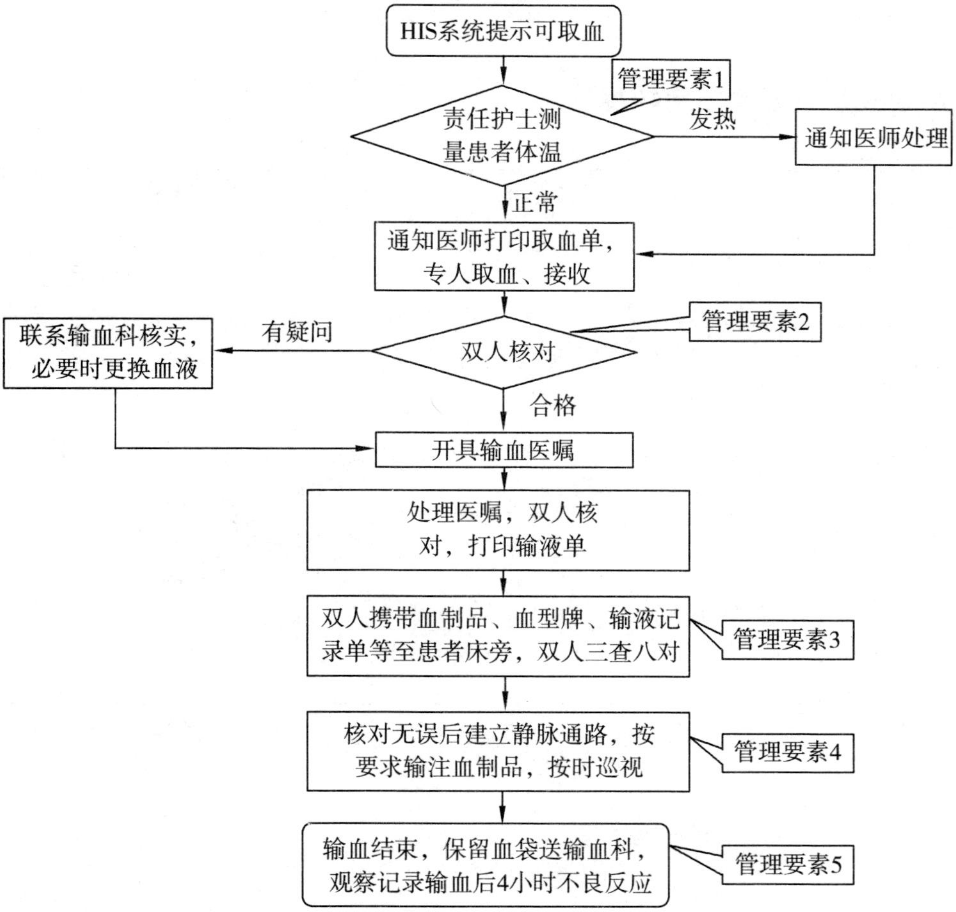

术前禁饮食标准流程

一、标准出处

国家标准

1.《三级综合医院评审标准实施细则（2011 年版）》：

5.3.5.1 有围手术期的护理常规和处置流程，并有效执行；

5.3.6.1 执行查对制度，能遵照医嘱正确提供治疗、给药等护理服务，及时观察、了解患者用药及治疗反应。

2.《加速康复外科中国专家共识及路径管理指南（2018 版）》。

二、标准化管理要素及考核标准

序号	标准化项目	标准化管理要素及考核标准	负责职能部门	考核岗位	现场考核		考核频次
					考核方式	考核指标	
1	术前禁饮食标准流程	禁饮食医嘱规范	护理部	临床护理人员	现场抽查	HIS 医嘱提示正确率 100%	季
2	术前禁饮食标准流程	术前禁饮食宣教落实到位	护理部	临床护理人员	现场抽查	术前禁饮食宣教内容知晓率 100%	季
3	术前禁饮食标准流程	护理文书书写规范	护理部	临床护理人员	现场抽查	护理文书书写合格率 100%	季

三、标准作业流程

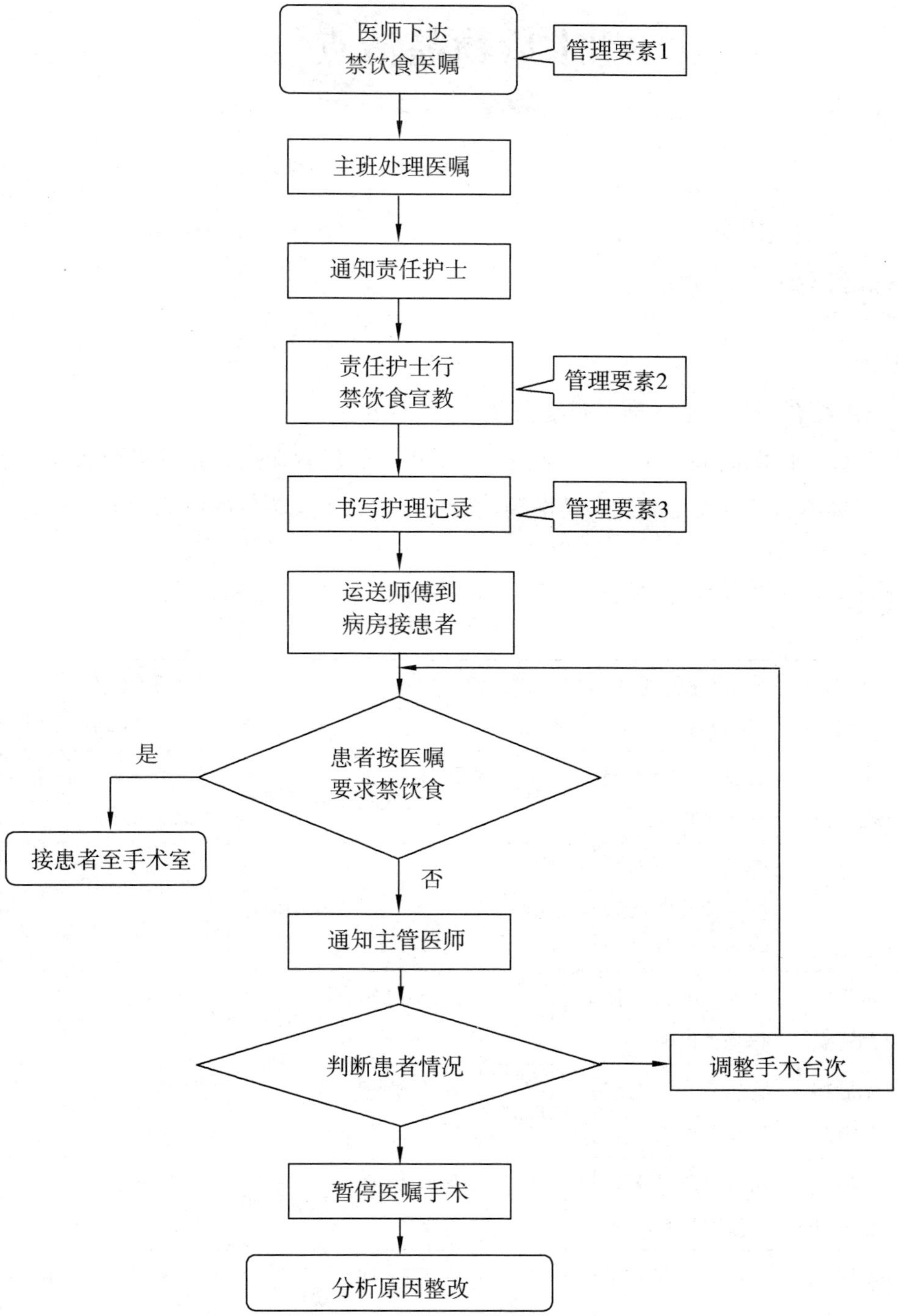
医师下达
禁饮食医嘱
管理要素1
主班处理医嘱
通知责任护士
责任护士行
禁饮食宣教
管理要素2
书写护理记录
管理要素3
运送师傅到
病房接患者
患者按医嘱
要求禁饮食
是
接患者至手术室
否
通知主管医师
判断患者情况
调整手术台次
暂停医嘱手术
分析原因整改

术后物品清点

一、标准出处

国家标准

《三级综合医院评审标准实施细则（2011 年版）》：

5.5.1.3 手术室执行《手术安全核查》制度，有患者交接核查、安全用药、手术物品清点、标本管理等安全制度，遵医嘱正确用药，有突发事件的应急预案。

二、标准化管理要素及考核标准

序号	标准化项目	标准化管理要素及考核标准	负责职能部门	考核岗位	现场考核		考核频次
					考核方式	考核指标	
1	术后物品清点	明确物品清点要求和原则	护理部	临床护理人员	现场抽查	物品清点要求和原则知晓率 100%	季
2	术后物品清点	手术物品查对制度、特殊情况处理预案	护理部	临床护理人员	现场抽查	制度知晓率 100% 处理预案有演练记录	季
3	术后物品清点	手术物品清点流程是否正确	护理部	临床护理人员	现场抽查	双人核对率 100%	季
4	术后物品清点	物品清点注意事项	护理部	临床护理人员	现场抽查	有资质护士、双人核对率 100%	季
5	术后物品清点	清点意外情况处置流程是否正确	护理部	临床护理人员	现场访谈	处置流程正确率 100%	季
6	术后物品清点	护理文书记录正确	护理部	临床护理人员	现场抽查	护理文书记录正确率 100%	季
7	术后物品清点	相关不良事件追踪反馈	护理部	临床护理人员	现场访谈 现场抽查	相关不良事件追踪分析率 100%	季

三、标准作业流程

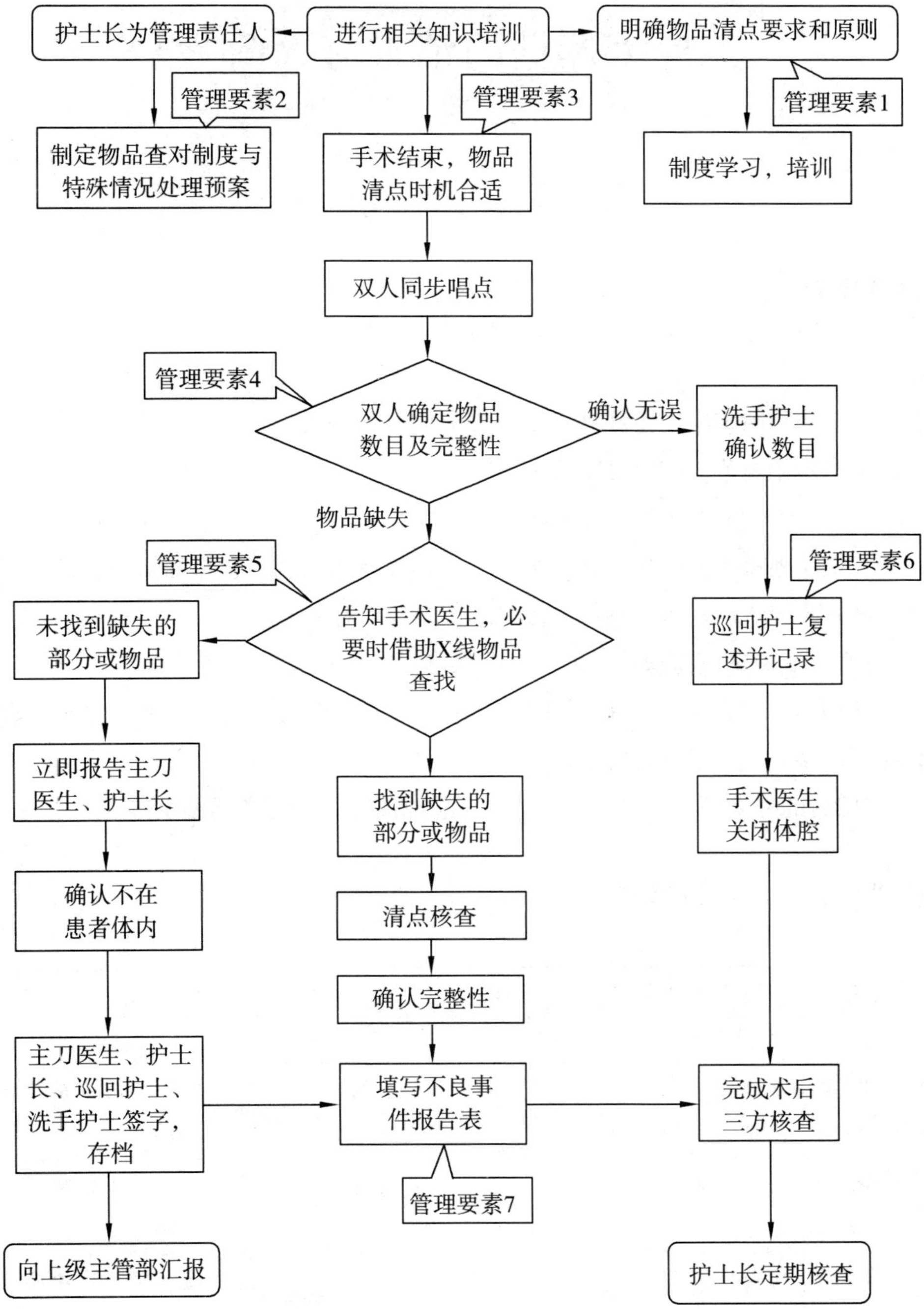

护士长为管理责任人
进行相关知识培训
明确物品清点要求和原则
管理要素2
管理要素3
管理要素1
制定物品查对制度与特殊情况处理预案
手术结束，物品清点时机合适
制度学习，培训
双人同步唱点
管理要素4
双人确定物品数目及完整性
确认无误
洗手护士确认数目
物品缺失
管理要素5
管理要素6
未找到缺失的部分或物品
告知手术医生，必要时借助X线物品查找
巡回护士复述并记录
立即报告主刀医生、护士长
找到缺失的部分或物品
手术医生关闭体腔
确认不在患者体内
清点核查
确认完整性
主刀医生、护士长、巡回护士、洗手护士签字，存档
填写不良事件报告表
完成术后三方核查
管理要素7
向上级主管部汇报
护士长定期核查

外来器械的消毒与灭菌

一、标准出处

行业标准

中华人民共和国国家卫生和计划生育委员会《医院消毒供应中心第二部分：清洗消毒及灭菌技术操作规范》（WS 310.2－2016）。

4.7 外来医疗器械及植入物的处置应符合以下要求：

a）CSSD 应根据手术通知单接收外来医疗器械及植入物；依据器械供应商提供的器械清单，双方共同清点核查、确认、签名，记录应保存备查。

b）应要求器械供应商送达的外来医疗器械、植入物及盛装容器清洁。

c）应遵循器械供应商提供的外来医疗器械与植入物的清洗、消毒、包装、灭菌方法和参数，急诊手术器械应及时处理。

d）使用后的外来医疗器械，应由 CSSD 清洗消毒后方可交器械供应商。

二、标准化管理要素及考核标准

序号	标准化项目	标准化管理要素及考核标准	负责职能部门	考核岗位	现场考核		考核频次
					考核方式	考核指标	
1	外来器械的消毒与灭菌	常规接收操作流程是否正确	护理部	供应室去污区工作人员	现场抽查	器械接收准确率100%	季
2	外来器械的消毒与灭菌	清洗消毒操作流程是否正确	护理部	供应室去污区工作人员	现场抽查	清洗消毒正确率100%	季
3	外来器械的消毒与灭菌	检查保养操作流程是否正确	护理部	供应室检包区工作人员	现场抽查	检查保养合格率100%	季
4	外来器械的消毒与灭菌	灭菌操作流程是否正确	护理部	供应室消毒人员	现场抽查	灭菌流程正确率100%	季

三、标准作业流程

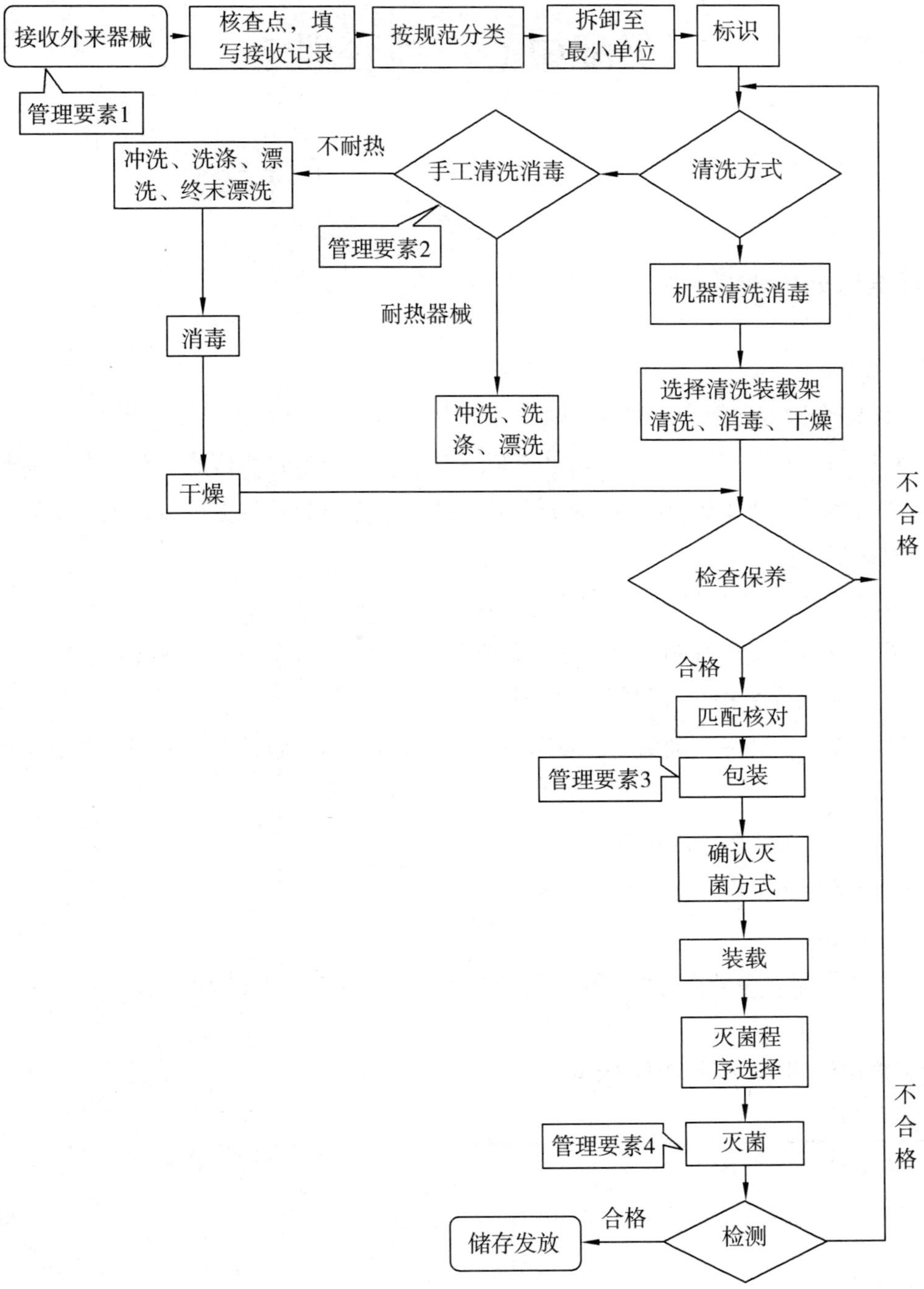
接收外来器械
核查点，填写接收记录
按规范分类
拆卸至最小单位
标识
管理要素1
清洗方式
手工清洗消毒
不耐热
冲洗、洗涤、漂洗、终末漂洗
管理要素2
耐热器械
消毒
冲洗、洗涤、漂洗
机器清洗消毒
选择清洗装载架清洗、消毒、干燥
干燥
检查保养
不合格
合格
匹配核对
管理要素3
包装
确认灭菌方式
装载
灭菌程序选择
管理要素4
灭菌
检测
合格
储存发放
不合格

静配中心药品管理

一、标准出处

（一）国家标准

《三级综合医院评审标准实施细则（2011年版）》：

3.5.1 对高浓度电解质、易混淆（听似、看似）的药品有严格的贮存要求，并严格执行麻醉药品、精神药品、放射性药品、医疗用毒性药品及药品类易制毒化学品的使用与管理规章制度；

4.15.2.2 建立药品质量监控体系，有效控制药品质量；

4.15.2.3 有药品贮存制度，贮存药品的场所、设施与设备符合有关规定；

4.15.2.4 执行“特殊管理药品”管理的有关规定；

4.15.2.6 落实药品调剂制度，遵守药品调剂操作规程，保障药品调剂的准确性。

（二）行业标准

1.《医疗机构药事管理规定》。

2.《静脉用药集中调配质量管理规范》。

（三）院内制度

《青岛大学附属医院静脉配制中心管理制度及工作流程（2017年版）》。

二、标准化管理要素及考核标准

序号	标准化项目	标准化管理要素及考核标准	负责职能部门	考核岗位	考核方式		考核频次
					现场检查	考核指标	
1	静配中心药品管理	二级库药品补充	药学部	静配中心护士长及组长	现场抽查	药品摆放整齐合乎规范，药品补充充足	日
2	静配中心药品管理	特殊药品每日盘点结果并双人签字	药学部	静配中心护士长及组长	检查记录	所有特殊药品账物相符、无误	日

（续表）

序号	标准化项目	标准化管理要素及考核标准	负责职能部门	考核岗位	考核方式		考核频次
					现场检查	考核指标	
3	静配中心药品管理	效期管理，先进先出，近期先用，按批号发药	药学部	静配中心护士长及组长	现场抽查	效期管理及药品摆放符合相关规定	周
4	静配中心药品管理	近效期药品，警示标识，近效期登记，通知到每个人	药学部	静配中心护士长及组长	逐一检查	近效期药品管理符合相关规定	月
5	静配中心药品管理	月底盘点与质控	药学部	静配中心药品管理负责人	质控会汇报	账物相符符合相关规定	月

三、标准作业流程

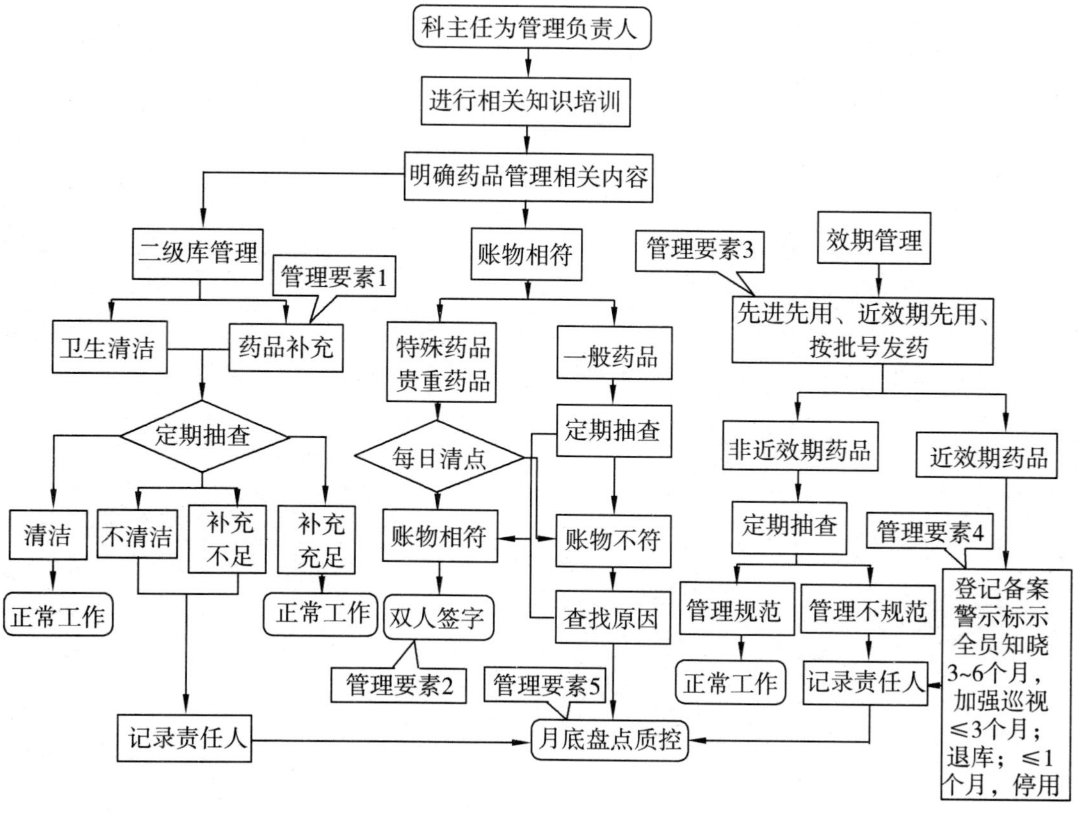

第三章

药师岗位标准化项目

药品入库

一、标准出处

（一）国家标准

《三级综合医院评审标准实施细则（2011 年版）》：

4.15.2.1 有药品采购供应管理制度与流程，有适宜的药品储备；

4.15.2.2 建立药品质量监控体系，有效控制药品质量；

4.15.2.3 有药品储存制度，储存药品的场所、设施与设备符合有关规定。

（二）行业标准

《药品经营质量管理规范（2016 年版）》第二章第八节、第九节。

（三）院内制度

1.《青岛大学附属医院药品采购制度（2017 年版）》。

2.《青岛大学附属医院药品验收管理制度（2017 年版）》。

二、标准化管理要素及考核标准

序号	标准化项目	标准化管理要素及考核标准	负责职能部门	考核岗位	考核方式		考核频次
					现场检查	考核指标	
1	药品入库	双人复核验收	卫生物资管理部	药库药品保管责任人	现场抽查	发票背面双人签字确认率 100%	月
2	药品入库	药品验收相关信息完整，记录准确	卫生物资管理部	药库药品保管责任人	现场抽查	验收记录正确率 100%	月
3	药品入库	药品发票（一票和二票）、随货通行单、药品检验报告、生物制品批签发等材料保留完整	卫生物资管理部	药库药品保管责任人	现场抽查	各类验收材料保存完整率 100%	月
4	药品入库	药品按批号上架摆放，近效期在前或在左	卫生物资管理部	药库药品保管责任人	现场抽查	药品摆放正确率 100%	月

三、标准作业流程

西药入库流程：

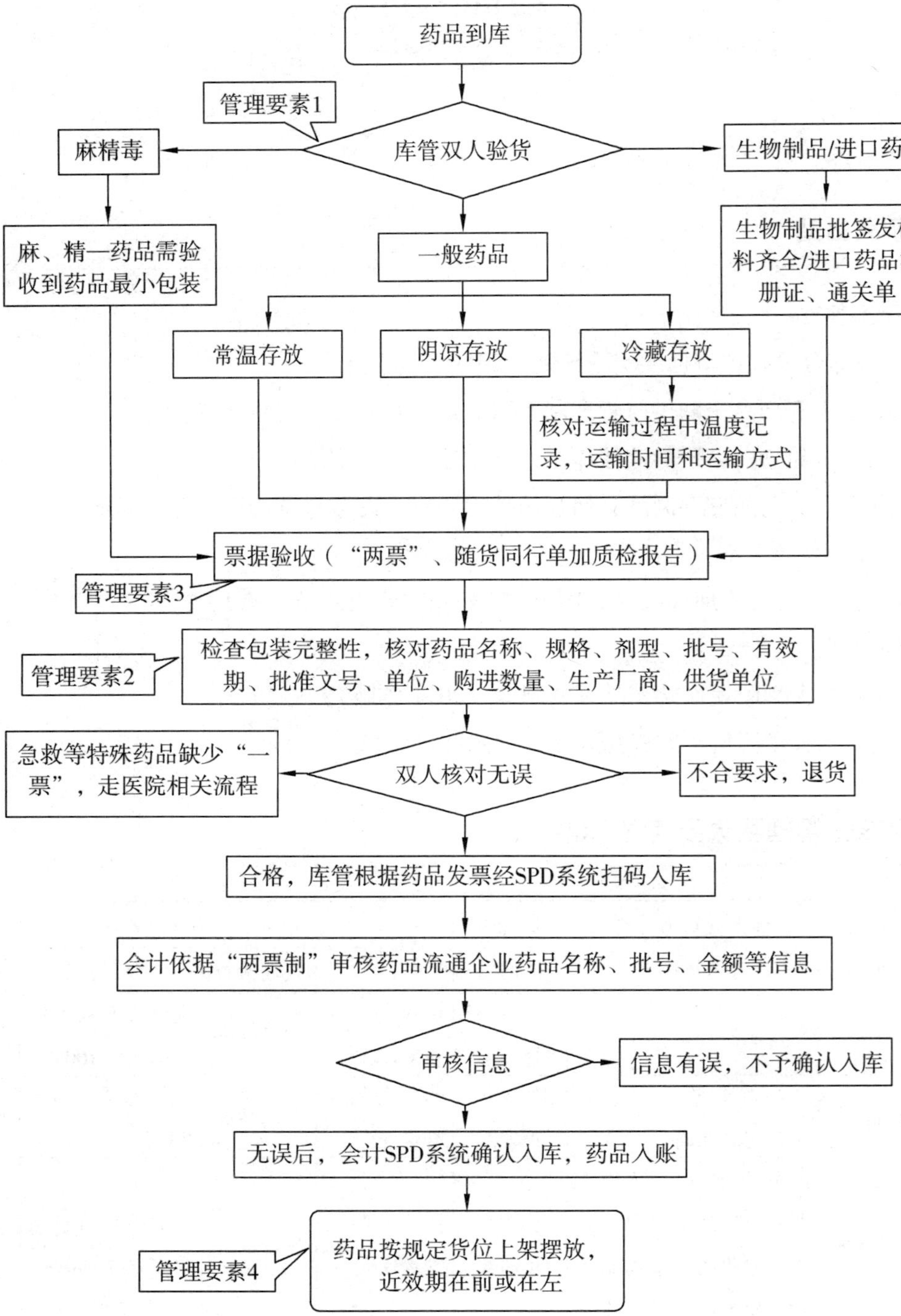

中草药入库流程：

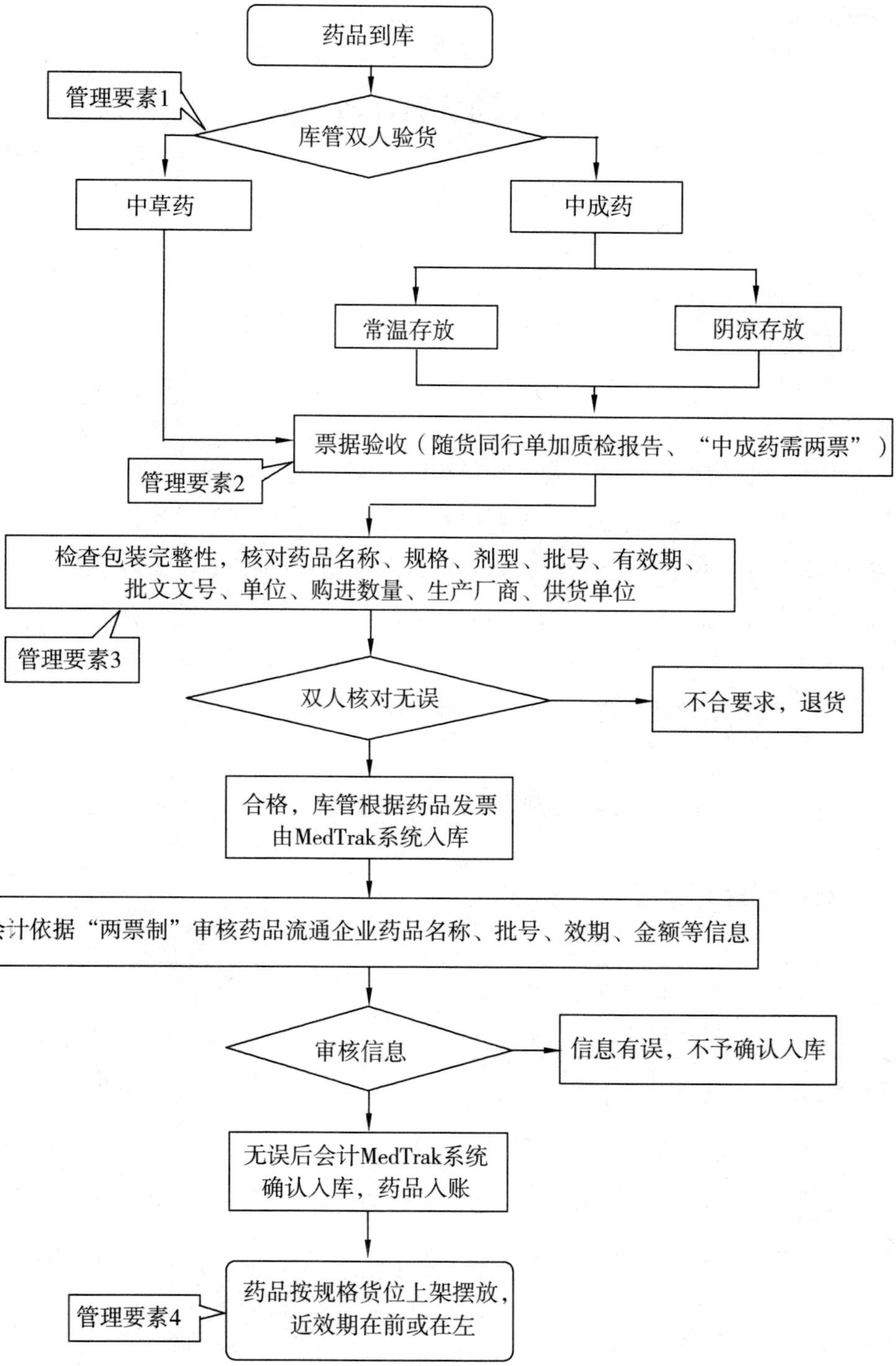
药品到库
管理要素1
库管双人验货
中草药
中成药
常温存放
阴凉存放
票据验收（随货同行单加质检报告、“中成药需两票”）
管理要素2
检查包装完整性，核对药品名称、规格、剂型、批号、有效期、批文文号、单位、购进数量、生产厂商、供货单位
管理要素3
双人核对无误
不合要求，退货
合格，库管根据药品发票由MedTrak系统入库
会计依据“两票制”审核药品流通企业药品名称、批号、效期、金额等信息
审核信息
信息有误，不予确认入库
无误后会计MedTrak系统确认入库，药品入账
管理要素4
药品按规格货位上架摆放，近效期在前或在左

药品出库

一、标准出处

（一）国家标准

《三级综合医院评审标准实施细则（2011 年版）》：

4. 15. 2. 1 有药品采购供应管理制度与流程，有适宜的药品储备；

4. 15. 2. 2 建立药品质量监控体系，有效控制药品质量；

4. 15. 2. 3 有药品储存制度，储存药品的场所、设施与设备符合有关规定。

（二）行业标准

《药品经营质量管理规范（2016 年版）》第二章第十二节。

（三）院内制度

《青岛大学附属医院药品发放制度（2017 年版）》。

二、标准化管理要素及考核标准

序号	标准化项目	标准化管理要素及考核标准	负责职能部门	考核岗位	考核方式		考核频次
					现场检查	考核指标	
1	药品出库	药品按药房申领单发放，准确无误	卫生物资管理部	药库药品保管责任人	现场抽查	药房申领单和 HIS 出库数据符合率 100%	月
2	药品出库	药品发放实行双人复核制度，签字完整	卫生物资管理部	药库药品保管责任人	现场抽查	出库单双签字完成率 100%	月
3	药品出库	缺药药品及时上报采购员采购，各项记录完整	卫生物资管理部	药库药品保管责任人	现场抽查	缺药登记完整率 100%	月
4	药品出库	出库药品按批号、效期先后或先进先出顺序出库	卫生物资管理部	药库药品保管责任人	现场抽查	在架药品和出库药品效期先后符合率 100%	月

三、标准作业流程

西药出库流程：

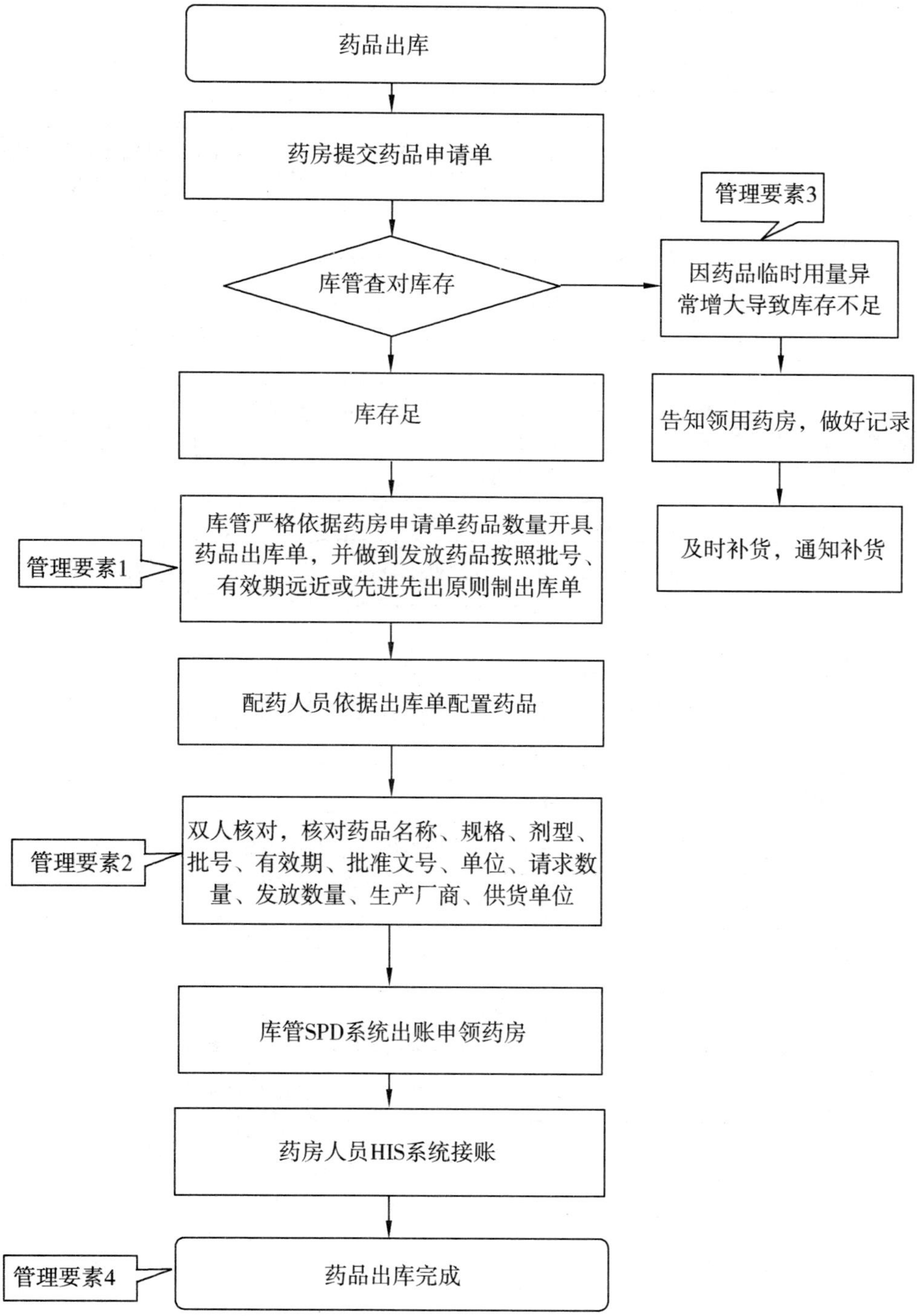

中药库出库流程：

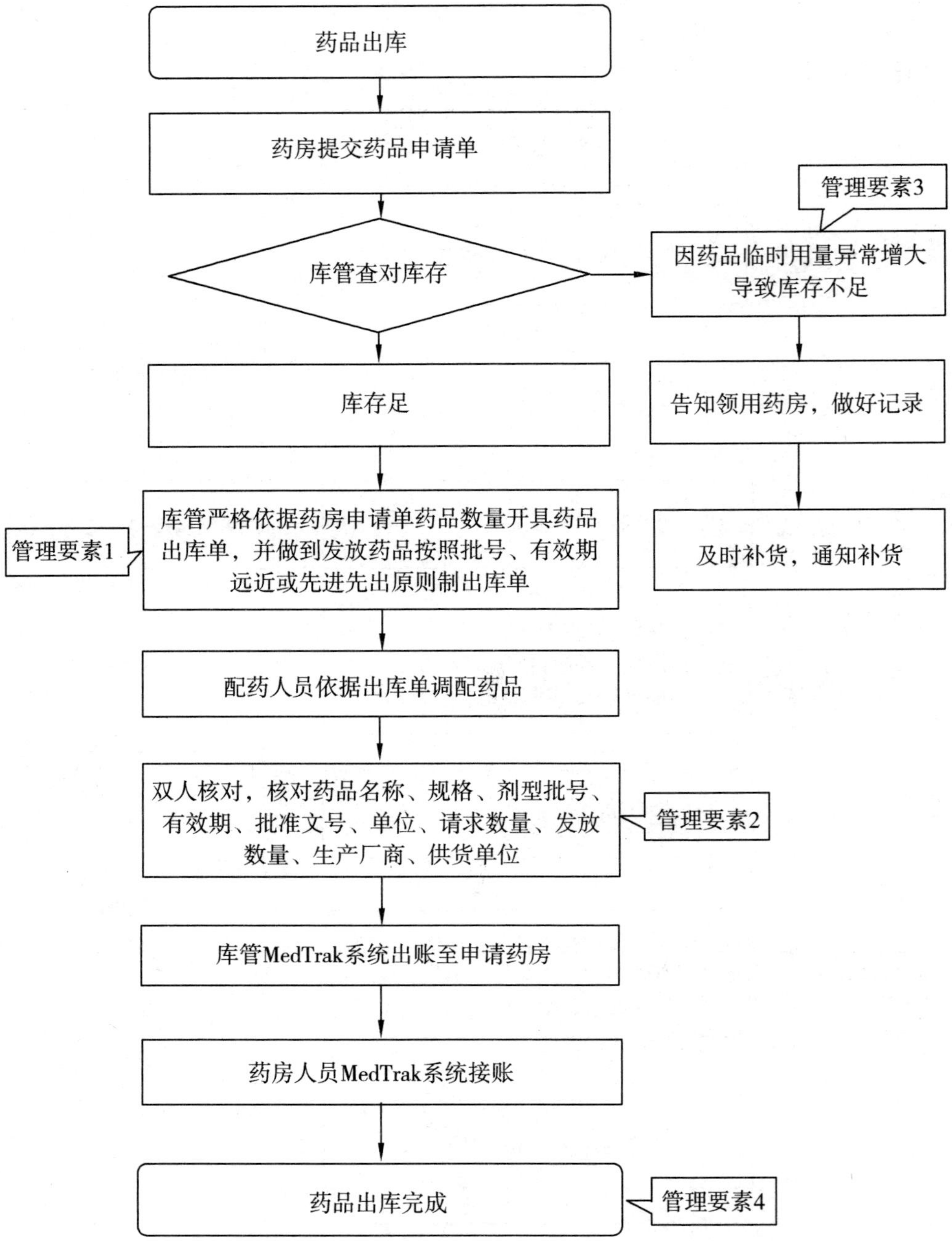
药品出库
药房提交药品申请单
库管查对库存
管理要素3
因药品临时用量异常增大导致库存不足
库存足
告知领用药房，做好记录
管理要素1
库管严格依据药房申请单药品数量开具药品出库单，并做到发放药品按照批号、有效期远近或先进先出原则制出库单
及时补货，通知补货
配药人员依据出库单调配药品
双人核对，核对药品名称、规格、剂型批号、有效期、批准文号、单位、请求数量、发放数量、生产厂商、供货单位
管理要素2
库管MedTrak系统出账至申请药房
药房人员MedTrak系统接账
药品出库完成
管理要素4

静脉用药药品配置

一、标准出处

（一）国家标准

《三级综合医院评审标准实施细则（2011 年版）》：

3.5.2.1 处方或用药医嘱在转抄和执行时有严格的核对程序，并由转抄和执行者签名确认；

4.15.2.8 有肠外营养液和危害药物等静脉用药的调配规定。

（二）行业标准

1.《处方管理办法（2006 年）》。

2.《静脉用药集中调配质量管理规范》。

3.《静脉用药集中调配操作规程》。

4.《基础护理学（第 6 版）》。

（三）院内制度

《静脉用药调配中心工作流程（2017 年版）》。

二、标准化管理要素及考核标准

序号	标准化项目	标准化管理要素及考核标准	负责职能部门	考核岗位	考核方式		考核频次
					现场检查	考核指标	
1	静脉用药药品配置	岗前培训制度	药学部	科室药品配置人员	现场抽查	制度流程规范知晓率 100%	月
2	静脉用药药品配置	四查十对	药学部	科室药品配置人员	现场抽查	双人核对率 100%	月
3	静脉用药药品配置	三查八对	药学部	科室药品配置人员	现场访谈	双人核对率 100%	月
4	静脉用药药品配置	查对制度	药学部	科室药品配置人员	现场访谈	查对率 100%	月

（续表）

序号	标准化项目	标准化管理要素及考核标准	负责职能部门	考核岗位	考核方式		考核频次
					现场检查	考核指标	
5	静脉用药药品配置	无菌操作规范	药学部	科室药品配置人员	现场抽查	手卫生、戴无菌手套、配置操作手法	月
6	静脉用药药品配置	清场制度	药学部	科室成品复核人员	现场抽查	清场合格率100%	月
7	静脉用药药品配置	成品输液复核制度	药学部	科室成品复核人员	现场抽查	复核率100%	月

三、标准作业流程

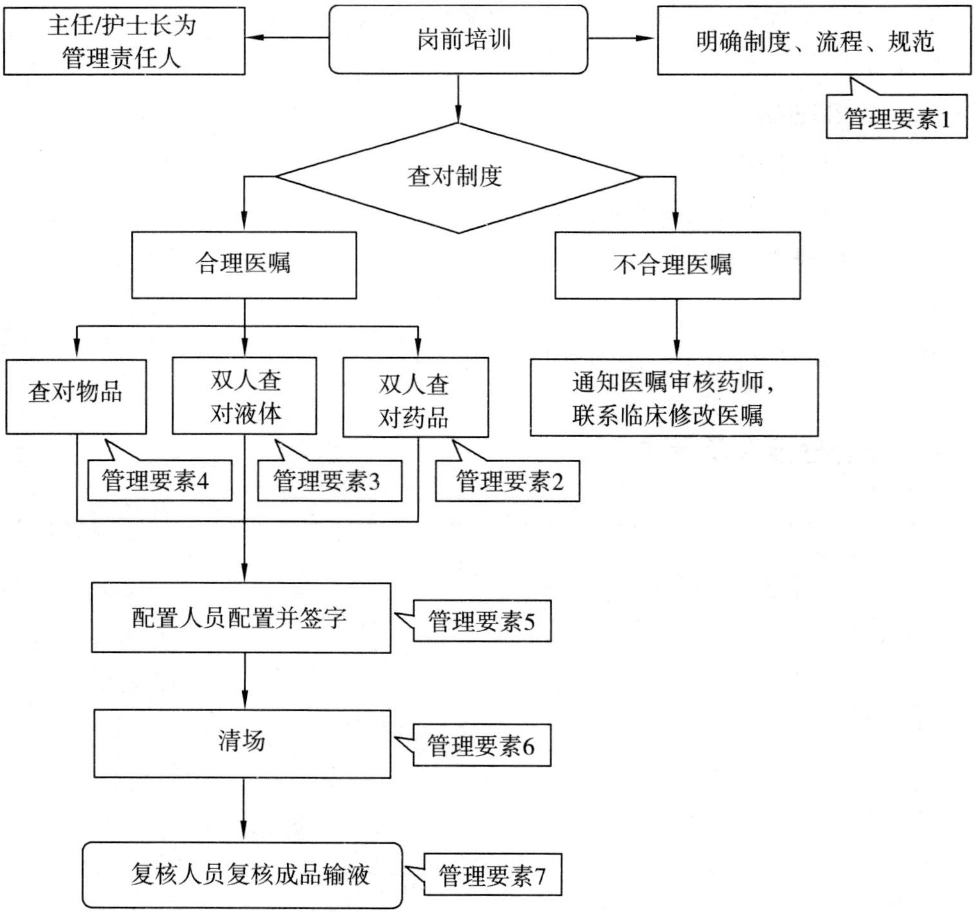

静脉用药调配医嘱审核

一、标准出处

（一）国家标准

《三级综合医院评审标准实施细则（2011 年版）》：

4.15.2.6 落实药品调剂制度，遵守药品调剂操作规程，保障药品调剂的准确性；

4.15.2.8 有肠外营养液和危害药物等静脉用药的调配规定；

4.15.3.5 药师应按照《处方管理办法》对处方进行适宜性审核、调配发药，对临床不合理用药进行有效干预。医院有可行的监督机制与措施。

（二）行业标准

1.《中华人民共和国药品管理法（2015）》。

2.《医疗机构药事管理规定》。

3.《处方管理办法（2006 年）》。

4.《医疗机构处方审核规范》。

5.《静脉用药集中调配质量管理规范》。

（三）院内制度

1.《青岛大学附属医院不合理用药处罚规定（试行）（2017 年版）》。

2.《青岛大学附属医院静配中心医嘱审核规范（2017 年版）》。

二、标准化管理要素及考核标准

序号	标准化项目	标准化管理要素及考核标准	负责职能部门	考核岗位	考核方式		考核频次
					现场考核	考核指标	
1	静脉用药调配医嘱审核	医嘱审核培训相关记录应完整、真实，考核平均分值不应低于 85 分	药学部	审方药师	现场抽查	培训记录、考核记录率 100% 考核平均分大于 85 分	月

（续表）

序号	标准化项目	标准化管理要素及考核标准	负责职能部门	考核岗位	考核方式		考核频次
					现场考核	考核指标	
2	静脉用药调配医嘱审核	所有静脉医嘱均应经过审核。审核医嘱应严格按标准操作规程进行。未按标准操作规程审核或未审核出的错误医嘱由后续工作流程发现的，应进行质控并扣除相应的质控分数。普通医嘱错误每例 1 分，高警示药物医嘱错误每例 10 分	药学部	审方药师	现场抽查	医嘱审核率 100%，医嘱审核正确率 > 95%，高警示药物医嘱审核正确率 100%，有未审核错误医嘱的相关记录	月
3	静脉用药调配医嘱审核	错误医嘱反馈应有记录。每月应对不合格医嘱进行汇总分析，有分析记录，有临床反馈。对不合格医嘱较多、出现次数较频繁的临床科室及个人，应有相关惩罚措施	药学部	审方药师处方、医嘱开具医师	现场抽查	有医嘱反馈记录，有不合格医嘱汇总分析记录，有对频繁出错的临床科室及个人的沟通记录	月

三、标准作业流程

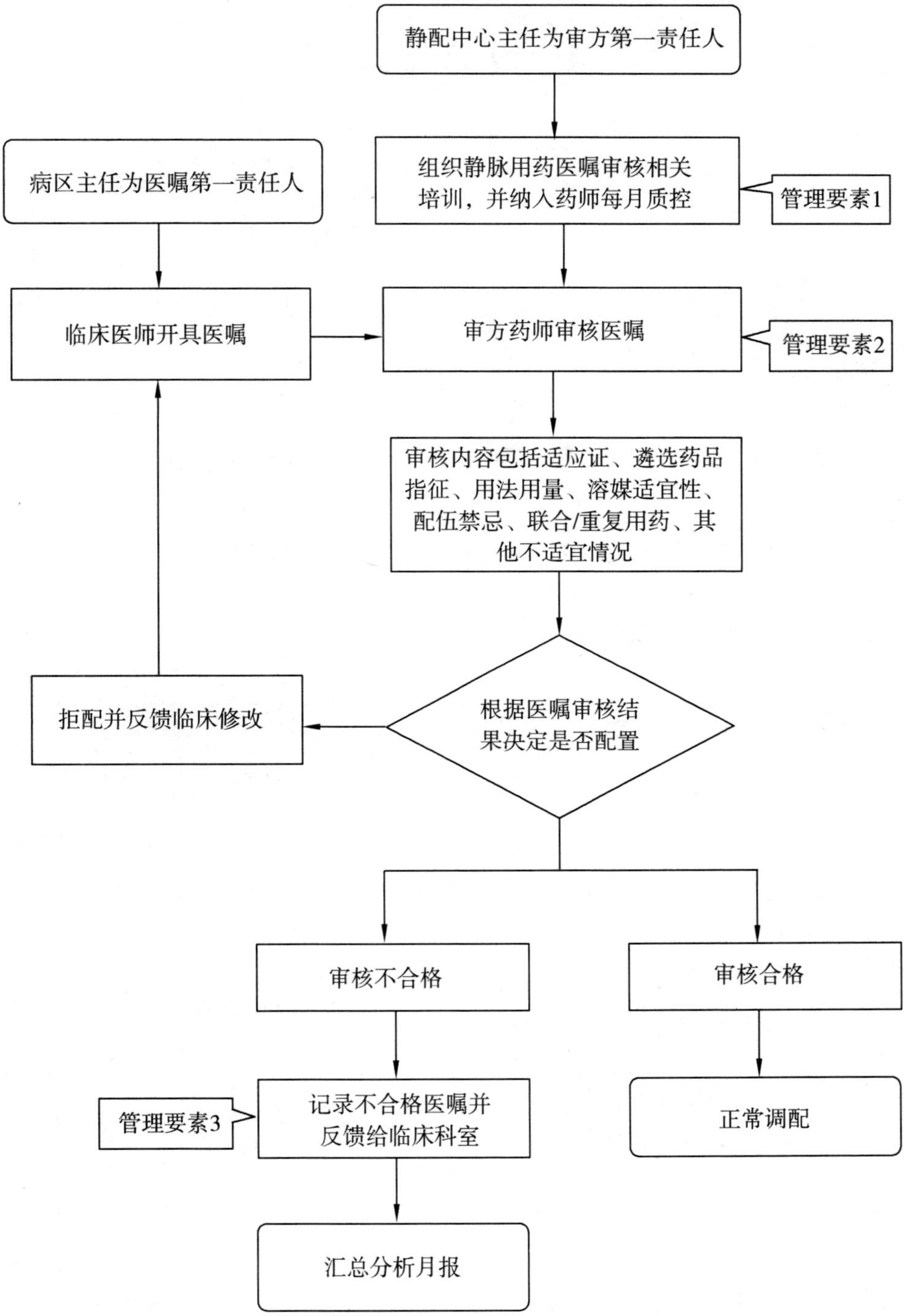
静配中心主任为审方第一责任人
组织静脉用药医嘱审核相关培训，并纳入药师每月质控
管理要素1
病区主任为医嘱第一责任人
临床医师开具医嘱
审方药师审核医嘱
管理要素2
审核内容包括适应证、遴选药品指征、用法用量、溶媒适宜性、配伍禁忌、联合/重复用药、其他不适宜情况
拒配并反馈临床修改
根据医嘱审核结果决定是否配置
审核不合格
审核合格
管理要素3
记录不合格医嘱并反馈给临床科室
正常调配
汇总分析月报

药品盘点

一、标准出处

（一）国家标准

《三级综合医院评审标准实施细则（2011 年版）》：

4. 15. 2. 3 有药品贮存制度，贮存药品的场所、设施与设备符合有关规定。

（二）院内制度

《青岛大学附属医院药品采购办规章制度汇编（2019 年版）》。

二、标准化管理要素及考核标准

序号	标准化项目	标准化管理要素及考核标准	负责职能部门	考核岗位	考核方式		考核频次
					现场检查	考核指标	
1	药品盘点	药品盘点实行库管互盘制度，签字完整	卫生物资管理部	药库药品保管责任人	现场抽查	库管盘点互盘率 100%	月
2	药品盘点	所有药品盘点需做到账物相符	卫生物资管理部	药库药品保管责任人	现场抽查	药品账物相符率 100%	月
3	药品盘点	所有药品盘点实际批号与 HIS 批号需相符	卫生物资管理部	药库药品保管责任人	现场抽查	药品批号相符率 100%	月
4	药品盘点	盘点表保存备查，各项记录完整	卫生物资管理部	药库药品保管责任人	现场抽查	盘点表登记完整率 100%	月

三、标准作业流程

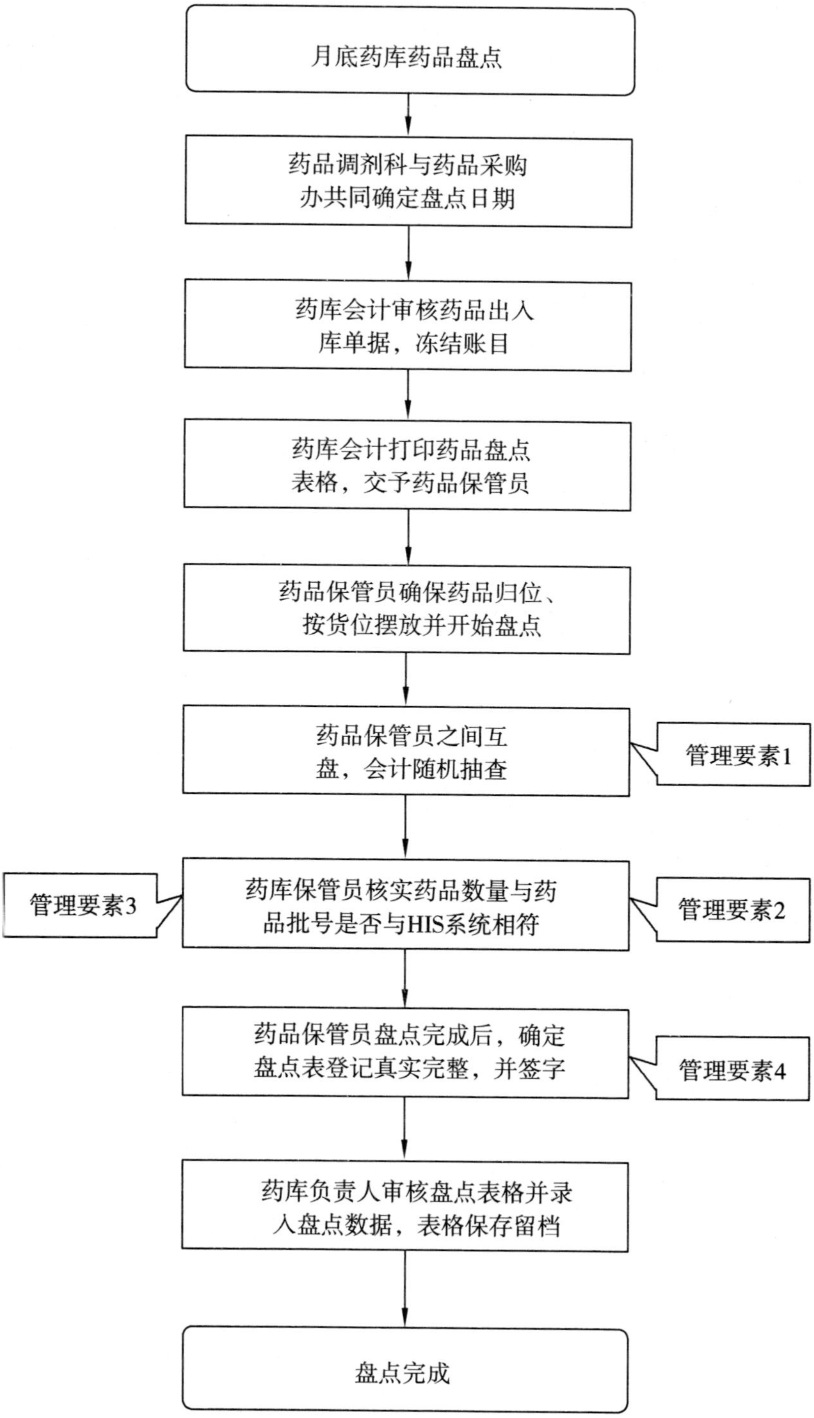
月底药库药品盘点
药品调剂科与药品采购办共同确定盘点日期
药库会计审核药品出入库单据，冻结账目
药库会计打印药品盘点表格，交予药品保管员
药品保管员确保药品归位、按货位摆放并开始盘点
药品保管员之间互盘，会计随机抽查
管理要素1
管理要素3
药库保管员核实药品数量与药品批号是否与HIS系统相符
管理要素2
药品保管员盘点完成后，确定盘点表登记真实完整，并签字
管理要素4
药库负责人审核盘点表格并录入盘点数据，表格保存留档
盘点完成

第四章

医技岗位标准化项目

心脏超声申请预约

一、标准出处

（一）国家标准

《三级综合医院评审标准实施细则（2011年版）》：

3.1.2.1 在诊疗活动中，严格执行“查对制度”，至少同时使用姓名、年龄两项等项目核对患者身份，确保对正确的患者实施正确的操作。

（二）院内制度

《青岛大学附属医院查对制度（2017年版）》。

二、标准化管理要素及考核标准

序号	标准化项目	标准化管理要素及考核标准	负责职能部门	考核岗位	考核方式		考核频次
					现场检查	考核指标	
1	心脏超声申请预约	预约患者身份识别	门急诊部	心脏超声科服务台工作人员	现场抽查	工作人员进行预约时有无进行患者身份识别	月
2	心脏超声申请预约	就诊秩序	门急诊部	心脏超声科医师	现场抽查	是否按照顺序叫号，有无插队现象	月
3	心脏超声申请预约	更改预约时间	门急诊部	心脏超声科服务台工作人员	现场抽查	更改预约时间是否合理	月

三、标准作业流程

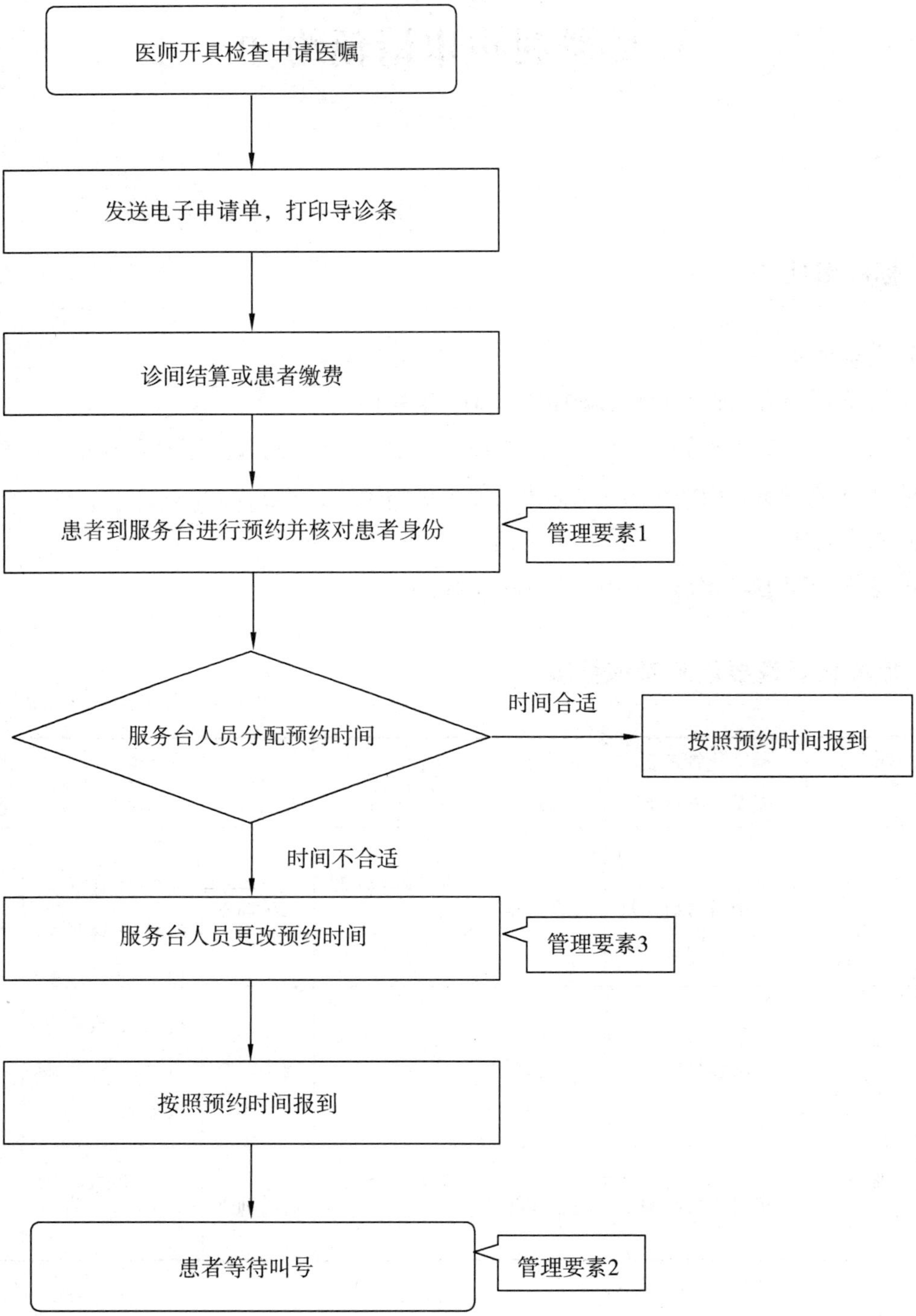
医师开具检查申请医嘱
发送电子申请单，打印导诊条
诊间结算或患者缴费
患者到服务台进行预约并核对患者身份
管理要素1
服务台人员分配预约时间
时间合适
按照预约时间报到
时间不合适
服务台人员更改预约时间
管理要素3
按照预约时间报到
患者等待叫号
管理要素2

心脏超声检查核对、检查报告

一、标准出处

（一）国家标准

《三级综合医院评审标准实施细则（2011 年版）》：

2.8.4.1 有保护患者的隐私设施和管理措施；

3.1.2.1 在诊疗活动中，严格执行“查对制度”，至少同时使用姓名、年龄两项等项目核对患者身份，确保对正确的患者实施正确的操作；

4.18.3.1 医学影像诊断报告及时、规范，有审核制度与流程。

（二）院内制度

1.《青岛大学附属医院门诊患者隐私保护制度（2017 年版）》。

2.《青岛大学附属医院查对制度（2017 年版）》。

二、标准化管理要素及考核标准

序号	标准化项目	标准化管理要素及考核标准	负责职能部门	考核岗位	考核方式		考核频次
					现场检查	考核指标	
1	心脏超声检查核对、检查报告	患者身份识别	门急诊部	心脏超声医师	现场抽查	医师进行检查时有无进行患者身份识别	月
2	心脏超声检查核对、检查报告	患者检查适用性	门急诊部	心脏超声医师	现场抽查	医师是否告知患者检查注意事项及检查适应证	月
3	心脏超声检查核对、检查报告	患者隐私保护	门急诊部	心脏超声医师	现场抽查	患者隐私保护是否到位	月
4	心脏超声检查核对、检查报告	影像报告审核及签名	门急诊部	心脏超声医师	现场抽查	医师审核执行情况	月
5	心脏超声检查核对、检查报告	影像报告质量评价管理	门急诊部	心脏超声医师	现场抽查	影像报告质量控制报告	月

三、标准作业流程

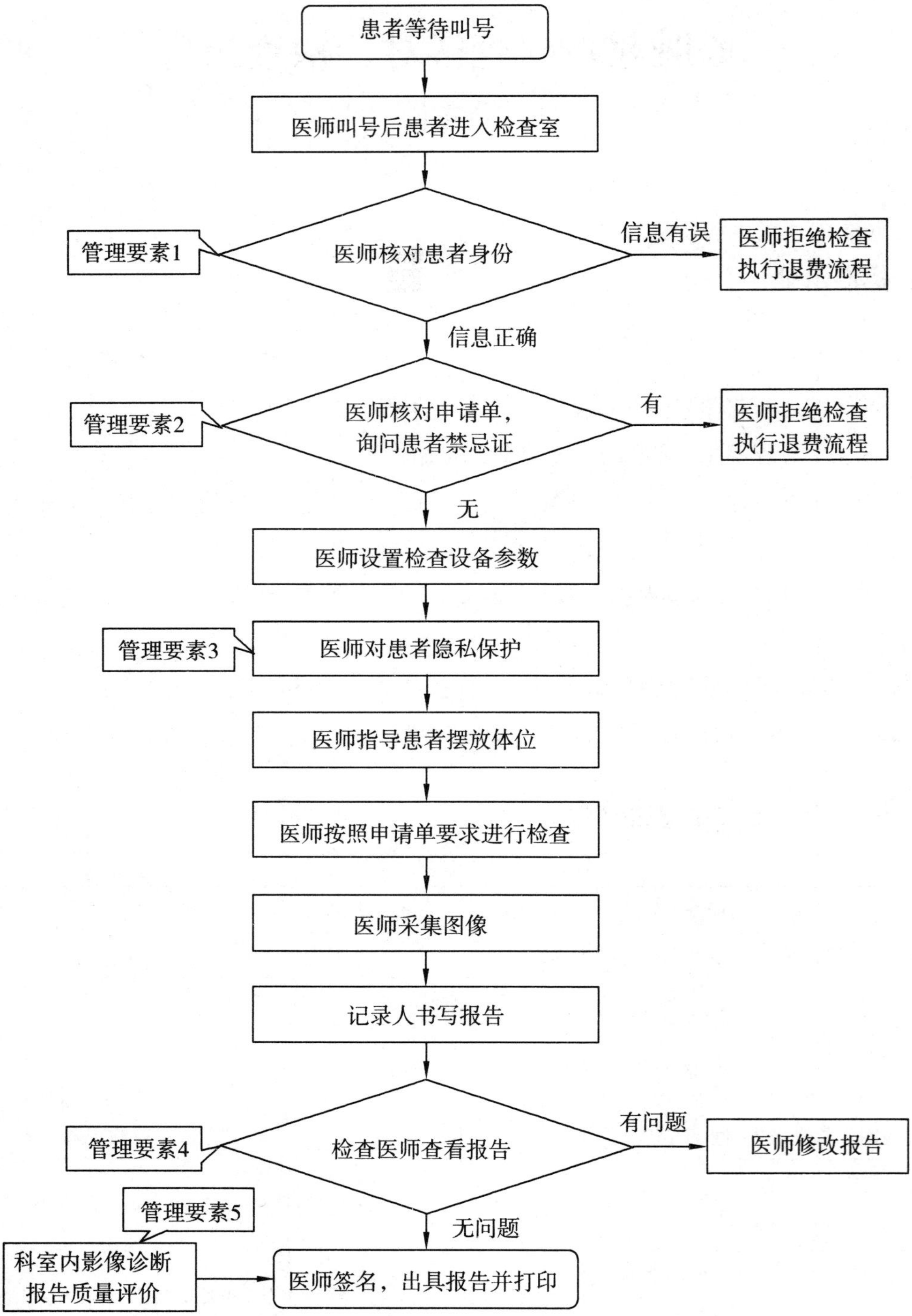
患者等待叫号
医师叫号后患者进入检查室
管理要素1
医师核对患者身份
信息有误
医师拒绝检查
执行退费流程
信息正确
管理要素2
医师核对申请单，
询问患者禁忌证
有
医师拒绝检查
执行退费流程
无
医师设置检查设备参数
管理要素3
医师对患者隐私保护
医师指导患者摆放体位
医师按照申请单要求进行检查
医师采集图像
记录人书写报告
管理要素4
检查医师查看报告
有问题
医师修改报告
管理要素5
科室内影像诊断
报告质量评价
无问题
医师签名，出具报告并打印

DR申请预约

一、标准出处

（一）国家标准

《三级综合医院评审标准实施细则（2011 年版）》：

3.1.2.1 在诊疗活动中，严格执行“查对制度”，至少同时使用姓名、年龄两项等项目核对患者身份，确保对正确的患者实施正确的操作。

（二）院内制度

《青岛大学附属医院查对制度（2017 年版）》。

二、标准化管理要素及考核标准

序号	标准化项目	标准化管理要素及考核标准	负责职能部门	考核岗位	考核方式		考核频次
					现场检查	考核指标	
1	DR 申请预约	预约患者身份识别	门急诊部	DR 服务台工作人员	现场抽查	工作人员进行预约时有无进行患者身份识别	月
2	DR 申请预约	就诊秩序	门急诊部	DR 技师	现场抽查	是否按照顺序叫号，有无插队现象	月
3	DR 申请预约	更改预约时间	门急诊部	DR 服务台工作人员	现场抽查	更改预约时间是否合理	月

三、标准作业流程

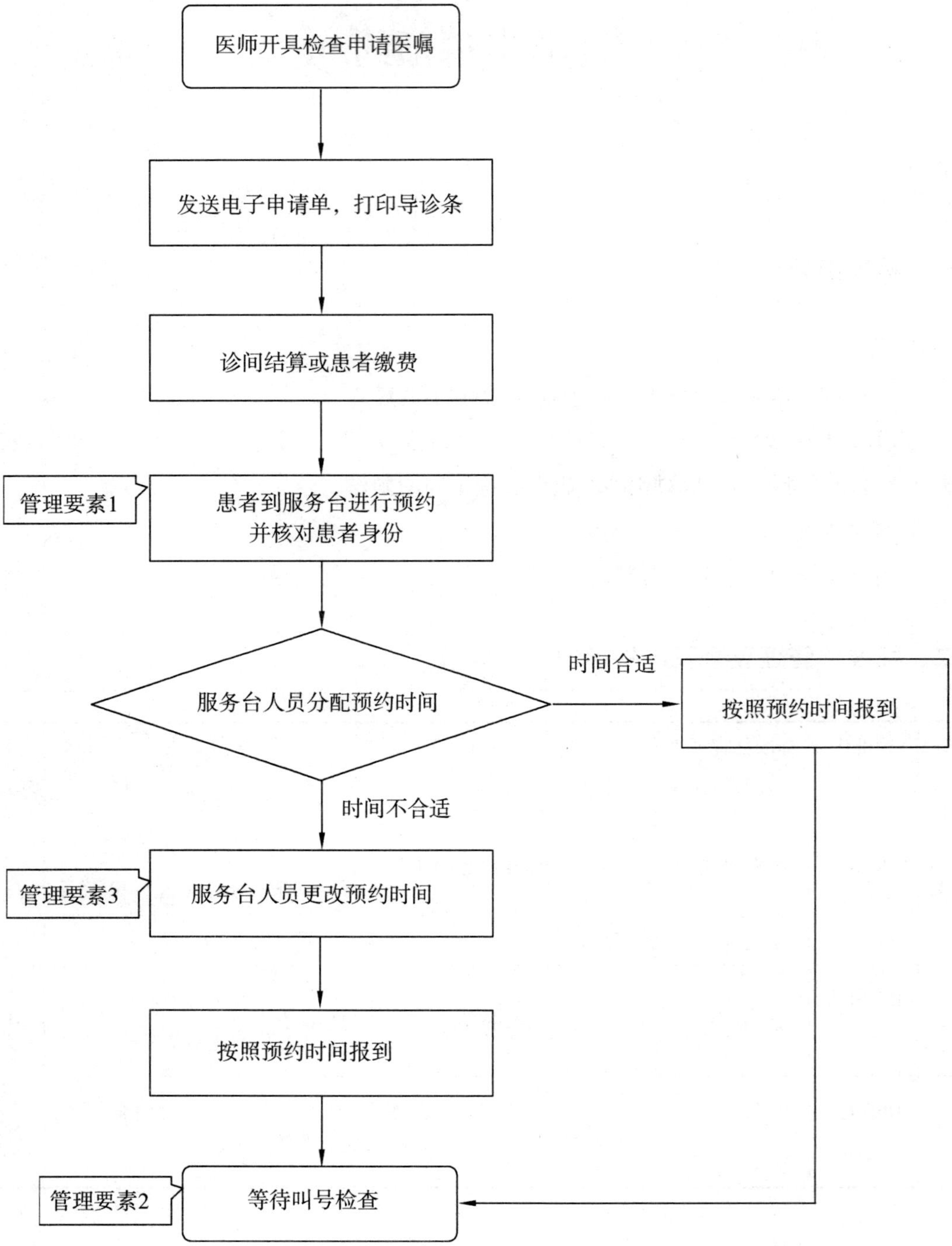
医师开具检查申请医嘱
发送电子申请单，打印导诊条
诊间结算或患者缴费
管理要素1
患者到服务台进行预约
并核对患者身份
服务台人员分配预约时间
时间合适
按照预约时间报到
时间不合适
管理要素3
服务台人员更改预约时间
按照预约时间报到
管理要素2
等待叫号检查

DR检查核对、检查报告

一、标准出处

（一）国家标准

《三级综合医院评审标准实施细则（2011 年版）》：

3.1.2.1 在诊疗活动中，严格执行“查对制度”，至少同时使用姓名、年龄两项等项目核对患者身份，确保对正确的患者实施正确的操作；

4.18.4.2 有受检者和工作人员防护措施；

4.18.3.1 医学影像诊断报告及时、规范，有审核制度与流程；

4.18.2.3 采用多种形式，开展图像质量评价活动。

（二）院内制度

1. 《青岛大学附属医院门诊患者隐私保护制度（2017 年版）》。

2. 《青岛大学附属医院查对制度（2017 年版）》。

二、标准化管理要素及考核标准

序号	标准化项目	标准化管理要素及考核标准	负责职能部门	考核岗位	考核方式		考核频次
					现场检查	考核指标	
1	DR 检查核对、检查报告	患者身份识别	门急诊部	放射科检查技师	现场抽查	技师进行检查时有无进行患者身份识别	月
2	DR 检查核对、检查报告	患者检查适用性	门急诊部	放射科检查技师	现场抽查	是否告知患者检查注意事项及检查适应证	月
3	DR 检查核对、检查报告	患者放射防护	门急诊部	放射科检查技师	现场抽查	患者放射防护是否到位	月
4	DR 检查核对、检查报告	患者隐私保护	门急诊部	放射科检查技师	现场抽查	患者隐私保护是否到位	月
5	DR 检查核对、检查报告	影像图像质量管理	门急诊部	放射科检查技师	现场抽查	影像图像质量管理报告	月

（续表）

序号	标准化项目	标准化管理要素及考核标准	负责职能部门	考核岗位	考核方式		考核频次
					现场检查	考核指标	
6	DR 检查核对、检查报告	影像报告双签名	门急诊部	放射科医师	现场抽查	医师双签名执行情况	月
7	DR 检查核对、检查报告	影像报告质量评价管理	门急诊部	放射科医师	现场抽查	影像报告质量控制报告	月

三、标准作业流程

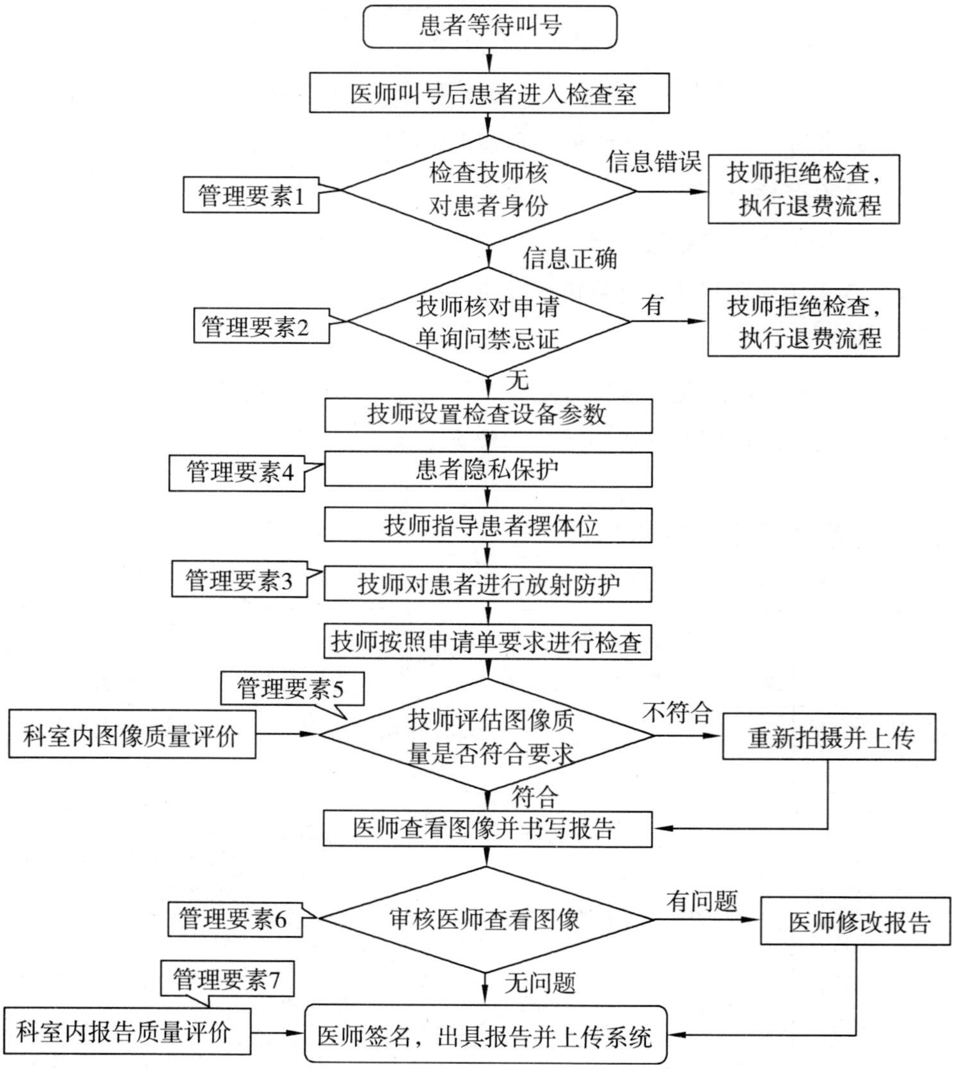

门诊心电图检查

一、标准出处

（一）国家标准

《三级综合医院评审标准实施细则（2011 年版）》：

3. 1. 2. 1 在诊疗活动中，严格执行“查对制度”，至少同时使用姓名、年龄两项等项目核对患者身份，确保对正确的患者实施正确的操作；

4. 18. 4. 2 有受检者和工作人员防护措施；

4. 18. 3. 1 医学影像诊断报告及时、规范，有审核制度与流程；

4. 18. 2. 3 采用多种形式，开展图像质量评价活动。

（二）院内制度

1. 《青岛大学附属医院门诊患者隐私保护制度（2017 年版）》。

2. 《青岛大学附属医院查对制度（2017 年版）》。

二、标准化管理要素及考核标准

序号	标准化项目	标准化管理要素及考核标准	负责职能部门	考核岗位	考核方式		考核频次
					现场检查	· 考核指标	
1	门诊心电图检查	患者身份识别	门急诊部	心电图室检查医师	现场抽查	医师进行检查时有无进行患者身份识别率 100%	月
2	门诊心电图检查	患者隐私保护	门急诊部	心电图室检查医师	现场抽查	患者隐私保护到位	月
3	门诊心电图检查	心电图图像质量管理	门急诊部	心电图室检查医师	现场抽查	图像质量合格率 100%	月
4	门诊心电图检查	心电图报告质量评价管理	门急诊部	心电图诊断医师	现场抽查	心电图报告质量控制报告	月

（续表）

序号	标准化项目	标准化管理要素及考核标准	负责职能部门	考核岗位	考核方式		考核频次
					现场检查	考核指标	
5	门诊心电图检查	医院感染管理	门急诊部	心电图室检查医师	现场抽查	医院感染控制执行情况	月
6	门诊心电图检查	住院患者执行线上传输情况	门急诊部	住院医师	现场抽查	住院患者执行线上传输情况	月

三、标准作业流程

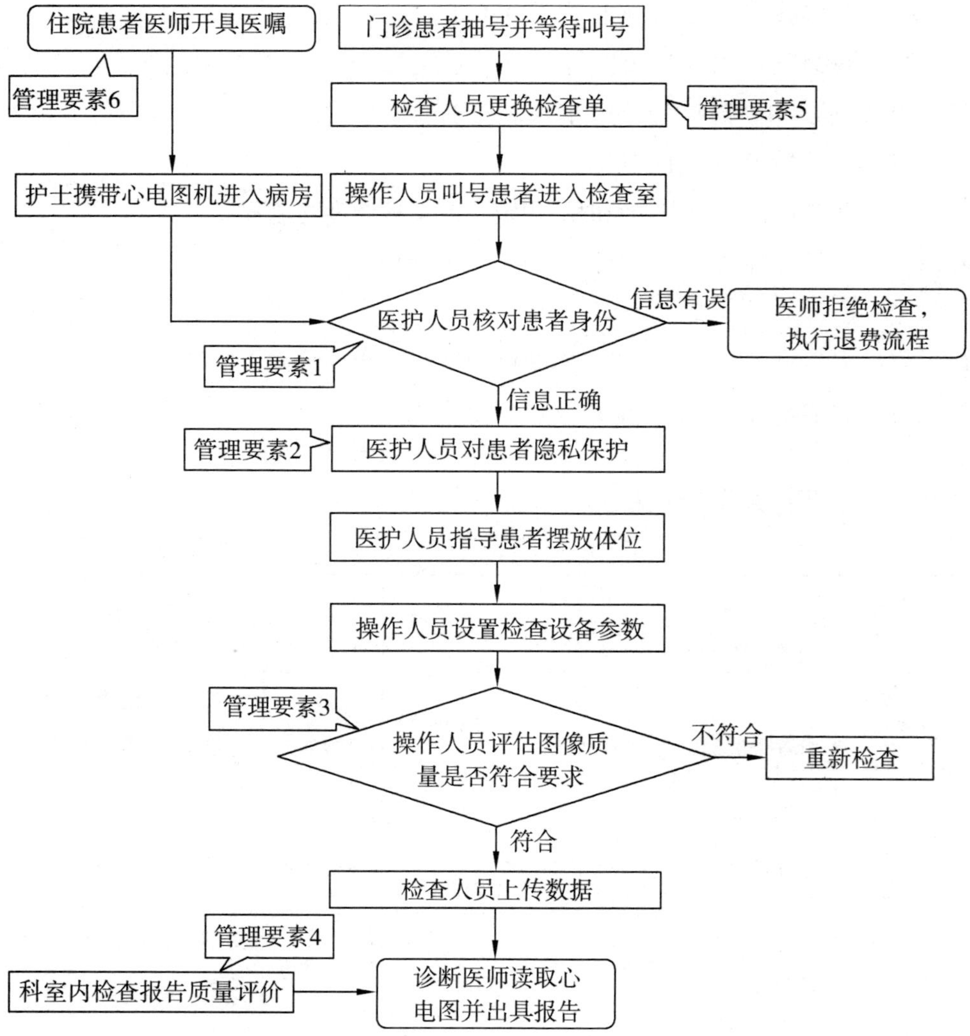

腹部超声申请预约

一、标准出处

(一) 国家标准

《三级综合医院评审标准实施细则（2011 年版）》：

3. 1. 2. 1 在诊疗活动中，严格执行“查对制度”，至少同时使用姓名、年龄两项等项目核对患者身份，确保对正确的患者实施正确的操作。

(二) 院内制度

《青岛大学附属医院查对制度（2017 年版）》。

二、标准化管理要素及考核标准

序号	标准化项目	标准化管理要素及考核标准	负责职能部门	考核岗位	考核方式		考核频次
					现场检查	考核指标	
1	腹部超声申请预约	更改预约时间	门急诊部	腹部超声科服务台工作人员	现场抽查	更改预约时间是否合理	月
2	腹部超声申请预约	就诊秩序	门急诊部	腹部超声科医师	现场抽查	按照顺序叫号，无插队现象	月

三、标准作业流程

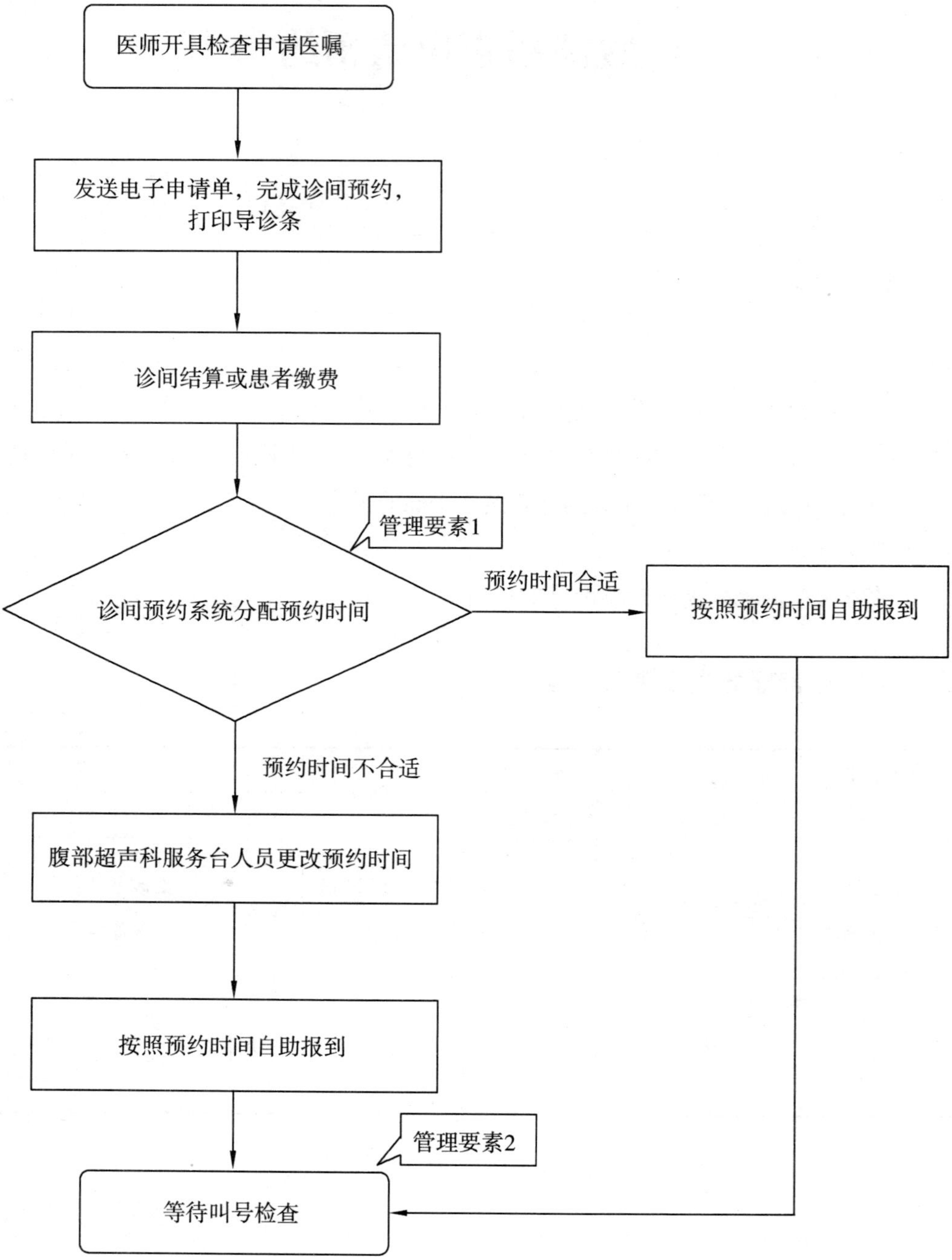
医师开具检查申请医嘱
发送电子申请单，完成诊间预约，打印导诊条
诊间结算或患者缴费
管理要素1
诊间预约系统分配预约时间
预约时间合适
按照预约时间自助报到
预约时间不合适
腹部超声科服务台人员更改预约时间
按照预约时间自助报到
管理要素2
等待叫号检查

腹部超声检查核对、检查报告

一、标准出处

（一）国家标准

《三级综合医院评审标准实施细则（2011 年版）》：

2.8.4.1 有保护患者的隐私设施和管理措施；

3.1.2.1 在诊疗活动中，严格执行“查对制度”，至少同时使用姓名、年龄两项等项目核对患者身份，确保对正确的患者实施正确的操作；

4.18.3.1 医学影像诊断报告及时、规范，有审核制度与流程。

（二）院内制度

1.《青岛大学附属医院门诊患者隐私保护制度（2017 年版）》。

2.《青岛大学附属医院查对制度（2017 年版）》。

二、标准化管理要素及考核标准

序号	标准化项目	标准化管理要素及考核标准	负责职能部门	考核岗位	考核方式		考核频次
					现场检查	考核指标	
1	腹部超声检查核对、检查报告	患者身份识别	门急诊部	腹部超声医师	现场抽查	医师进行检查时有无进行患者身份识别	月
2	腹部超声检查核对、检查报告	患者检查适用性	门急诊部	腹部超声医师	现场抽查	医师是否告知患者检查注意事项及检查适应证	月
3	腹部超声检查核对、检查报告	患者隐私保护	门急诊部	腹部超声医师	现场抽查	患者隐私保护是否到位	月
4	腹部超声检查核对、检查报告	影像报告审核及签名	门急诊部	腹部超声医师	现场抽查	医师审核执行情况	月
5	腹部超声检查核对、检查报告	影像报告质量评价管理	门急诊部	腹部超声医师	现场抽查	影像报告质量控制报告	月

三、标准作业流程

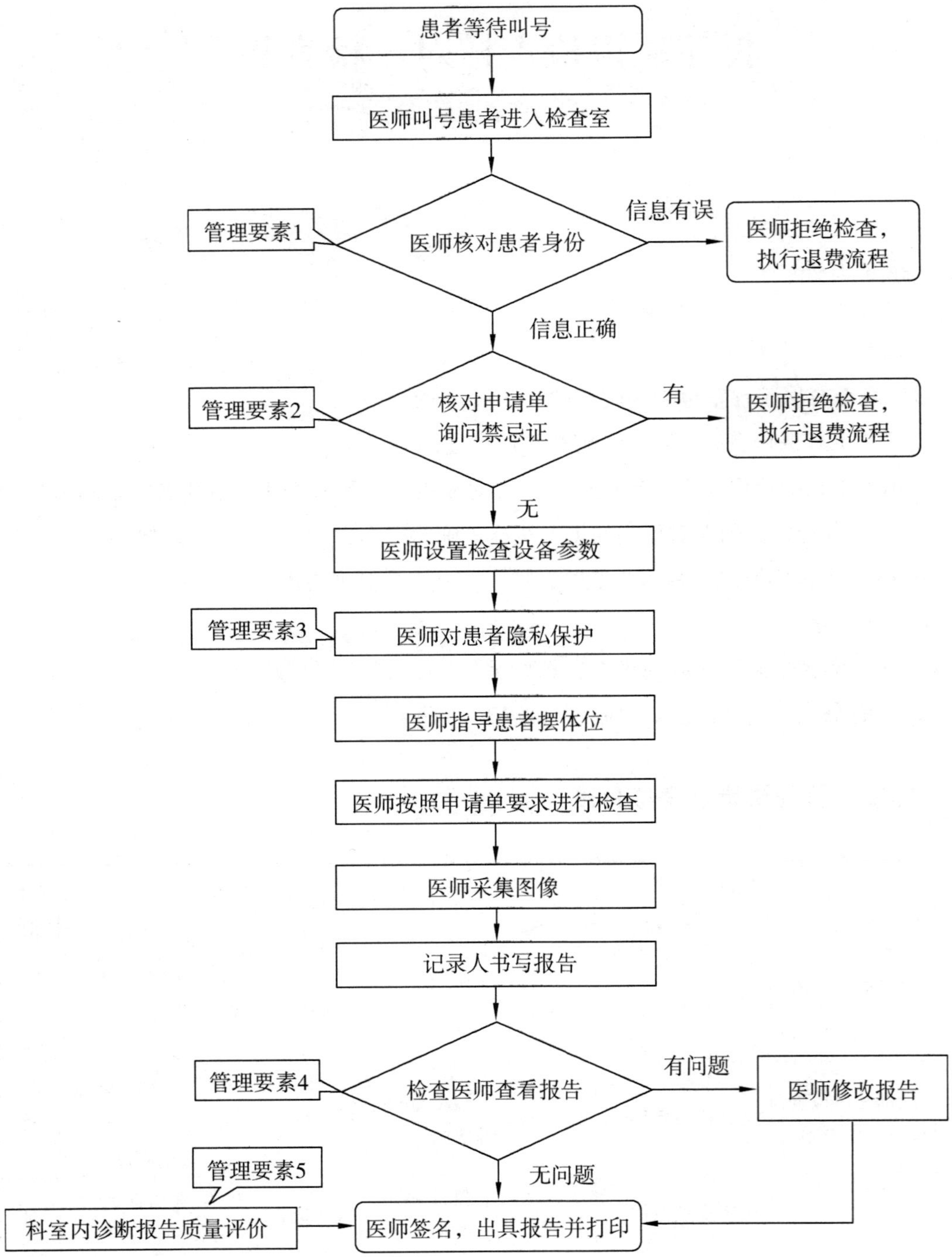
患者等待叫号
医师叫号患者进入检查室
管理要素1
医师核对患者身份
信息有误
医师拒绝检查，执行退费流程
信息正确
管理要素2
核对申请单询问禁忌证
有
医师拒绝检查，执行退费流程
无
医师设置检查设备参数
管理要素3
医师对患者隐私保护
医师指导患者摆体位
医师按照申请单要求进行检查
医师采集图像
记录人书写报告
管理要素4
检查医师查看报告
有问题
医师修改报告
无问题
管理要素5
科室内诊断报告质量评价
医师签名，出具报告并打印

CT申请预约

一、标准出处

（一）国家标准

《三级综合医院评审标准实施细则（2011 年版）》：

3.1.2.1 在诊疗活动中，严格执行“查对制度”，至少同时使用姓名、年龄两项等项目核对患者身份，确保对正确的患者实施正确的操作。

（二）院内制度

《青岛大学附属医院查对制度（2017 年版）》。

二、标准化管理要素及考核标准

序号	标准化项目	标准化管理要素及考核标准	负责职能部门	考核岗位	考核方式		考核频次
					现场检查	考核指标	
1	CT 申请预约	更改预约时间	门急诊部	放射科服务台工作人员	现场抽查	更改预约时间是否合理	月
2	CT 申请预约	就诊秩序	门急诊部	放射科技师	现场抽查	按照顺序叫号，无插队现象	月

三、标准作业流程

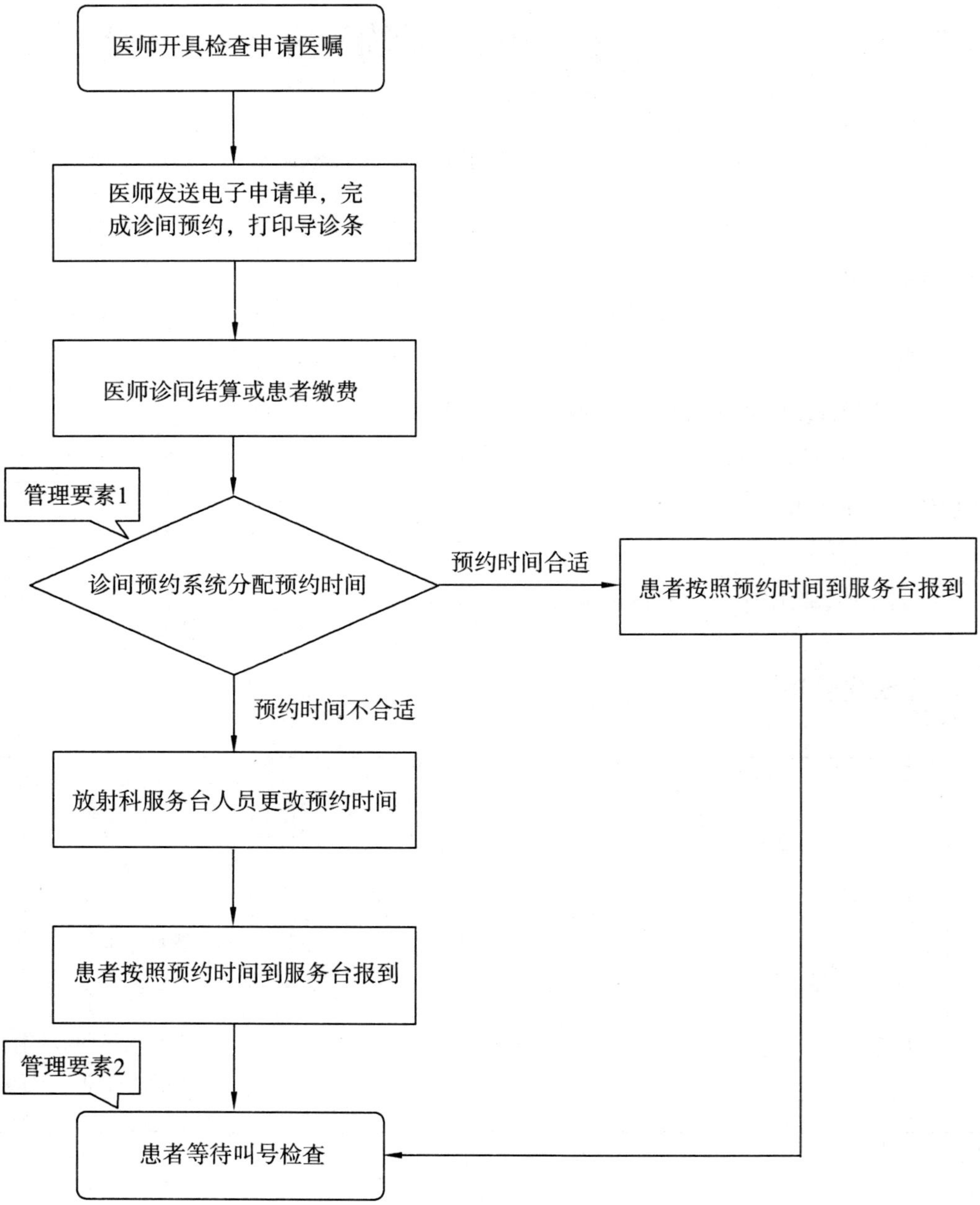
医师开具检查申请医嘱
医师发送电子申请单，完成诊间预约，打印导诊条
医师诊间结算或患者缴费
管理要素1
诊间预约系统分配预约时间
预约时间合适
患者按照预约时间到服务台报到
预约时间不合适
放射科服务台人员更改预约时间
患者按照预约时间到服务台报到
管理要素2
患者等待叫号检查

CT检查核对、检查报告

一、标准出处

（一）国家标准

《三级综合医院评审标准实施细则（2011年版）》：

3.1.2.1 在诊疗活动中，严格执行“查对制度”，至少同时使用姓名、年龄两项等项目核对患者身份，确保对正确的患者实施正确的操作；

4.18.4.2 有受检者和工作人员防护措施；

4.18.3.1 医学影像诊断报告及时、规范，有审核制度与流程；

4.18.2.3 采用多种形式，开展图像质量评价活动。

（二）院内制度

1.《青岛大学附属医院门诊患者隐私保护制度（2017年版）》。

2.《青岛大学附属医院查对制度（2017年版）》。

二、标准化管理要素及考核标准

序号	标准化项目	标准化管理要素及考核标准	负责职能部门	考核岗位	考核方式		考核频次
					现场检查	考核指标	
1	CT检查核对、检查报告	患者身份识别	门急诊部	放射科检查技师	现场抽查	技师进行检查时有无进行患者身份识别	月
2	CT检查核对、检查报告	患者检查适用性	门急诊部	放射科检查技师	现场抽查	是否告知患者检查注意事项及检查适应证	月
3	CT检查核对、检查报告	患者放射防护	门急诊部	放射科检查技师	现场抽查	患者放射防护是否到位	月
4	CT检查核对、检查报告	患者隐私保护	门急诊部	放射科检查技师	现场抽查	患者隐私保护是否到位	月
5	CT检查核对、检查报告	影像图像质量管理	门急诊部	放射科检查技师	现场抽查	影像图像质量管理报告	月

（续表）

序号	标准化项目	标准化管理要素及考核标准	负责职能部门	考核岗位	考核方式		考核频次
					现场检查	考核指标	
6	CT检查核对、检查报告	影像报告双签名	门急诊部	放射科医师	现场抽查	医师双签名执行情况	月
7	CT检查核对、检查报告	影像报告质量评价管理	门急诊部	放射科医师	现场抽查	影像报告质量控制报告	月

三、标准作业流程

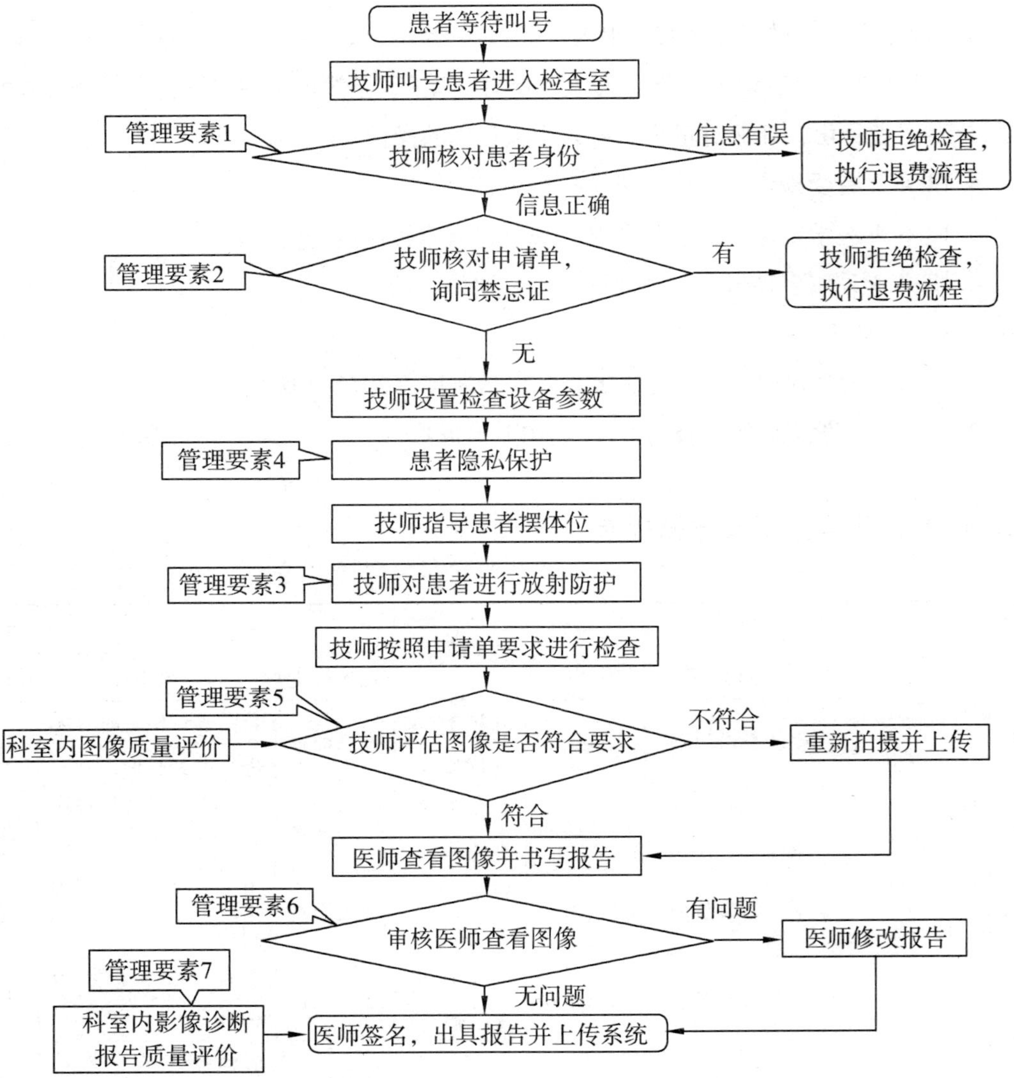

检验科危急值报告

一、标准出处

（一）国家标准

《三级综合医院评审标准实施细则（2011 年版）》：

4. 16. 1. 2 实施危急值报告制度。

（二）院内制度

《青岛大学附属医院“危急值”报告和处理制度（2017 年版）》。

二、标准化管理要素及考核标准

序号	标准化项目	标准化管理要素及考核标准	负责职能部门	考核岗位	考核方式		考核频次
					现场考核	考核指标	
1	检验科危急值报告	仪器使用规范性	门急诊部	检验科技师	随机抽查	仪器使用记录	月
2	检验科危急值报告	操作过程规范性	门急诊部	检验科技师	随机抽查	室内质控记录	月
3	检验科危急值报告	危急值报告及时性	门急诊部	检验科技师	现场查看	危急值及时、规范报告	月

三、标准作业流程

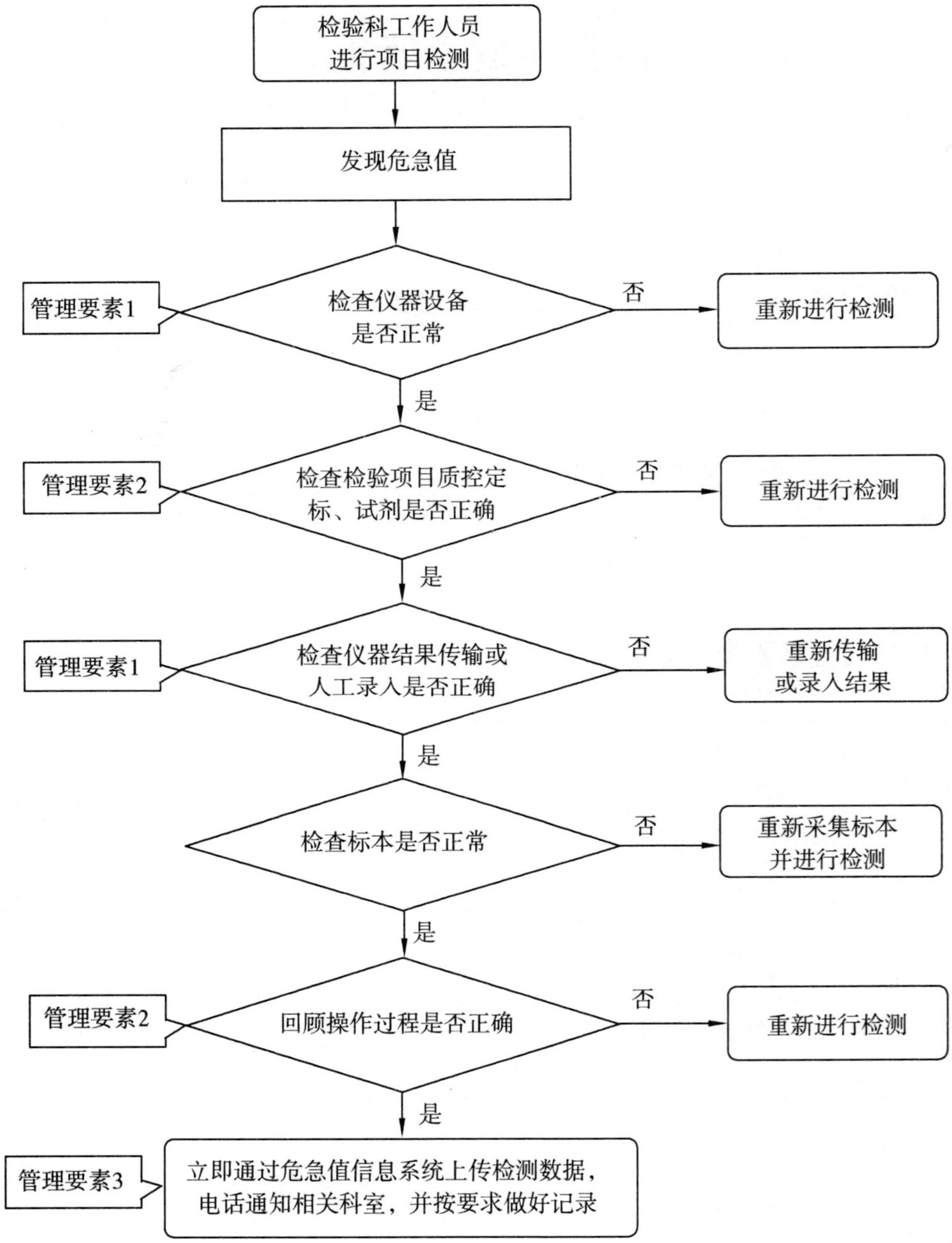
检验科工作人员
进行项目检测
发现危急值
管理要素1
检查仪器设备
是否正常
否
重新进行检测
是
管理要素2
检查检验项目质控定
标、试剂是否正确
否
重新进行检测
是
管理要素1
检查仪器结果传输或
人工录入是否正确
否
重新传输
或录入结果
是
检查标本是否正常
否
重新采集标本
并进行检测
是
管理要素2
回顾操作过程是否正确
否
重新进行检测
是
管理要素3
立即通过危急值信息系统上传检测数据，
电话通知相关科室，并按要求做好记录

门诊标本接收与检测

一、标准出处

《三级综合医院评审标准实施细则（2011 年版）》：

3. 1. 2. 1 在诊疗活动中，严格执行“查对制度”，至少同时使用姓名、年龄两项等项目核对患者身份，确保对正确的患者实施正确的操作；

4. 16. 7. 2 有完整的标本采集运输指南、交接规范、检验回报时间控制等相关制度。

二、标准化管理要素及考核标准

序号	标准化项目	标准化管理要素及考核标准	负责职能部门	考核岗位	考核方式		考核频次
					现场考核	考核指标	
1	门诊标本接收与检测	规范采集标本	门急诊部	标本采集人员	现场查看	标本采集规范达标率 100%	月
2	门诊标本接收与检测	规范交接与运输标本	门急诊部	物流人员	随机抽查	交接运送记录完整	月
3	门诊标本接收与检测	规范接收标本	门急诊部	检验科标本接收人员	随机抽查	标本接收记录完整	月
4	门诊标本接收与检测	规范处理、检测标本	门急诊部	检验科技师	现场查看	标本处理与检测规范及时	月
5	门诊标本接收与检测	检验报告双签字	门急诊部	检验科技师	现场查看	报告双签字完整	月

三、标准作业流程

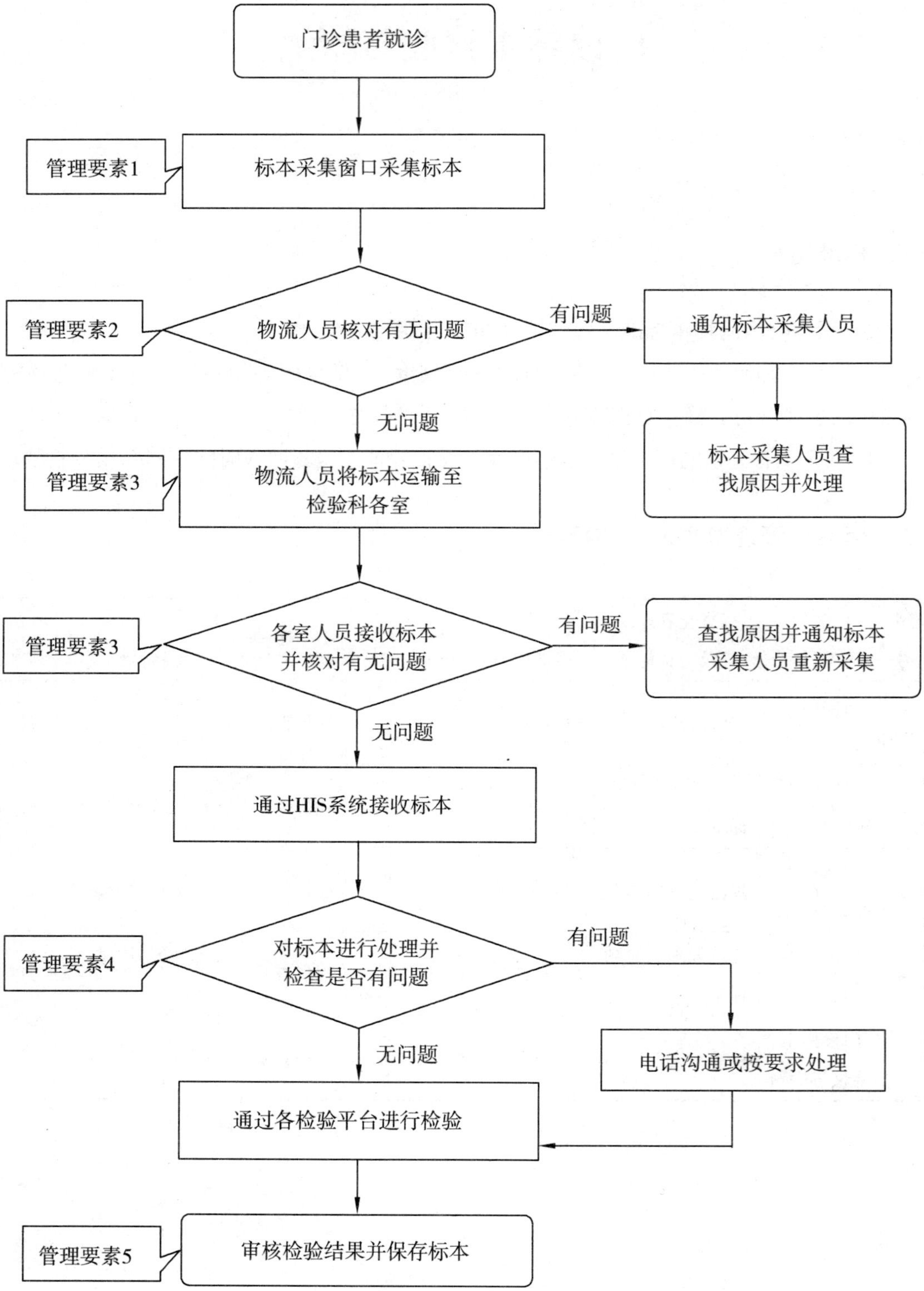
门诊患者就诊
管理要素1
标本采集窗口采集标本
管理要素2
物流人员核对有无问题
有问题
通知标本采集人员
标本采集人员查找原因并处理
无问题
管理要素3
物流人员将标本运输至检验科各室
管理要素3
各室人员接收标本并核对有无问题
有问题
查找原因并通知标本采集人员重新采集
无问题
通过HIS系统接收标本
管理要素4
对标本进行处理并检查是否有问题
有问题
电话沟通或按要求处理
无问题
通过各检验平台进行检验
管理要素5
审核检验结果并保存标本

门诊检验报告

一、标准出处

《三级综合医院评审标准实施细则（2011 年版）》：

4. 16. 4. 1 保证每一项检验结果的准确性；

4. 16. 4. 2 严格执行检验报告双签字制度；

4. 16. 4. 3 检验结果的报告时间能够满足临床诊疗的需求；

4. 16. 7. 2 有完整的标本采集运输指南、交接规范、检验回报时间控制等相关制度。

二、标准化管理要素及考核标准

序号	标准化项目	标准化管理要素及考核标准	负责职能部门	考核岗位	考核方式		考核频次
					现场考核	考核指标	
1	门诊检验报告	正确操作仪器设备	门急诊部	检验科技师	随机抽查	仪器操作记录是否完整	月
2	门诊检验报告	室内质控是否规范	门急诊部	检验科技师	随机抽查	质控记录是否完整	月
3	门诊检验报告	规范检测标本	门急诊部	检验科技师	现场查看	操作是否规范	月
4	门诊检验报告	检验报告双签字	门急诊部	检验科技师	现场查看	报告是否双签字	月
5	门诊检验报告	检验结果的报告时间	门急诊部	检验科技师	随机抽查	1. 临检常规项目≤30 分钟出报告 2. 生化、免疫常规项目≤1 个工作日出报告 3. 微生物常规项目≤4 个工作日 4. 时限符合率≥90%	月

三、标准作业流程

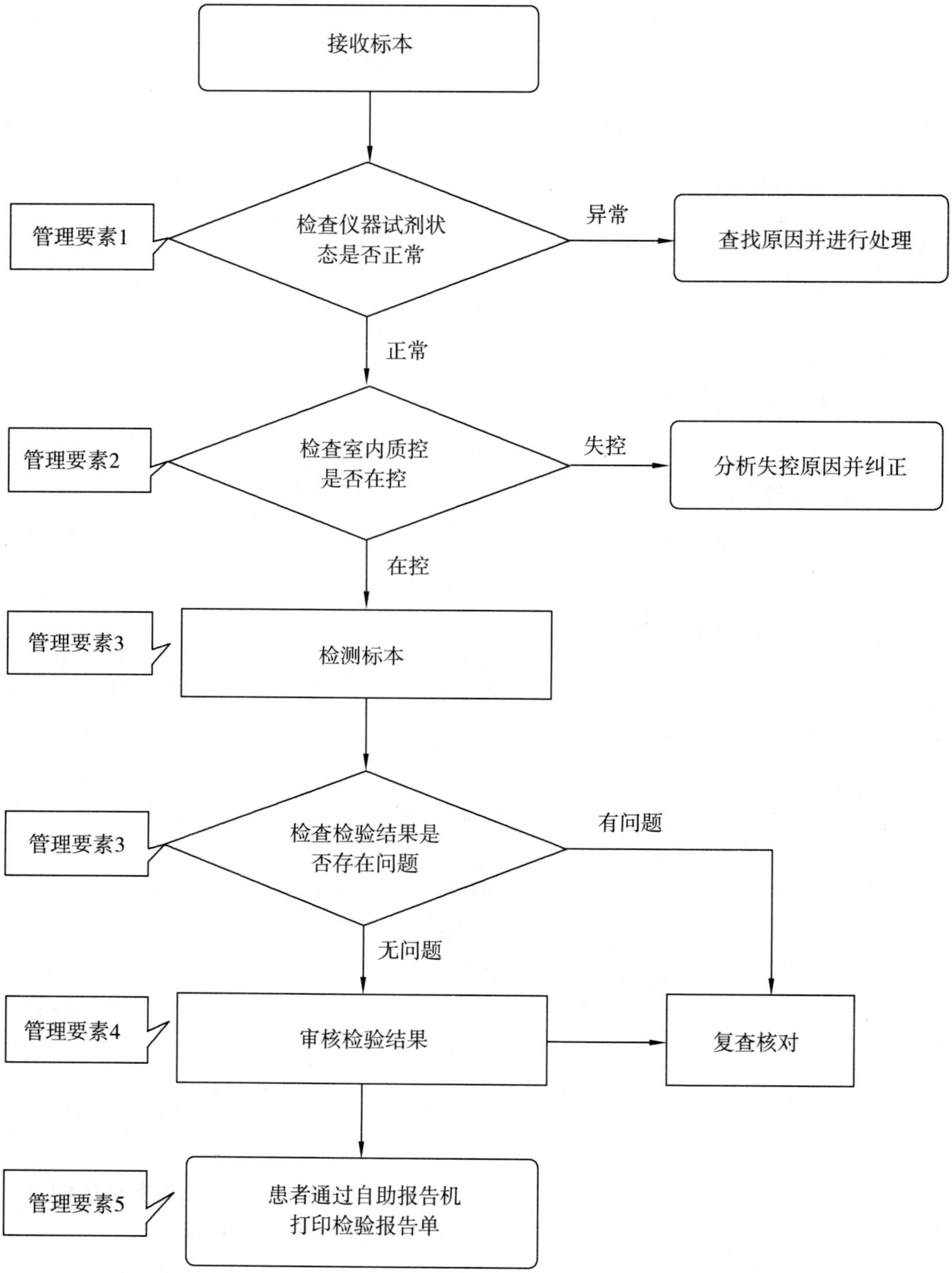
接收标本
管理要素1
检查仪器试剂状态是否正常
异常
查找原因并进行处理
正常
管理要素2
检查室内质控是否在控
失控
分析失控原因并纠正
在控
管理要素3
检测标本
管理要素3
检查检验结果是否存在问题
有问题
无问题
管理要素4
审核检验结果
复查核对
管理要素5
患者通过自助报告机打印检验报告单

检验科室间质检同质化

一、标准出处

《三级综合医院评审标准实施细则（2011 年版）》：

4. 16. 7. 4 参加室间质评或能力验证计划。

二、标准化管理要素及考核标准

序号	标准化项目	标准化管理要素及考核标准	负责职能部门	考核岗位	考核方式		考核频次
					现场考核	考核指标	
1	检验科室间质检同质化	室间质评计划项目齐全	门急诊部	检验科主任	随机抽查	室间质评项目覆盖全部检测项目及标本类型	年
2	检验科室间质检同质化	规范收取、检测质控品	门急诊部	检验科技师	随机抽查	检测记录完整	年
3	检验科室间质检同质化	及时上报质控品检测结果	门急诊部	检验科技师	随机抽查	上报记录完整	年
4	检验科室间质检同质化	室间质评结果汇总分析情况	门急诊部	检验科技师	现场查看	汇总分析齐全	年

三、标准作业流程

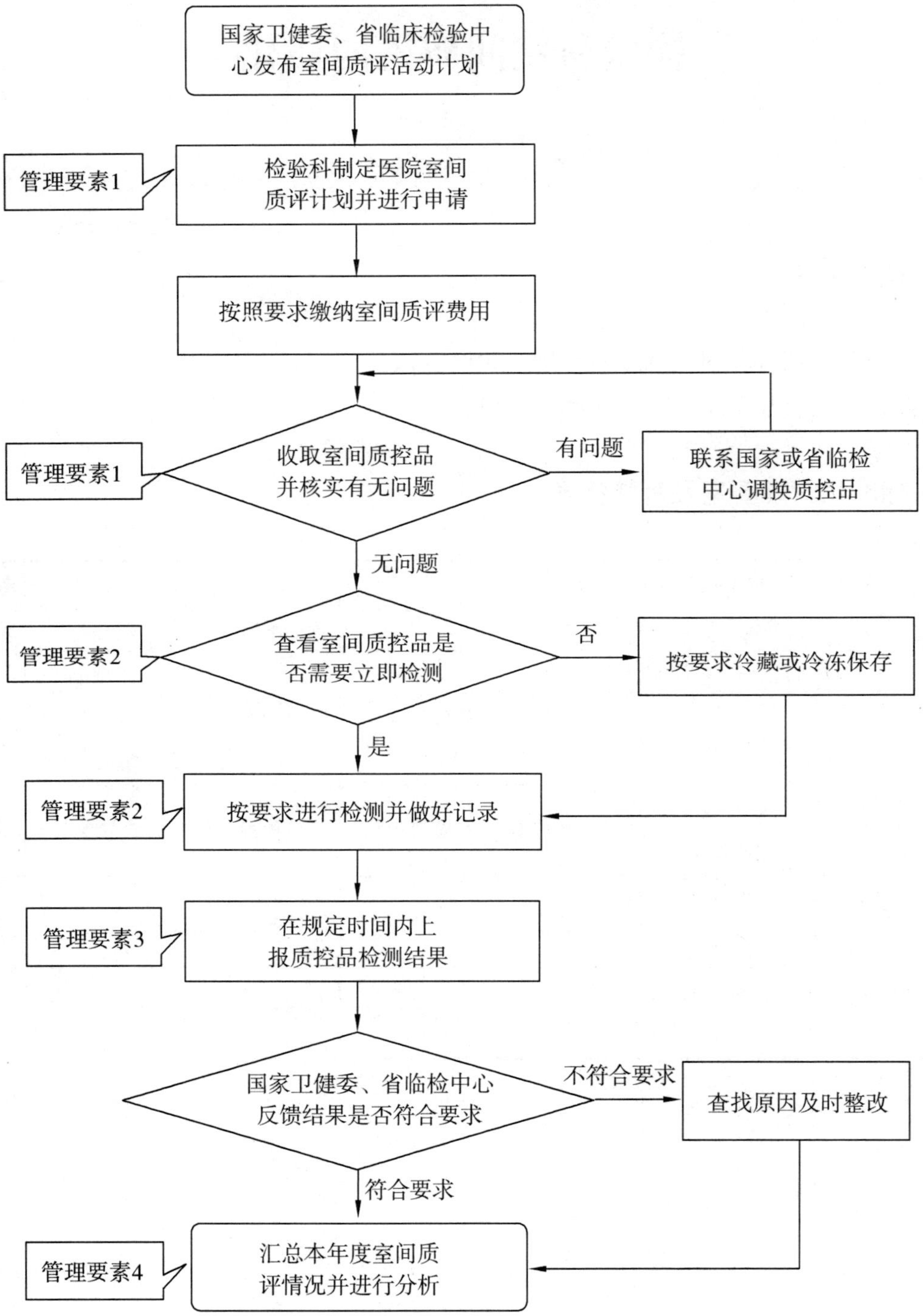
国家卫健委、省临床检验中心发布室间质评活动计划
管理要素1
检验科制定医院室间质评计划并进行申请
按照要求缴纳室间质评费用
管理要素1
收取室间质控品并核实有无问题
有问题
联系国家或省临检中心调换质控品
无问题
管理要素2
查看室间质控品是否需要立即检测
否
按要求冷藏或冷冻保存
是
管理要素2
按要求进行检测并做好记录
管理要素3
在规定时间内上报质控品检测结果
国家卫健委、省临检中心反馈结果是否符合要求
不符合要求
查找原因及时整改
符合要求
管理要素4
汇总本年度室间质评情况并进行分析

血液配型

一、标准出处

（一）国家标准

《三级综合医院评审标准实施细则（2011 年版）》：

4.19.4.1 落实临床用血申请、申请审核制度，履行用血报批手续；

4.19.4.3 建立输血标本采集流程，执行输血前核对制度。

（二）行业标准

1. 《临床输血技术规范（卫医发〔2000〕184 号）》。
2. 《医疗机构临床用血管理办法》。
3. 《山东省医院临床输血管理规程（试行）》。

二、标准化管理要素及考核标准

序号	标准化项目	标准化管理要素及考核标准	负责职能部门	考核岗位	考核方式		考核频次
					现场考核	考核指标	
1	血液配型	标本合格率	门急诊部	输血科工作人员	现场抽查	合格率 100%	月
2	血液配型	输血相关信息核对情况	门急诊部	输血科工作人员	现场抽查	申请单审核率 100% 受血者、供血者信息正确率 100%	月
3	血液配型	血型复查率	门急诊部	输血科工作人员	现场抽查	复查率 100%	月
4	血液配型	交叉配血操作合格率	门急诊部	输血科工作人员	现场抽查	合格率 100%	月

三、标准作业流程

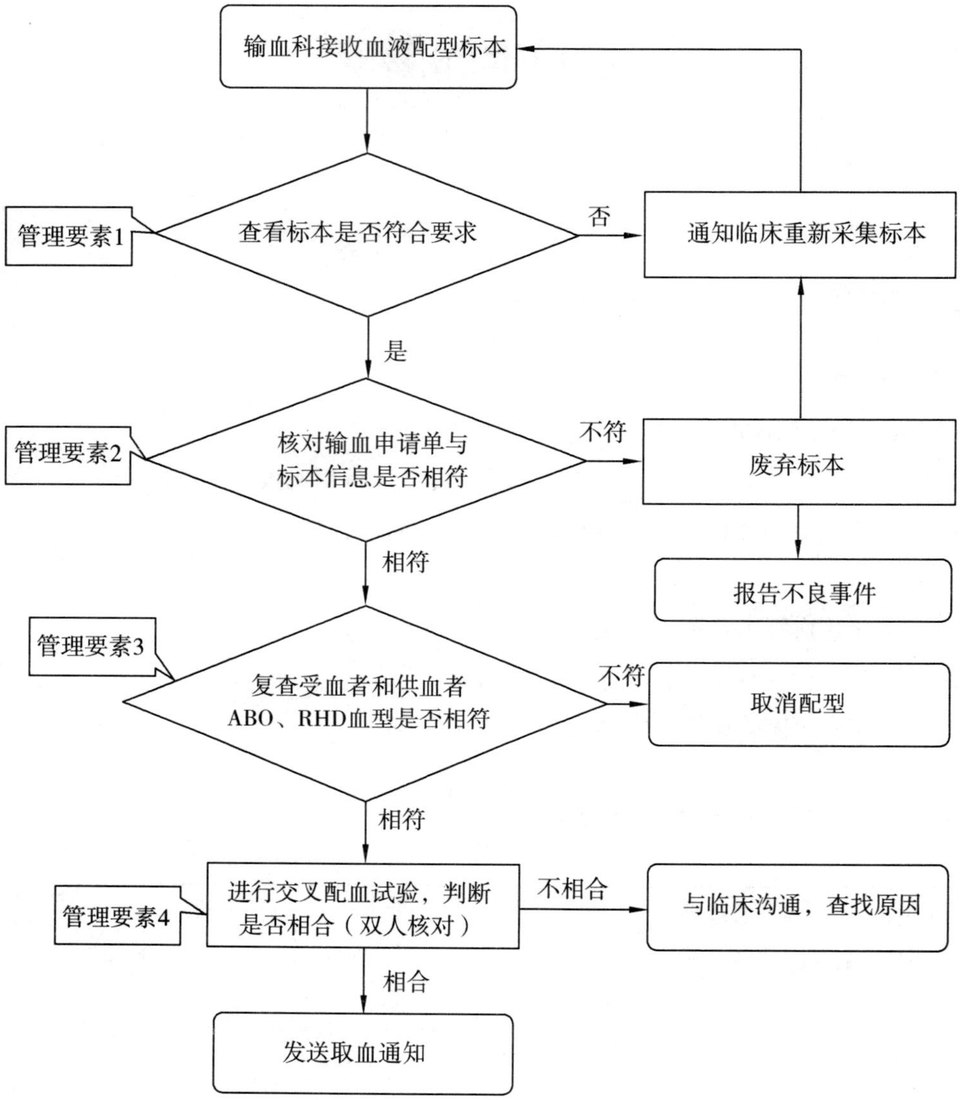
输血科接收血液配型标本
管理要素1
查看标本是否符合要求
否
通知临床重新采集标本
是
管理要素2
核对输血申请单与
标本信息是否相符
不符
废弃标本
报告不良事件
相符
管理要素3
复查受血者和供血者
ABO、RHD血型是否相符
不符
取消配型
相符
管理要素4
进行交叉配血试验，判断
是否相合（双人核对）
不相合
与临床沟通，查找原因
相合
发送取血通知

异体血存储

一、标准出处

（一）国家标准

《三级综合医院评审标准实施细则（2011 年版）》：

4.19.4.2 建立输血管理信息系统，做好血液入库、贮存和发放管理；

4.19.5.1 有血液贮存质量监测与信息反馈的制度。

（二）行业标准

1. 《临床输血技术规范》（卫医发〔2000〕184 号）。
2. 《医疗机构临床用血管理办法》。
3. 《山东省医院临床输血管理规程（试行）》。

二、标准化管理要素及考核标准

序号	标准化项目	标准化管理要素及考核标准	负责职能部门	考核岗位	考核方式		考核频次
					现场考核	考核指标	
1	异体血存储	入库血液合格率	门急诊部	输血科人员	现场抽查	合格率 100%	月
2	异体血存储	标本留取准确率	门急诊部	输血科人员	现场抽查	准确率 100%	月
3	异体血存储	血型复检率	门急诊部	输血科人员	现场抽查	复检率 100%	月
4	异体血存储	血液存放	门急诊部	输血科人员	现场抽查	符合要求	月
5	异体血存储	批量复检率	门急诊部	输血科人员	现场抽查	复检率 100%	月

三、标准作业流程

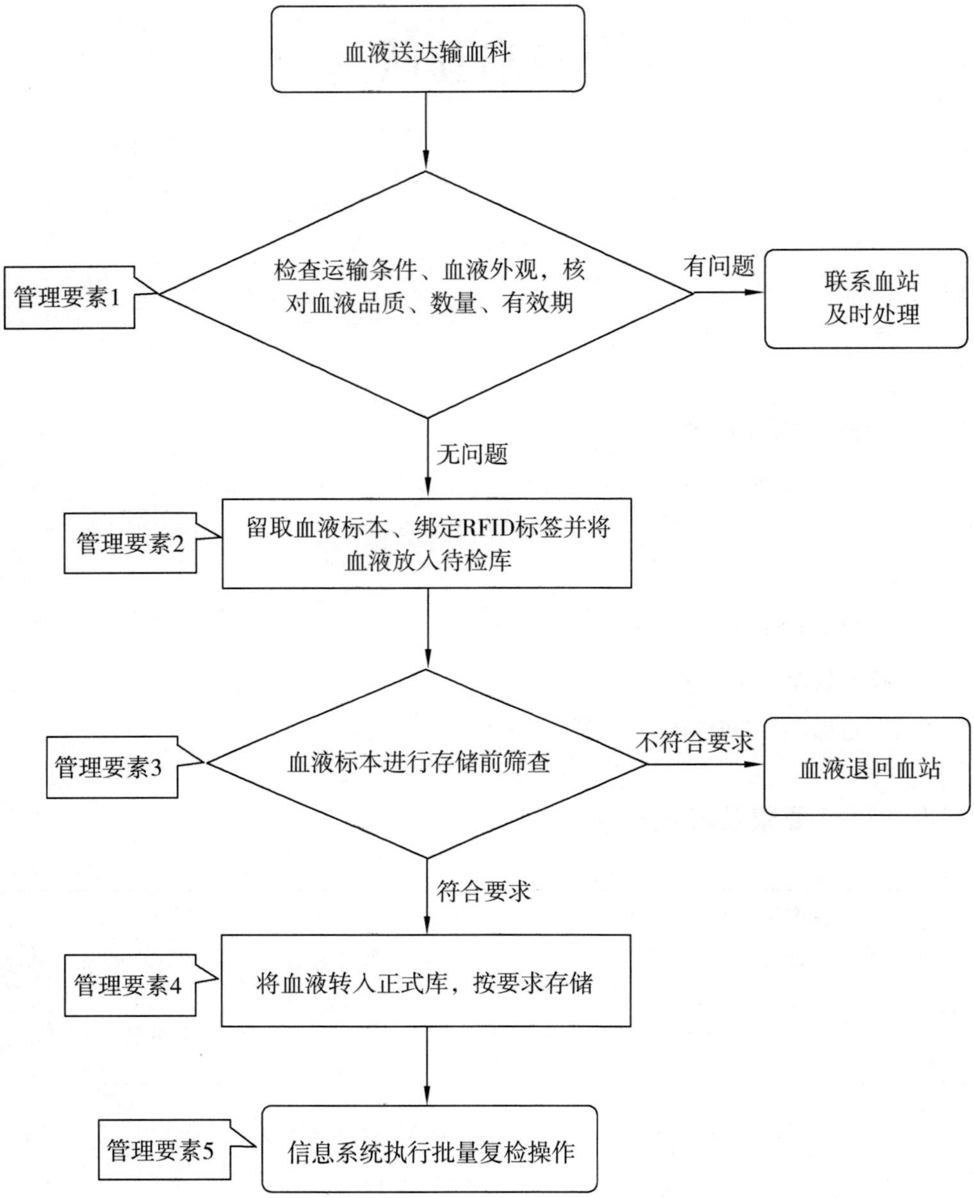
血液送达输血科
检查运输条件、血液外观，核对血液品质、数量、有效期
管理要素1
有问题
联系血站及时处理
无问题
留取血液标本、绑定RFID标签并将血液放入待检库
管理要素2
血液标本进行存储前筛查
管理要素3
不符合要求
血液退回血站
符合要求
将血液转入正式库，按要求存储
管理要素4
信息系统执行批量复检操作
管理要素5

第五章

多岗位标准化项目

常规输血申请

一、标准出处

（一）国家标准

《三级综合医院评审标准实施细则（2011年版）》：

4.19.3.2 执行输血前相关检测规定，输血前向患者及其近亲属告知输血的目的和风险，并签署“输血治疗知情同意书”；

4.19.3.3 有临床用血前评估和用血后效果评价制度，严格掌握输血适应证，做到安全、有效、科学用血；

4.19.4.1 落实临床用血申请、申请审核制度，履行用血报批手续。

（二）行业标准

1.《临床输血技术规范》（卫医发〔2000〕184号）。

2.《医疗机构临床用血管理办法》。

3.《山东省医院临床输血管理规程（试行）》。

（三）院内制度

《青岛大学附属医院临床用血审核制度（2017年版）》。

二、标准化管理要素及考核标准

序号	标准化项目	标准化管理要素及考核标准	负责职能部门	考核岗位	考核方式		考核频次
					现场考核	考核指标	
1	常规输血申请	输血前检查	医务部	主管医师、护士	抽查病历	输血前检查（血型、不规则抗体、输血相关传染病筛查）检测率100%	月
2	常规输血申请	输血知情同意	医务部	主管医师	抽查病历	输血告知、输血知情同意书签署完整率100%	月
3	常规输血申请	输血前评估	医务部	主管医师	抽查病历	输血适应证合格率100%	月

（续表）

序号	标准化项目	标准化管理要素及考核标准	负责职能部门	考核岗位	考核方式		考核频次
					现场考核	考核指标	
4	常规输血申请	规范填写申请单	医务部	主管医师	现场抽查	输血申请单合格率100%	月
5	常规输血申请	采集标本	医务部	护士	现场抽查	交叉配血标本采集合格率100%	月
6	常规输血申请	申请单及标本运送	医务部	主管医师、输血科	现场抽查	申请单、标本交接准确率100%	月

三、标准作业流程

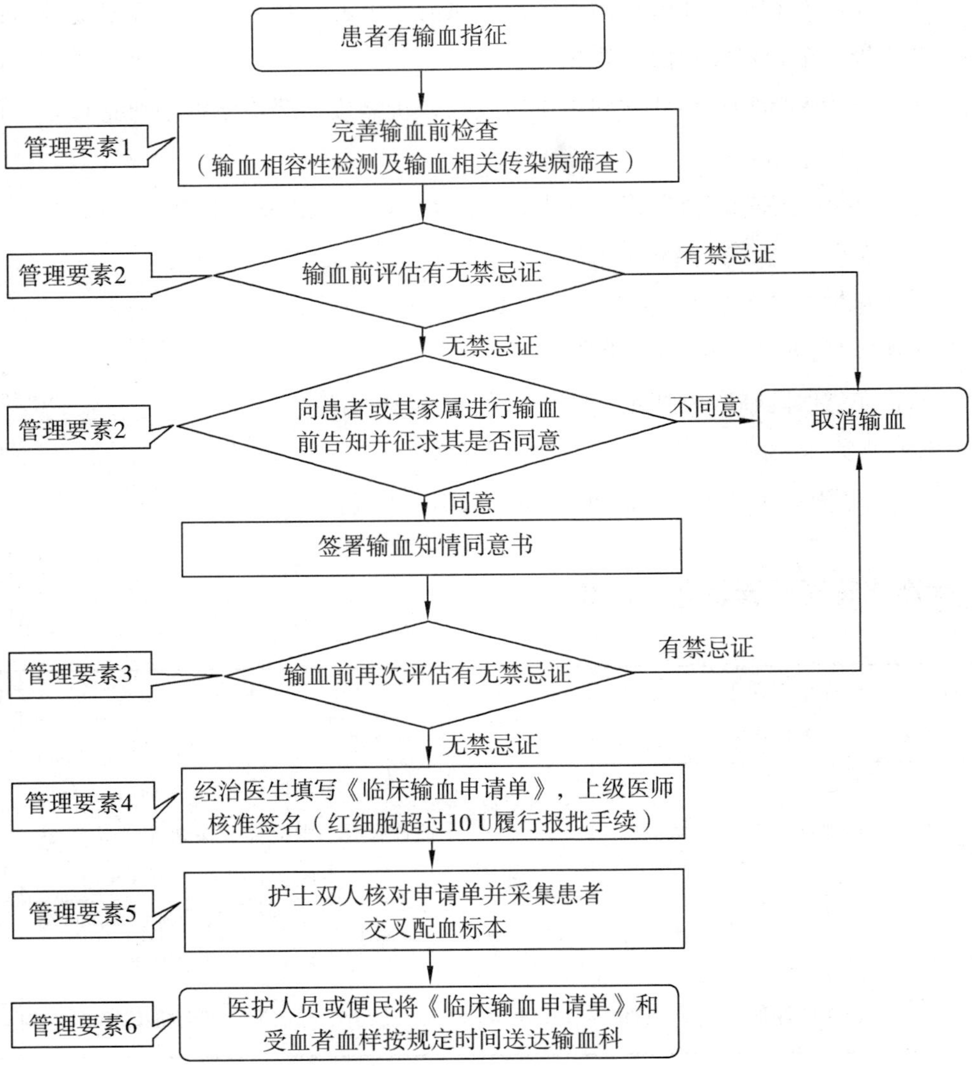

手术部位标识

一、标准出处

（一）国家标准

《三级综合医院评审标准实施细则（2011 年版）》：

3. 3. 2. 1 有手术部位识别标示相关制度与流程；

3. 3. 3. 1 有手术安全核查与手术风险评估制度与流程；

4. 6. 3. 1 在患者手术前履行知情同意。

（二）院内制度

《青岛大学附属医院规章制度汇编医疗质量与安全管理篇（2017 年版）》：手术部位识别标识制度、严格防止患者手术部位及术式发生错误的制度。

二、标准化管理要素及考核标准

序号	标准化项目	标准化管理要素及考核标准	负责职能部门	考核岗位	考核方式		考核频次
					现场考核	考核指标	
1	手术部位标识	术前检查与风险评估	医务部	科室主诊组成员	现场检查	患者情况知晓率 100%	月
2	手术部位标识	标识方法正确	医务部	科室主诊组成员	现场检查	标识正确率 100%	月
3	手术部位标识	手术室护士核查	医务部	手术室护士	现场检查	执行率 100%	月
4	手术部位标识	手术三方核查制度	医务部	科室主诊组成员、麻醉医师	现场提问	正确率 100%	月

三、标准作业流程

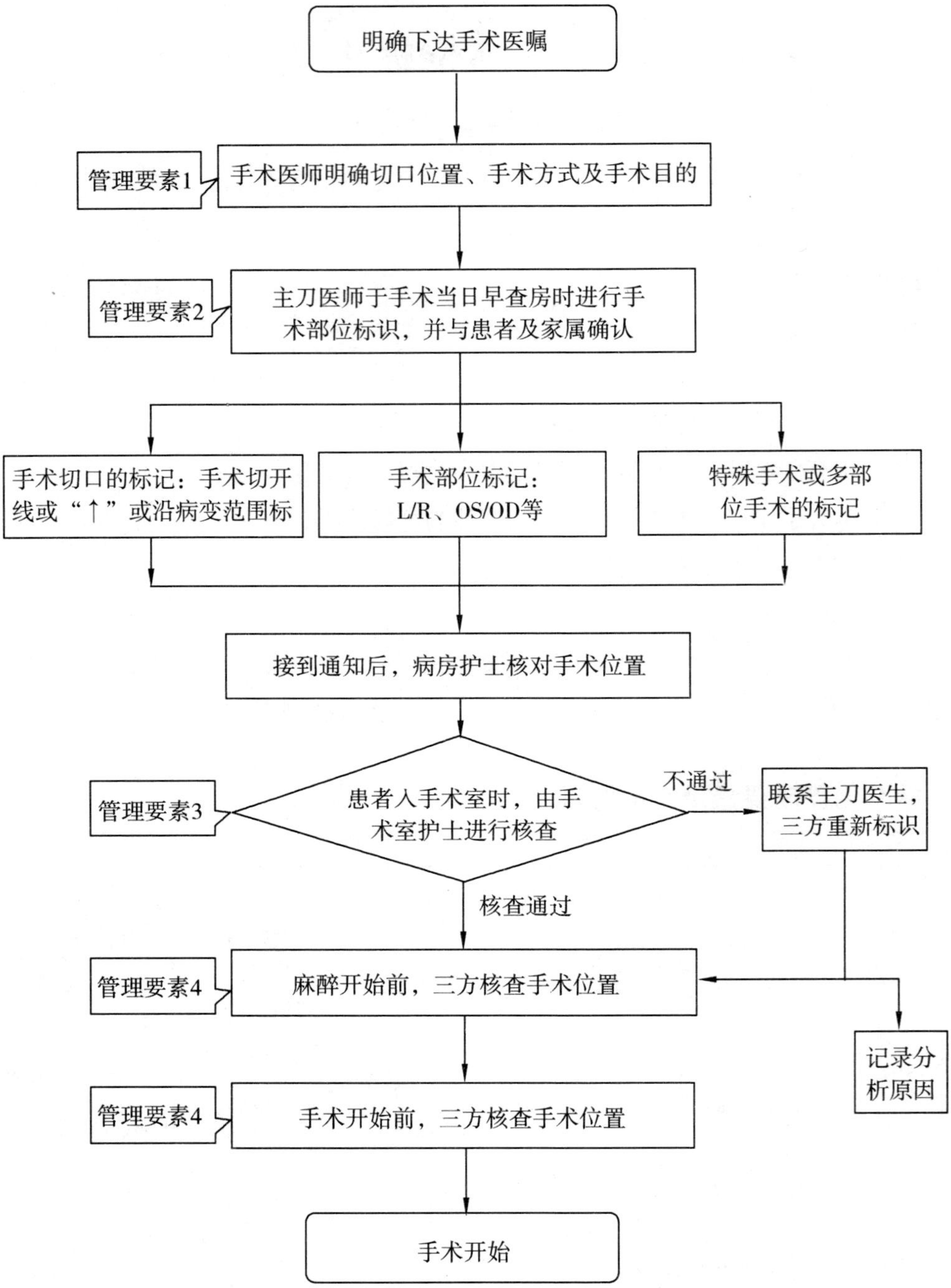
明确下达手术医嘱
管理要素1
手术医师明确切口位置、手术方式及手术目的
管理要素2
主刀医师于手术当日早查房时进行手术部位标识，并与患者及家属确认
手术切口的标记：手术切开线或“↑”或沿病变范围标
手术部位标记：L/R、OS/OD等
特殊手术或多部位手术的标记
接到通知后，病房护士核对手术位置
管理要素3
患者入手术室时，由手术室护士进行核查
不通过
联系主刀医生，三方重新标识
核查通过
管理要素4
麻醉开始前，三方核查手术位置
记录分析原因
管理要素4
手术开始前，三方核查手术位置
手术开始

PACU转入

一、标准出处

（一）国家标准

《三级综合医院评审标准实施细则（2011年版）》：

4.7.5.2 有麻醉复苏室患者转入、转出标准与流程。

（二）院内制度

《青岛大学附属医院规章制度汇编医疗质量与安全管理篇（2017年版）》：手术后患者麻醉恢复期的管理规定。

二、标准化管理要素及考核标准

序号	标准化项目	标准化管理要素及考核标准	负责职能部门	考核岗位	考核方式		考核频次
					模拟考核	考核指标	
1	PACU转入	判定转入PACU	医务部	麻醉医师	模拟考核	患者状态正确评估率100%	月
2	PACU转入	转入过程管理	医务部	麻醉医师、手术医师、巡回护士	模拟考核	转入过程管理正确率100%	月
3	PACU转入	交接管理	医务部	麻醉医师、手术医师、巡回护士、麻醉护士	模拟考核	详细对患者状况进行交接	月

三、标准作业流程

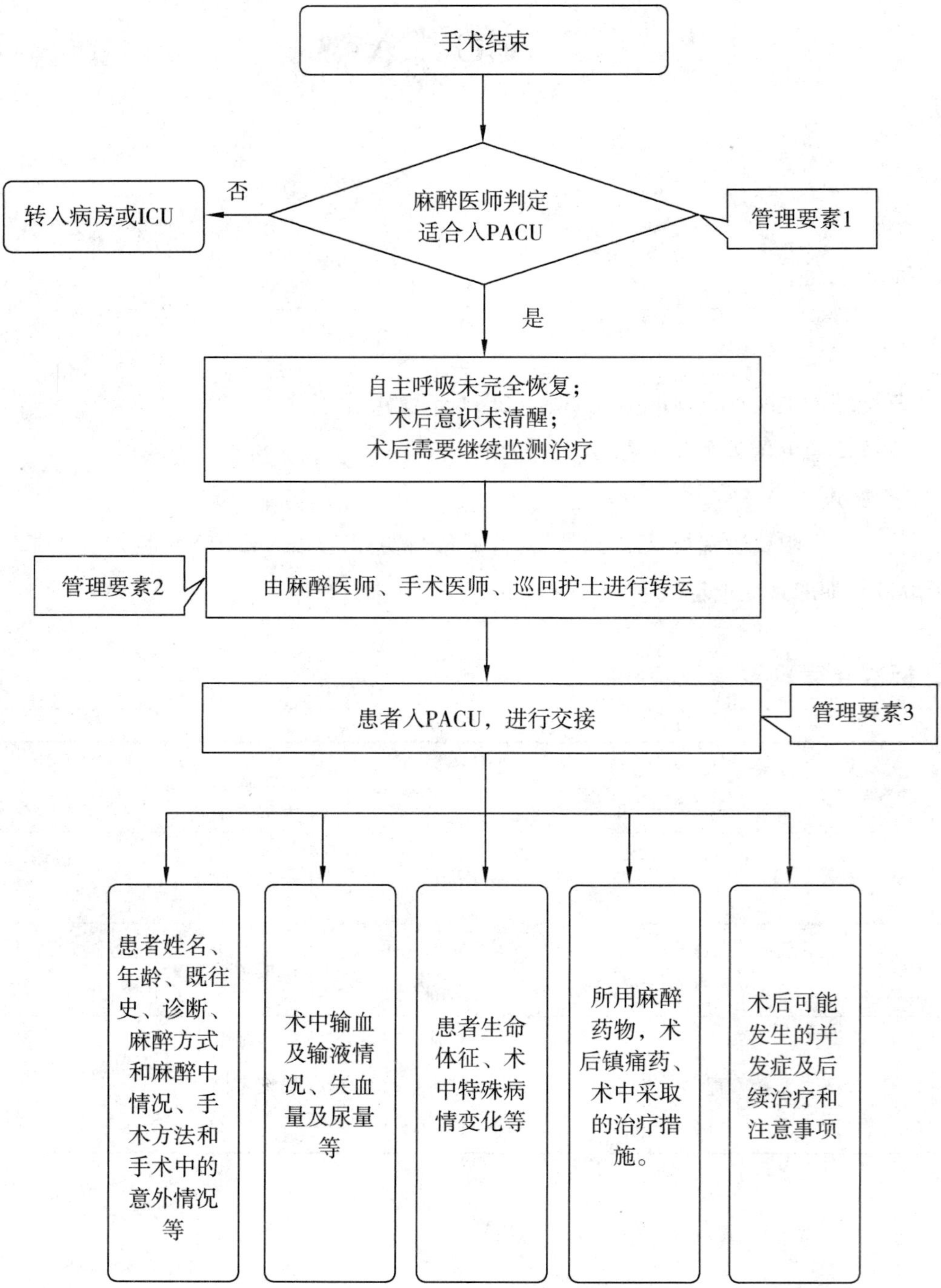
手术结束
麻醉医师判定适合入PACU
否
转入病房或ICU
管理要素1
是
自主呼吸未完全恢复；
术后意识未清醒；
术后需要继续监测治疗
管理要素2
由麻醉医师、手术医师、巡回护士进行转运
患者入PACU，进行交接
管理要素3
患者姓名、年龄、既往史、诊断、麻醉方式和麻醉中情况、手术方法和手术中的意外情况等
术中输血及输液情况、失血量及尿量等
患者生命体征、术中特殊病情变化等
所用麻醉药物，术后镇痛药、术中采取的治疗措施。
术后可能发生的并发症及后续治疗和注意事项

PACU转出

一、标准出处

（一）国家标准

《三级综合医院评审标准实施细则（2011 年版）》：

4.7.5.2 有麻醉复苏室患者转入、转出标准与流程。

（二）院内制度

《青岛大学附属医院规章制度汇编医疗质量与安全管理篇（2017 年版）》：手术后患者麻醉恢复期的管理规定。

二、标准化管理要素及考核标准

序号	标准化项目	标准化管理要素及考核标准	负责职能部门	考核岗位	考核方式		考核频次
					模拟考核	考核指标	
1	PACU 转出	Steward 评分	医务部	麻醉医师	模拟考核	患者麻醉恢复情况正确评估率 100%	月
2	PACU 转出	病房医生评估病情	医务部	护士、病房医师	现场抽查	病房医师评估病情执行率 100%	月
3	PACU 转出	手术医师向患者家属解释病情	医务部	护士、手术医师	模拟考核	手术医师向患者家属解释病情执行率 100%	月

三、标准作业流程

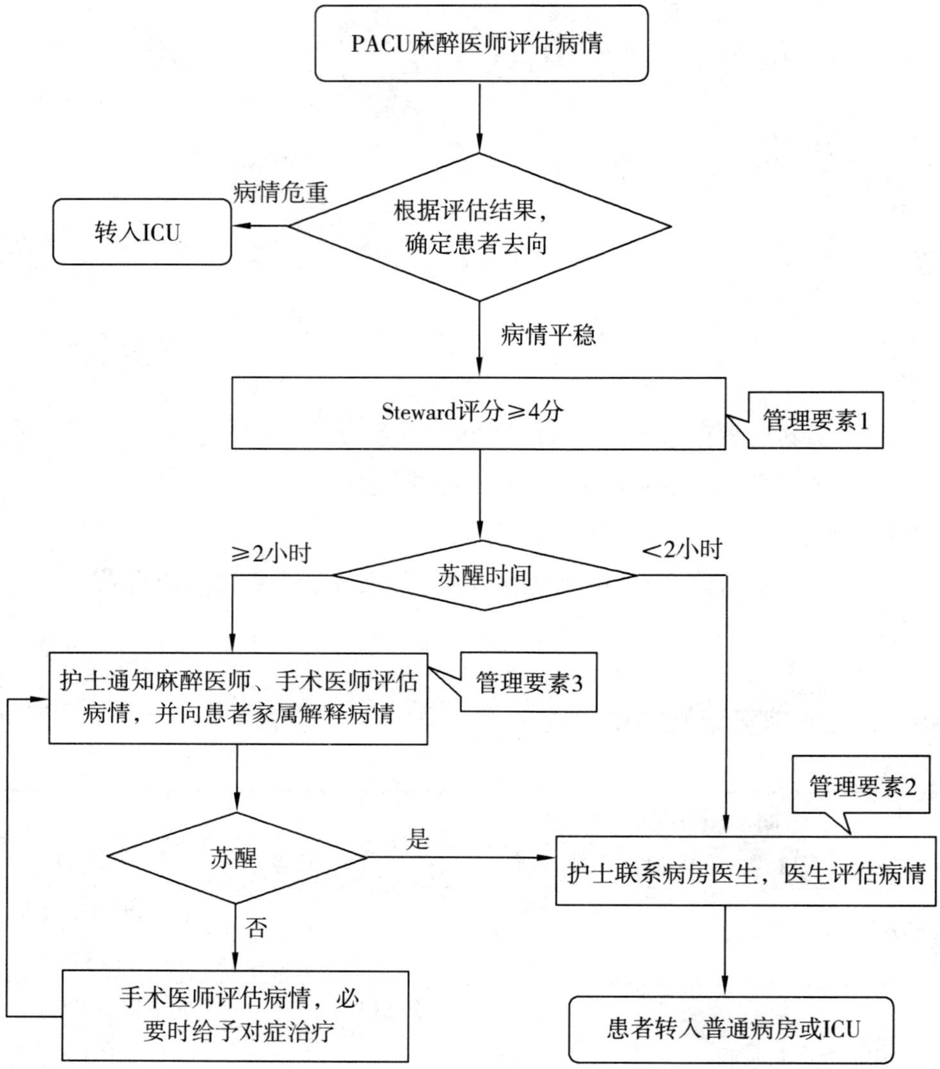
PACU麻醉医师评估病情
根据评估结果，确定患者去向
病情危重
转入ICU
病情平稳
Steward评分≥4分
管理要素1
苏醒时间
≥2小时
<2小时
护士通知麻醉医师、手术医师评估病情，并向患者家属解释病情
管理要素3
管理要素2
苏醒
是
否
护士联系病房医生，医生评估病情
手术医师评估病情，必要时给予对症治疗
患者转入普通病房或ICU

传染病警示标识

一、标准出处

（一）国家标准

1. 《中华人民共和国传染病防治法（2013 年版）》。

2. 《三级综合医院评审标准实施细则（2011 年版）》：

4.10.5.1 定期对全体医务人员进行传染病防治知识和技能的培训与传染病处置演练。

（二）行业标准

1. 中华人民共和国国家卫生和计划生育委员会《医院隔离技术规范》（WS/T 311－2009）：

7.1.1 在标准预防的基础上，医院应根据疾病的传播途径（接触传播、飞沫传播、空气传播和其他途径的传播），结合本院的实际情况，制定相应的隔离与预防措施；

7.1.3 隔离病室应有隔离标志，并限制人员的出入，黄色为空气传播的隔离，粉色为飞沫传播的隔离，蓝色为接触传播的隔离。

2. 中华人民共和国国家卫生和计划生育委员会《病区医院感染管理规范》（WS/T 510－2016）：

7.4.2 应根据疾病传播途径的不同，采取接触隔离、飞沫隔离或空气隔离措施，标识正确、醒目。

3. 中华人民共和国国家卫生健康委员会《医疗机构门急诊医院感染管理规范》（WS/T 591－2018）。

（三）院内制度

《青岛大学附属医院护理规章制度及应急预案（2017 年版）》：

8.18 传染病预检分诊制度；

8.19 感染性疾病科门诊护理工作制度。

二、标准化管理要素及考核标准

序号	标准化项目	标准化管理要素及考核标准	负责职能部门	考核岗位	现场考核		考核频次
					考核方式	考核指标	
1	传染病警示标识	传染病知识掌握情况	护理部	临床医护人员	现场访谈	医护人员对于传染病种类、防治知识及处置流程知晓率100%	季
2	传染病警示标识	正确下达隔离医嘱	护理部	临床医师	现场抽查	根据传播途径下达的隔离医嘱正确率100%	季
3	传染病警示标识	传染病感控措施及警示标识	护理部	临床医护人员	现场抽查	感控措施落实到位，传染病警示标识正确率100%	季

三、标准作业流程

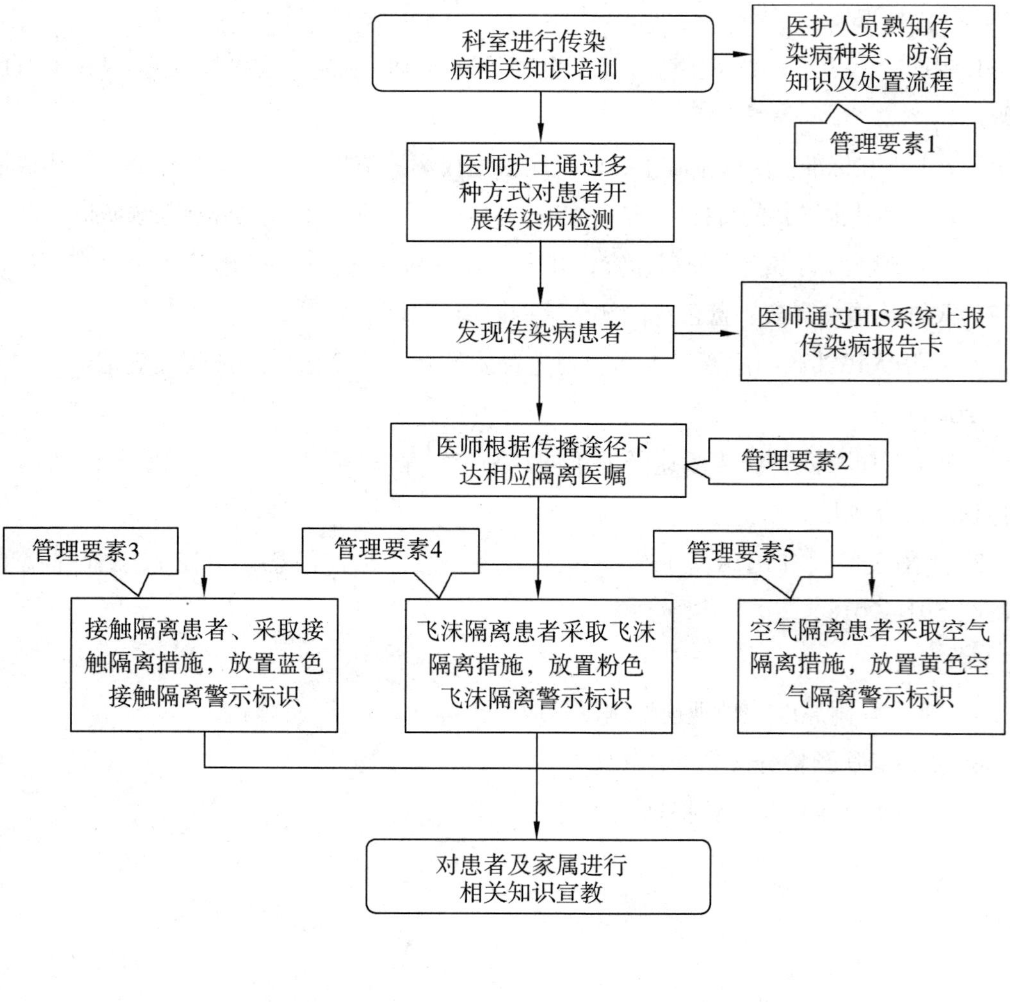

急诊首诊

一、标准出处

（一）国家标准

《三级综合医院评审标准实施细则（2011 年版）》：

3.1.2.1 在诊疗活动中，严格执行“查对制度”，至少同时使用姓名、年龄两项等项目核对患者身份，确保对正确的患者实施正确的操作。

（二）院内制度

1.《青岛大学附属医院首诊科室（医师）负责制（2017 年版）》。

2.《青岛大学附属医院查对制度（2017 年版）》。

二、标准化管理要素及考核标准

序号	标准化项目	标准化管理要素及考核标准	负责职能部门	考核岗位	考核方式		考核频次
					现场考核	考核指标	
1	急诊首诊	患者身份识别	门急诊部	急诊分诊人员、医师	现场抽查	分诊人员、医师有无进行患者身份识别	月
2	急诊首诊	急诊会诊管理	门急诊部	急诊会诊医师	现场抽查	急诊会诊到岗时间	月
3	急诊首诊	急诊留观管理	门急诊部	急诊医师	现场抽查	患者留观率	月

三、标准作业流程

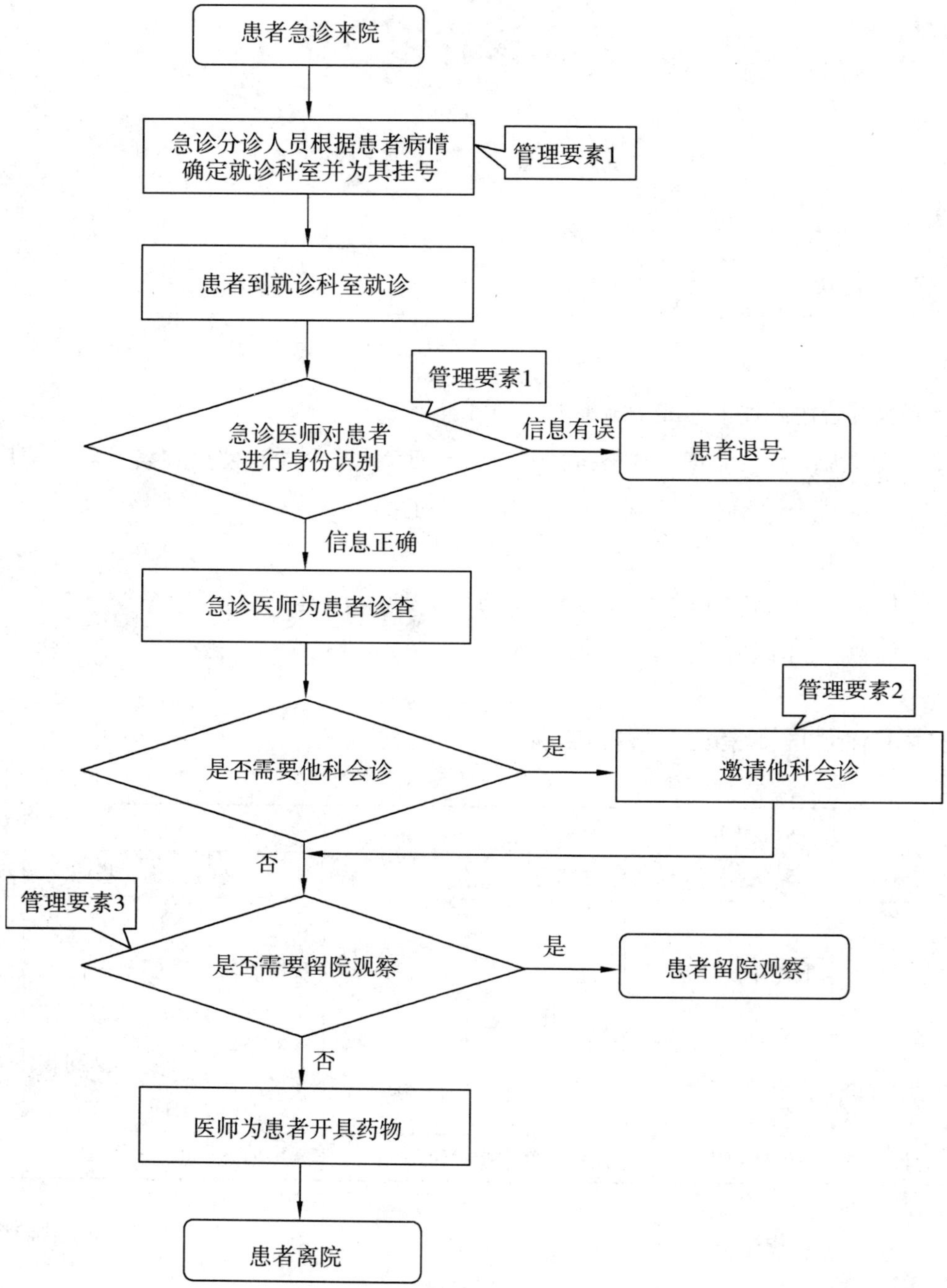

患者急诊来院
急诊分诊人员根据患者病情确定就诊科室并为其挂号
管理要素1
患者到就诊科室就诊
管理要素1
急诊医师对患者进行身份识别
信息有误
患者退号
信息正确
急诊医师为患者诊查
管理要素2
是否需要他科会诊
是
邀请他科会诊
否
管理要素3
是否需要留院观察
是
患者留院观察
否
医师为患者开具药物
患者离院

危重患者（非传染病患者）交接

一、标准出处

（一）国家标准

《三级综合医院评审标准实施细则（2011 年版）》：

2.4.3.1 加强转诊、转科患者的交接，及时传递患者病历与相关信息，为患者提供连续医疗服务；

3.1.3.1 完善关键流程（急诊、病房、手术室、ICU、产房、新生儿室之间流程）的患者识别措施，健全转科交接登记制度；

5.5.1.3 手术室执行《手术安全核查》制度，有患者核查、安全用药、手术物品清点、标本管理等安全制度，遵医嘱正确用药，有突发事件的应急预案。

（二）院内制度

《青岛大学附属医院规章制度汇编医疗质量与安全管理篇（2017 年版）》：医师值班、交接班制度。

二、标准化管理要素及考核标准

序号	标准化项目	标准化管理要素及考核标准	负责职能部门	考核岗位	考核方式		考核频次
					现场考核	考核指标	
1	危重患者交接	做好转运前准备	医务部	主管医师	现场抽查	转运前准备完成率 100%	月
2	危重患者交接	做好接诊准备	医务部	主管医师、值班护士	现场抽查	接诊准备完成率 100%	月
3	危重患者交接	正确识别患者，核对病案资料	医务部	值班护士	现场抽查	信息核对、正确标识率 100%	月
4	危重患者交接	转运医疗安全	医务部	主管医师、护士	现场抽查	转运陪同率、病情交接率 100%	月

（续表）

序号	标准化项目	标准化管理要素及考核标准	负责职能部门	考核岗位	考核方式		考核频次
					现场考核	考核指标	
5	危重患者交接	危重患者交接班制度执行	医务部	主管医师、值班护士	现场抽查纪录溯源	危重患者交接班制度执行率100%	月
6	危重患者交接	医护人员接诊	医务部	主管医师、护士	现场抽查	危重患者接诊率100%	月

三、标准作业流程

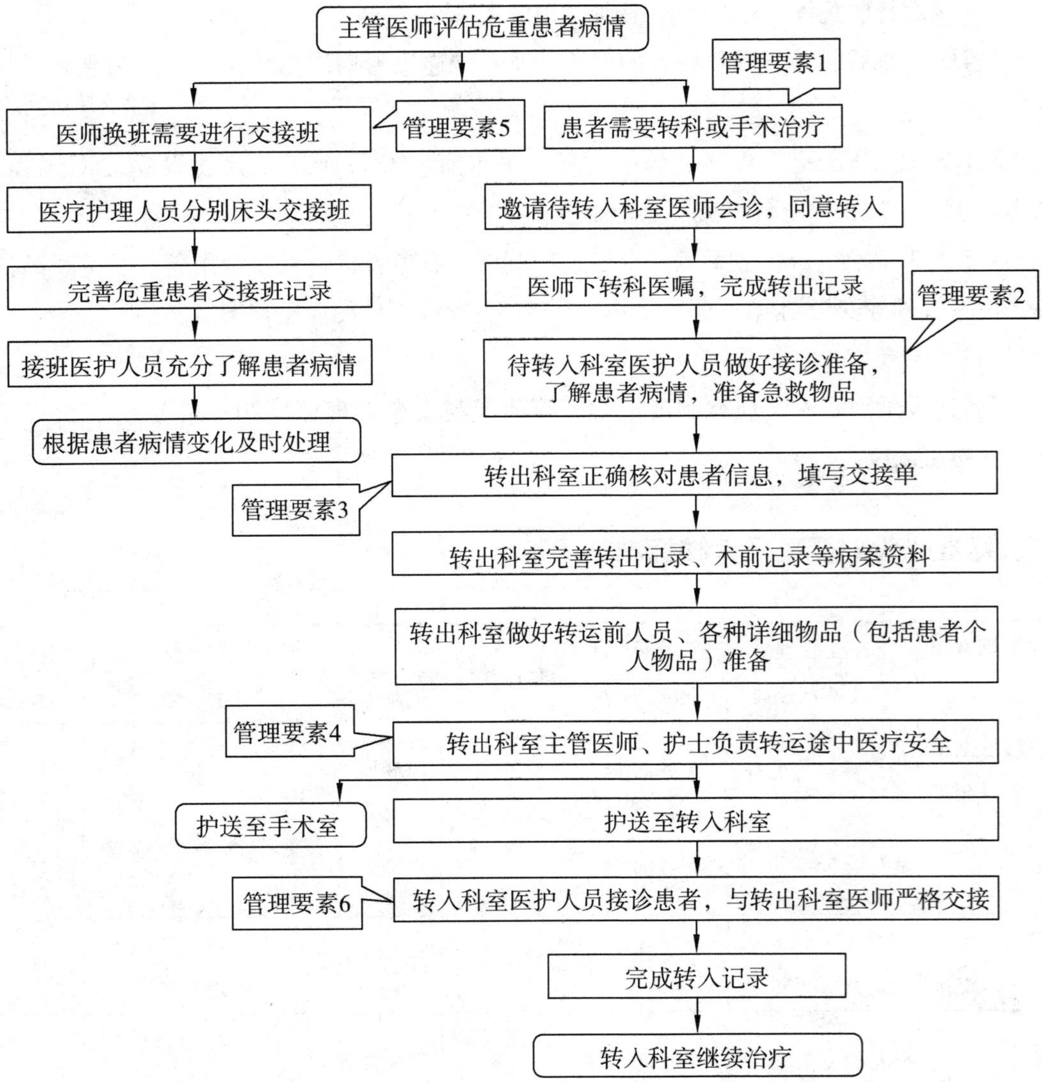

危重患者抢救

一、标准出处

（一）国家标准

《三级综合医院评审标准实施细则（2011年版）》：

3.2.2.1 有紧急情况下下达口头医嘱的相关制度与流程；

4.5.2.8 对疑难危重患者、恶性肿瘤患者，实施多学科综合诊疗，为患者制定最佳的住院诊疗计划/方案；

4.8.5.2 医护人员能够熟练、正确使用各种抢救设备，掌握各种抢救技能，包括高级心肺复苏技能；

4.18.1.3 科室有必要的紧急意外抢救用的药品器材，相关人员具备紧急抢救能力，有与临床科室紧急呼救与支援的机制与流程；

5.3.8.1 有保障常用仪器、设备和抢救物品使用的制度与流程。

（二）院内制度

《青岛大学附属医院规章制度汇编医疗质量与安全管理篇（2017年版）》：急危重患者抢救与报告制度。

二、标准化管理要素及考核标准

序号	标准化项目	标准化管理要素及考核标准	负责职能部门	考核岗位	考核方式		考核频次
					现场考核	考核指标	
1	危重患者抢救	做好抢救准备工作	医务部	值班医护人员	现场抽查	抢救准备工作完成率100%	月
2	危重患者抢救	医嘱下达	医务部	主管医师	现场抽查	准确率100%	月
3	危重患者抢救	签署知情同意书	医务部	主管医师	现场抽查	完成率100%	月

（续表）

序号	标准化项目	标准化管理要素及考核标准	负责职能部门	考核岗位	考核方式		考核频次
					现场考核	考核指标	
4	危重患者抢救	心肺复苏	医务部	主管医师	现场抽查	规范操作，及时率100%	月
5	危重患者抢救	抢救记录	医务部	主管医师	现场抽查	完成率100%	月
6	危重患者抢救	补记医嘱	医务部	主管医师	现场抽查	完成率100%	月

三、标准作业流程

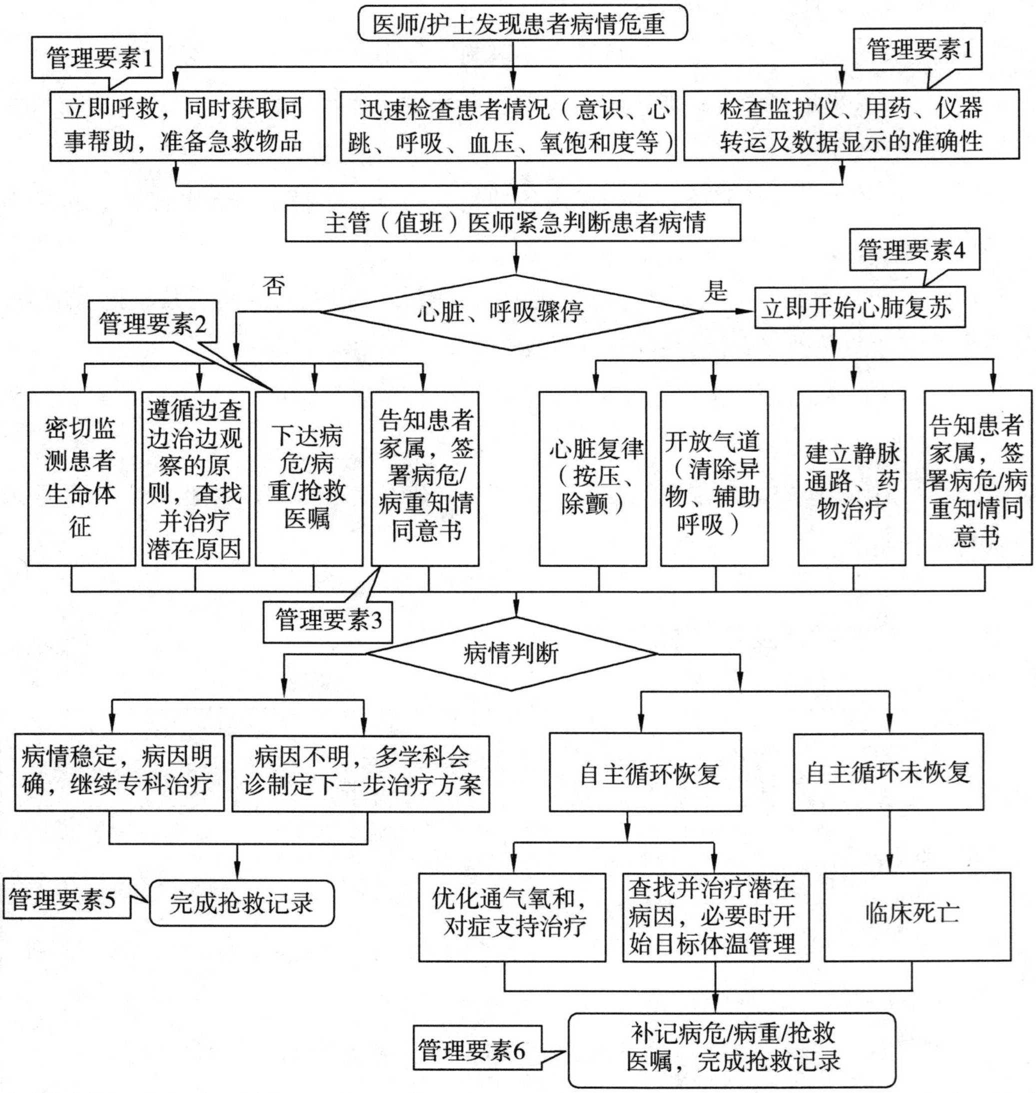

住院病历终末质控

一、标准出处

（一）国家标准

《三级综合医院评审标准实施细则（2011 年版）》：

4.5.7.3 根据《病历书写基本规范》，对住院病历质量实施监控与评价。

（二）院内制度

《青岛大学附属医院规章制度汇编医疗质量与安全管理篇（2017 年版）》：病历书写与管理制度。

二、标准化管理要素及考核标准

序号	标准化项目	标准化管理要素及考核标准	负责职能部门	考核岗位	考核方式		考核频次
					现场考核	考核指标	
1	住院病历终末质控	科室质控员在规定时间内完成病历质控	医务部	质控医师 质控护士	抽查	病历质控完成率、及时率 100%	月
2	住院病历终末质控	纸质病历规定时间内移交病案管理中心	医务部	临床科室	日常	规定时间内出院病历移交率 100%	日
3	住院病历终末质控	缺陷病历 2 个工作日内完善提交	医务部	责任医师、护士	日常	2 个工作日内缺陷病历完善率 100%	日

三、标准作业流程

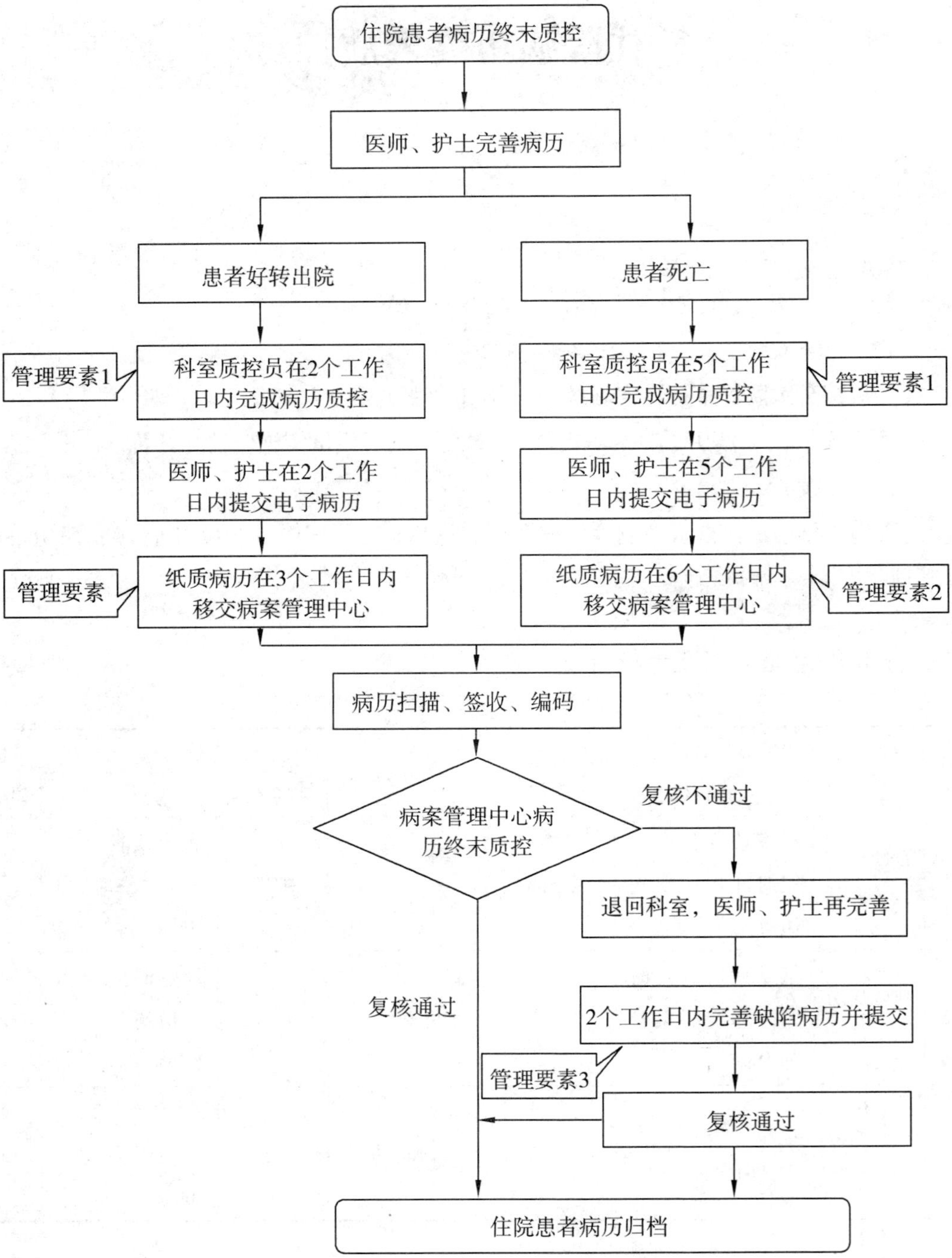

住院患者病历终末质控
医师、护士完善病历
患者好转出院
患者死亡
管理要素1
科室质控员在2个工作日内完成病历质控
科室质控员在5个工作日内完成病历质控
管理要素1
医师、护士在2个工作日内提交电子病历
医师、护士在5个工作日内提交电子病历
管理要素
纸质病历在3个工作日内移交病案管理中心
纸质病历在6个工作日内移交病案管理中心
管理要素2
病历扫描、签收、编码
病案管理中心病历终末质控
复核不通过
退回科室，医师、护士再完善
复核通过
2个工作日内完善缺陷病历并提交
管理要素3
复核通过
住院患者病历归档

急诊患者收入ICU

一、标准出处

（一）国家标准

《三级综合医院评审标准实施细则（2011 年版）》：

4. 9. 2. 1 有重症医学科工作制度、岗位职责和技术规范、操作规程。重症监护患者入住、出科符合指征，实行“危重程度评分”。

（二）院内制度

《青岛大学附属医院规章制度汇编医疗质量与安全管理篇（2017 年版）》：重症医学科危重患者管理规定。

二、标准化管理要素及考核标准

序号	标准化项目	标准化管理要素及考核标准	负责职能部门	考核岗位	考核方式		考核频次
					现场考核	考核指标	
1	急诊患者收入 ICU	会诊确定转入 ICU	医务部	住院总医师/值班医师	现场抽查	会诊及时率 100%	月
2	急诊患者收入 ICU	做好接诊准备	医务部	值班护士	现场抽查	接诊准备完成率 100%	月
3	急诊患者收入 ICU	患者信息核对、标识	医务部	值班医师、护士	现场抽查	入院患者信息核对、标识率 100%	月
4	急诊患者收入 ICU	医师、护士接诊	医务部	值班医师、护士	现场抽查	接诊及时率 100%	月
5	急诊患者收入 ICU	病情告知、入科宣教	医务部	值班医师、护士	现场抽查	病情告知、入科宣教及时率 100%	月

三、标准作业流程

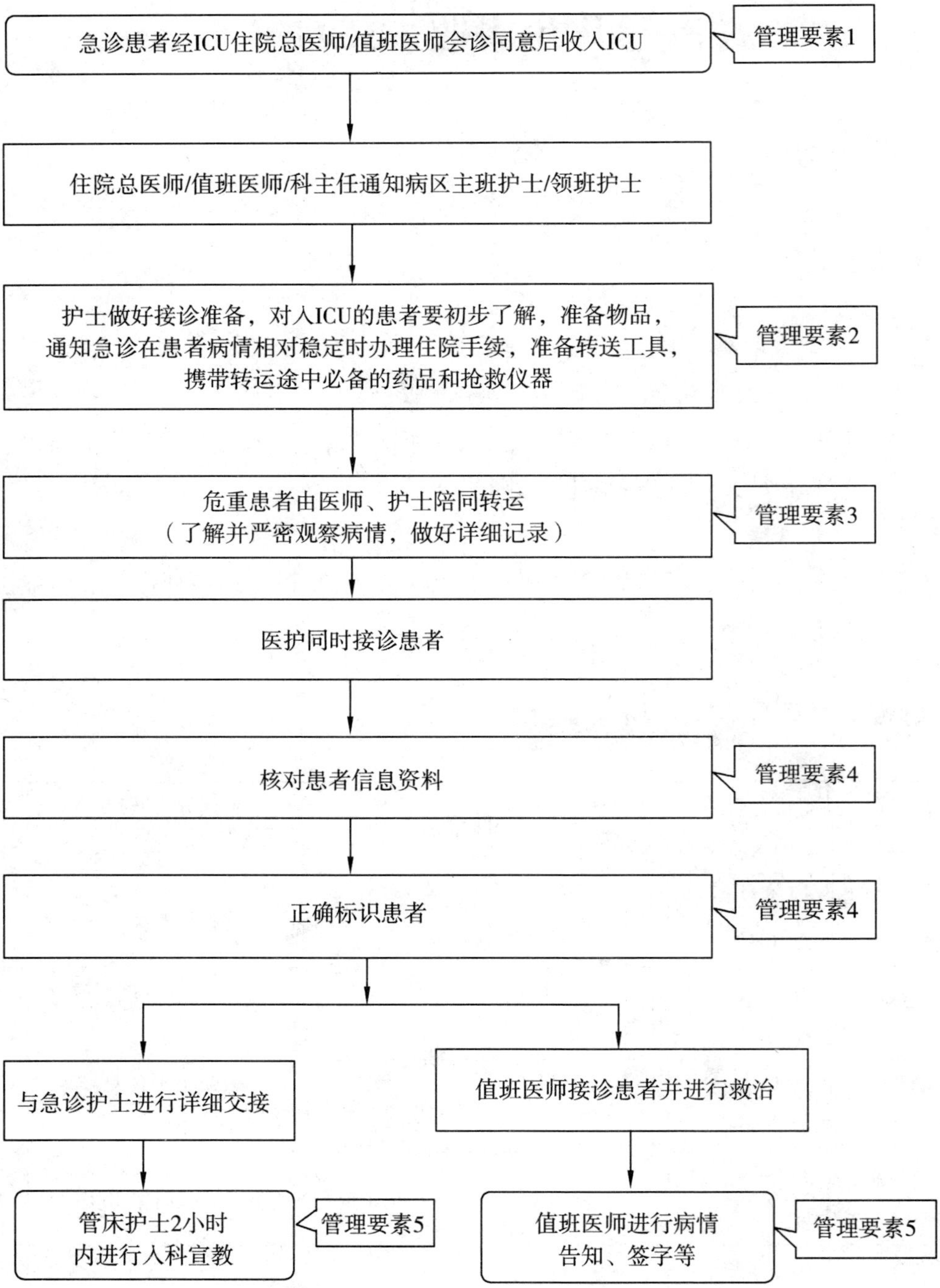
急诊患者经ICU住院总医师/值班医师会诊同意后收入ICU
管理要素1
住院总医师/值班医师/科主任通知病区主班护士/领班护士
护士做好接诊准备，对入ICU的患者要初步了解，准备物品，通知急诊在患者病情相对稳定时办理住院手续，准备转送工具，携带转运途中必备的药品和抢救仪器
管理要素2
危重患者由医师、护士陪同转运（了解并严密观察病情，做好详细记录）
管理要素3
医护同时接诊患者
核对患者信息资料
管理要素4
正确标识患者
管理要素4
与急诊护士进行详细交接
值班医师接诊患者并进行救治
管床护士2小时内进行入科宣教
管理要素5
值班医师进行病情告知、签字等
管理要素5

其他科室患者转入ICU

一、标准出处

（一）国家标准

《三级综合医院评审标准实施细则（2011 年版）》：

4.9.2.1 有重症医学科工作制度、岗位职责和技术规范、操作规程。重症监护患者入住、出科符合指征，实行“危重程度评分”。

（二）院内制度

《青岛大学附属医院规章制度汇编医疗质量与安全管理篇（2017 年版）》：重症医学科危重患者管理规定。

二、标准化管理要素及考核标准

序号	标准化项目	标准化管理要素及考核标准	负责职能部门	考核岗位	考核方式		考核频次
					现场考核	考核指标	
1	其他科室患者转入 ICU	会诊确定转入 ICU	医务部	住院总医师/值班医师	现场抽查	会诊及时率 100%	月
2	其他科室患者转入 ICU	做好接诊准备	医务部	值班护士	现场抽查	接诊准备完成率 100%	月
3	其他科室患者转入 ICU	患者信息核对、标识	医务部	值班护士	现场抽查	入科患者信息核对、标识率 100%	月
4	其他科室患者转入 ICU	医师、护士接诊	医务部	其他科室医师、值班医师、护士	现场抽查	交班、接诊及时率 100%	月
5	其他科室患者转入 ICU	病情告知、入科宣教	医务部	值班医师、护士	现场抽查	病情告知、入科宣教及时率 100%	月

三、标准作业流程

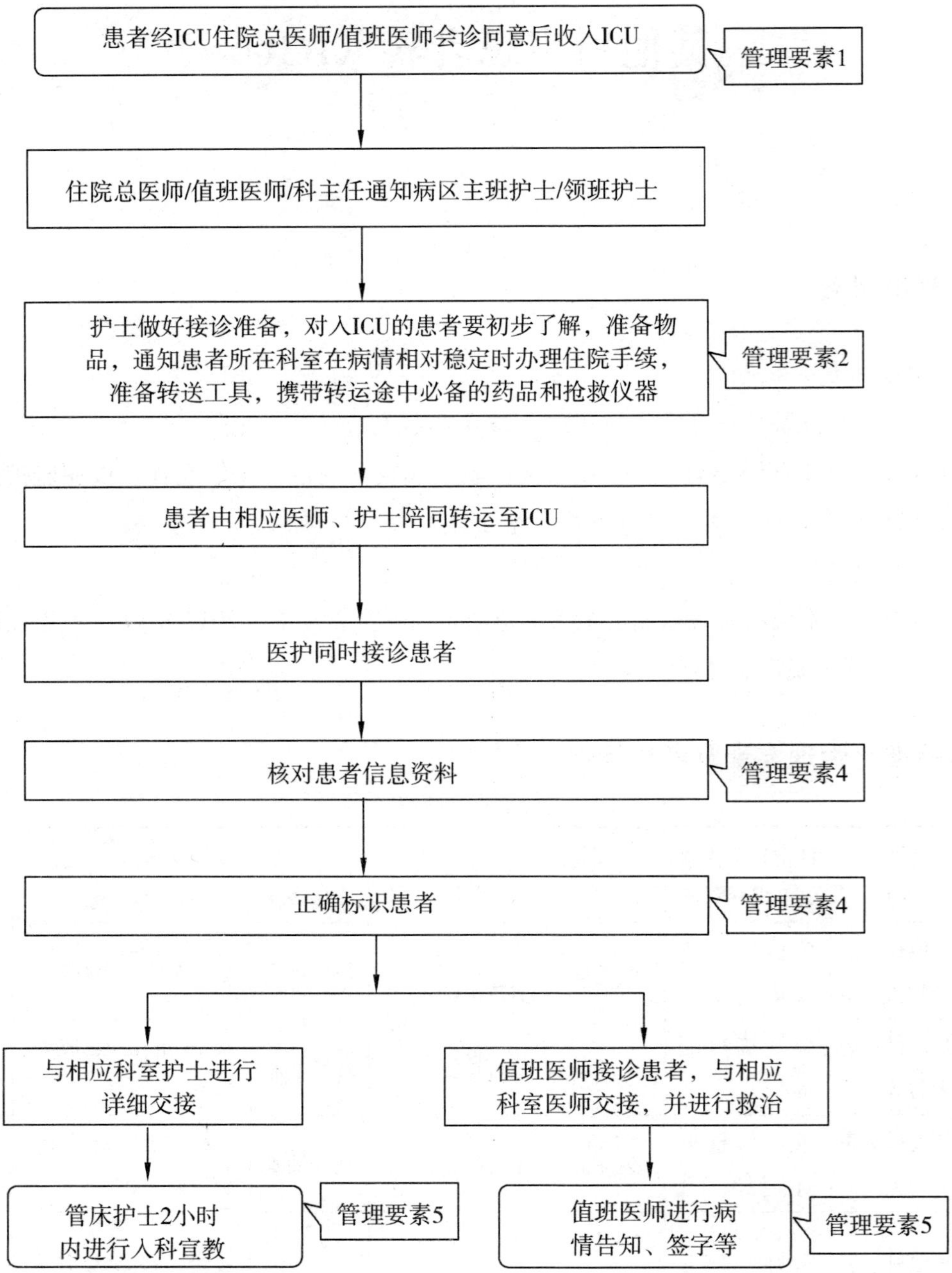
患者经ICU住院总医师/值班医师会诊同意后收入ICU
管理要素1
住院总医师/值班医师/科主任通知病区主班护士/领班护士
护士做好接诊准备，对入ICU的患者要初步了解，准备物品，通知患者所在科室在病情相对稳定时办理住院手续，准备转送工具，携带转运途中必备的药品和抢救仪器
管理要素2
患者由相应医师、护士陪同转运至ICU
医护同时接诊患者
核对患者信息资料
管理要素4
正确标识患者
管理要素4
与相应科室护士进行详细交接
值班医师接诊患者，与相应科室医师交接，并进行救治
管床护士2小时内进行入科宣教
管理要素5
值班医师进行病情告知、签字等
管理要素5

ICU患者转出

一、标准出处

（一）国家标准

《三级综合医院评审标准实施细则（2011 年版）》：

4.9.2.1 有重症医学科工作制度、岗位职责和技术规范、操作规程。重症监护患者入住、出科符合指征，实行“危重程度评分”；

4.9.3.2 执行核心制度，建立多学科协作机制。

（二）院内制度

《青岛大学附属医院规章制度汇编医疗质量与安全管理篇（2017 年版）》：重症医学科危重患者管理规定。

二、标准化管理要素及考核标准

序号	标准化项目	标准化管理要素及考核标准	负责职能部门	考核岗位	考核方式		考核频次
					现场考核	考核指标	
1	ICU 患者转出	病情评估	医务部	医师	现场抽查	病情评估率 100%	月
2	ICU 患者转出	确定转科	医务部	值班医师或会诊医师	现场抽查	会诊及时率 100% 推诿拒收患者率为 0	月
3	ICU 患者转出	联系转科	医务部	医师、护士	现场抽查	患者/家属告知率 100%	月
4	ICU 患者转出	下医嘱、书写转出记录	医务部	值班医师	现场抽查 HIS 抽查	病案完成率 100%	月
5	ICU 患者转出	医嘱执行	医务部	护士	现场抽查	医嘱执行正确率 100%	月
6	ICU 患者转出	转出准备	医务部	护士、电梯工人	现场抽查	转出准备完成率 100%	月
7	ICU 患者转出	转运及交接班	医务部	值班医师、护士	现场抽查	交接班及时率 100%	月
8	ICU 患者转出	床单元消毒	医务部	护士	现场抽查	清洁消毒及时率 100%	月

三、标准作业流程

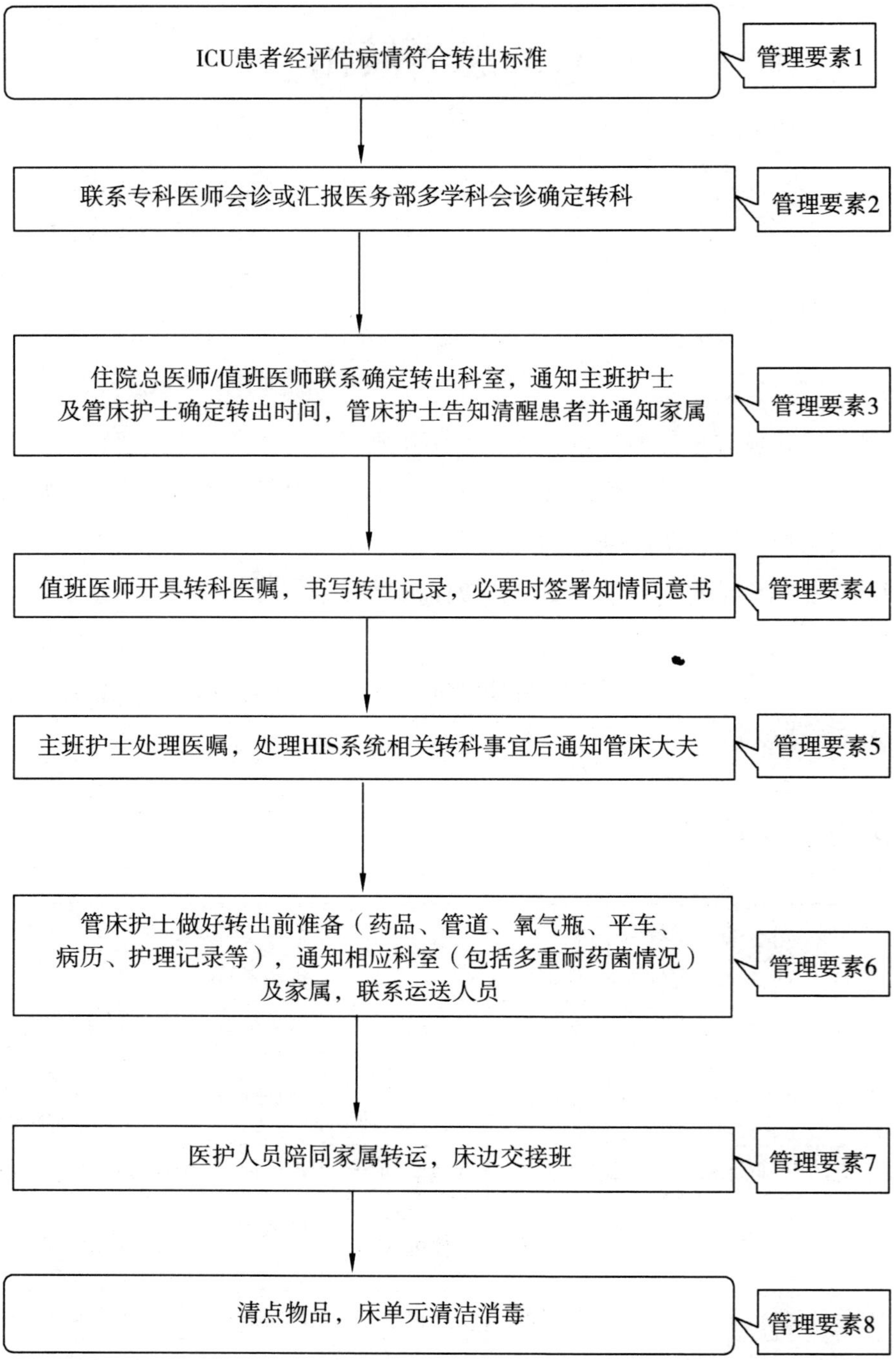
ICU患者经评估病情符合转出标准
管理要素1
联系专科医师会诊或汇报医务部多学科会诊确定转科
管理要素2
住院总医师/值班医师联系确定转出科室，通知主班护士
及管床护士确定转出时间，管床护士告知清醒患者并通知家属
管理要素3
值班医师开具转科医嘱，书写转出记录，必要时签署知情同意书
管理要素4
主班护士处理医嘱，处理HIS系统相关转科事宜后通知管床大夫
管理要素5
管床护士做好转出前准备（药品、管道、氧气瓶、平车、
病历、护理记录等），通知相应科室（包括多重耐药菌情况）
及家属，联系运送人员
管理要素6
医护人员陪同家属转运，床边交接班
管理要素7
清点物品，床单元清洁消毒
管理要素8

ICU患者外出检查

一、标准出处

国家标准

《三级综合医院评审标准实施细则（2011 年版）》：

4.9.2.1 有重症医学科工作制度、岗位职责和技术规范、操作规程。重症监护患者入住、出科符合指征，实行“危重程度评分”；

4.9.4.1 有医院感染管理相关规定，对呼吸机相关性肺炎、导管所致血行性感染、留置导尿管所致泌尿系感染有预防与监控方案、质量控制指标，并能切实执行。

二、标准化管理要素及考核标准

序号	标准化项目	标准化管理要素及考核标准	负责职能部门	考核岗位	考核方式		考核频次
					现场考核	考核指标	
1	ICU 患者外出检查	评估病情	医务部	值班医师	现场抽查	评估病情完成率 100%	月
2	ICU 患者外出检查	告知家属	医务部	值班医师	现场抽查	告知、签字完成率 100%	月
3	ICU 患者外出检查	物品准备	医务部	值班医师、管床护士	现场抽查	物品准备及时率 100%	月
4	ICU 患者外出检查	通知检查科室	医务部	值班医师	现场抽查	院感患者告知率 100%	月
5	ICU 患者外出检查	外出检查	医务部	值班医师、护士	现场抽查	医护陪同检查率 100%	月
6	ICU 患者外出检查	物品清点、消毒	医务部	值班医师、护士	现场抽查	污染物品消毒率 100%	月

三、标准作业流程

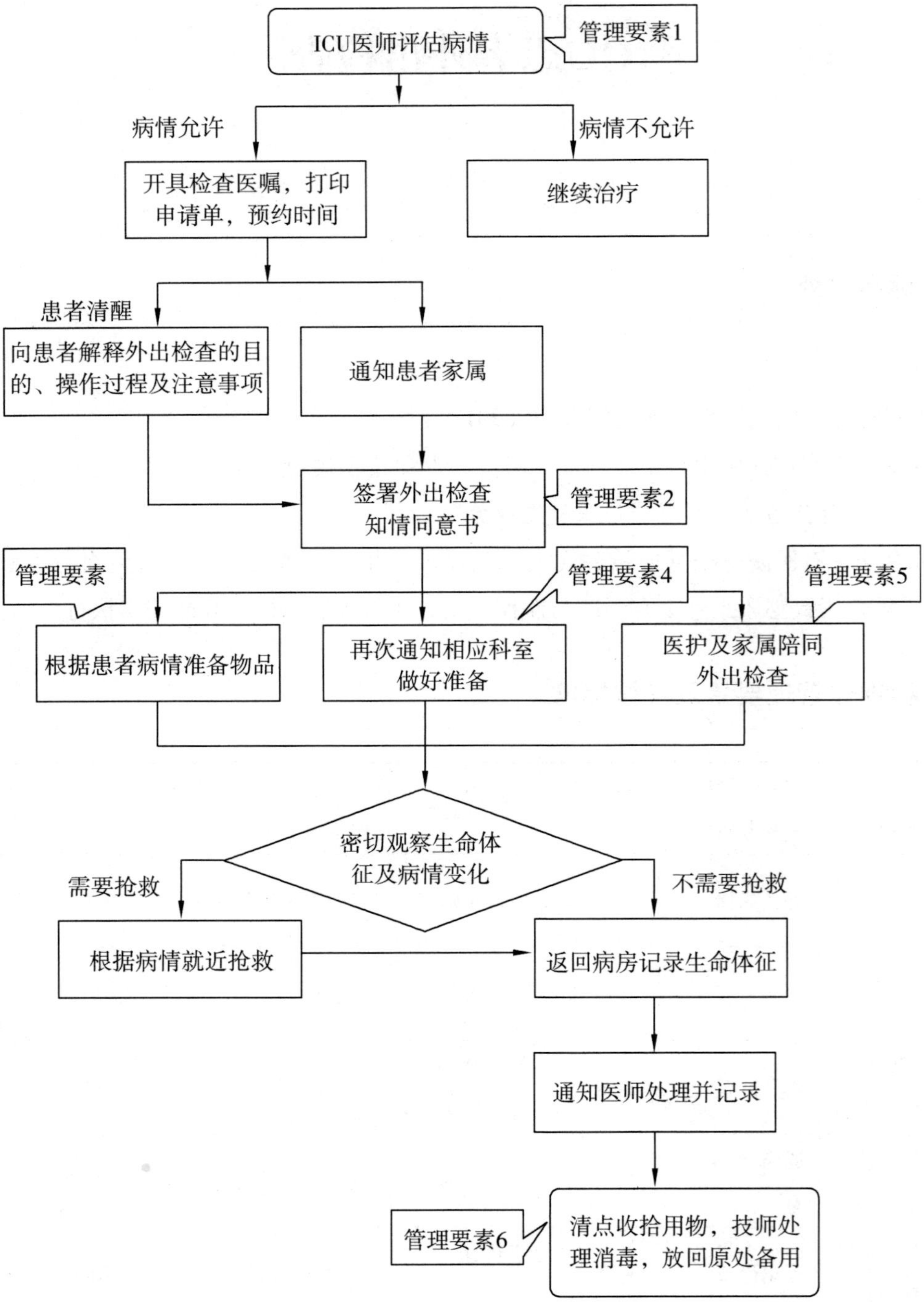
ICU医师评估病情
管理要素1
病情允许
病情不允许
开具检查医嘱，打印申请单，预约时间
继续治疗
患者清醒
向患者解释外出检查的目的、操作过程及注意事项
通知患者家属
签署外出检查知情同意书
管理要素2
管理要素
管理要素4
管理要素5
根据患者病情准备物品
再次通知相应科室做好准备
医护及家属陪同外出检查
密切观察生命体征及病情变化
需要抢救
不需要抢救
根据病情就近抢救
返回病房记录生命体征
通知医师处理并记录
管理要素6
清点收拾用物，技师处理消毒，放回原处备用

院区间患者转运

一、标准出处

院内制度

《青岛大学附属医院院区间转运患者管理制度（2019 年版）》。

二、标准化管理要素及考核标准

序号	标准化项目	标准化管理要素及考核标准	负责职能部门	考核岗位	考核方式		考核频次
					现场考核	考核指标	
1	院区间患者转运	转运的必要性及风险告知患者及家属	院区业务管理部门	主管医师	现场抽查	患者及家属知晓率 100%	月
2	院区间患者转运	主管医师与接收院区科室沟通	院区业务管理部门	主管科室医师、接收科室医师	现场抽查	完成率 100%	月
3	院区间患者转运	患者转运	院区业务管理部门	转运医师、护士	现场抽查	完成率 100%	月
4	院区间患者转运	患者交接工作	院区业务管理部门	交接医师、护士	现场抽查	完成率 100%	月
5	院区间患者转运	做好转运记录	院区业务管理部门	转运医师、护士	现场抽查	及时率、完成率 100%	月

三、标准作业流程

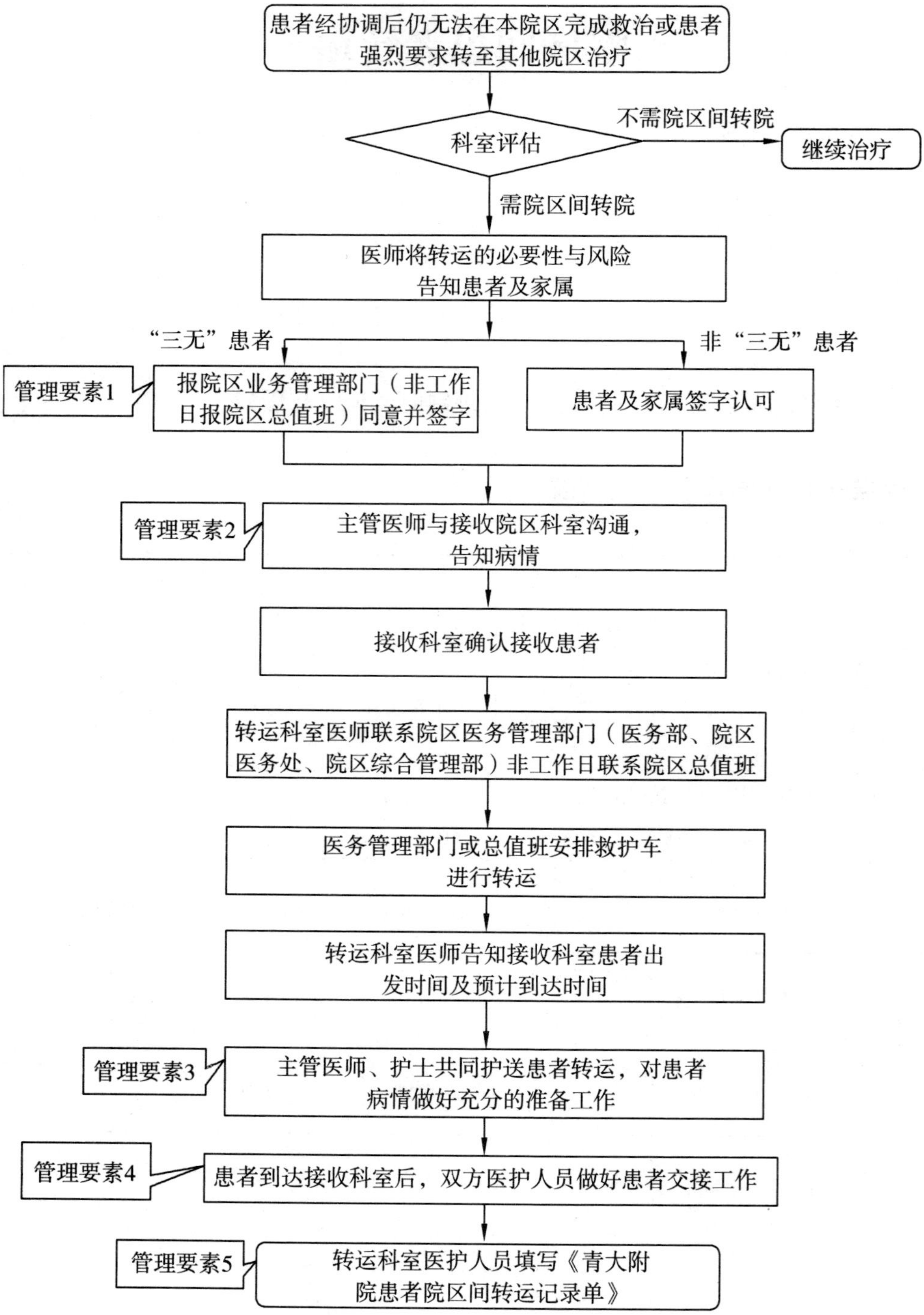
患者经协调后仍无法在本院区完成救治或患者强烈要求转至其他院区治疗
科室评估
不需院区间转院
继续治疗
需院区间转院
医师将转运的必要性与风险告知患者及家属
“三无”患者
非“三无”患者
管理要素1
报院区业务管理部门（非工作日报院区总值班）同意并签字
患者及家属签字认可
管理要素2
主管医师与接收院区科室沟通，告知病情
接收科室确认接收患者
转运科室医师联系院区医务管理部门（医务部、院区医务处、院区综合管理部）非工作日联系院区总值班
医务管理部门或总值班安排救护车进行转运
转运科室医师告知接收科室患者出发时间及预计到达时间
管理要素3
主管医师、护士共同护送患者转运，对患者病情做好充分的准备工作
管理要素4
患者到达接收科室后，双方医护人员做好患者交接工作
管理要素5
转运科室医护人员填写《青大附院患者院区间转运记录单》

病房危急值处理

一、标准出处

（一）国家标准

《三级综合医院评审标准实施细则（2011年版）》：

3.6.1.1 根据医院实际情况确定“危急值”项目，建立“危急值”管理制度与工作流程；

3.6.2.1 严格执行“危急值”报告制度与流程。

（二）院内制度

《青岛大学附属医院临床“危急值”报告和处理制度（2017年版）》。

二、标准化管理要素及考核标准

序号	标准化项目	标准化管理要素及考核标准	负责职能部门	考核岗位	考核方式		考核频次
					现场检查	考核指标	
1	病房危急值处理	医技科室报告危急值的时限与记录情况	医务部	医技科室人员	现场抽查	危急值报告及时率与记录准确率100%	月
2	病房危急值处理	临床科室危急值记录情况	医务部	临床科室医护人员	现场抽查	危急值报告记录及时率与准确率100%	月
3	病房危急值处理	主管医师危急值处理时限	医务部	主管医师	现场抽查 查阅病历	15分钟内处理完成率100%	月
4	病房危急值处理	危急值处置记录情况	医务部	主管医师	现场抽查 查阅病历	危急值处置记录合格率100%	月

三、标准作业流程

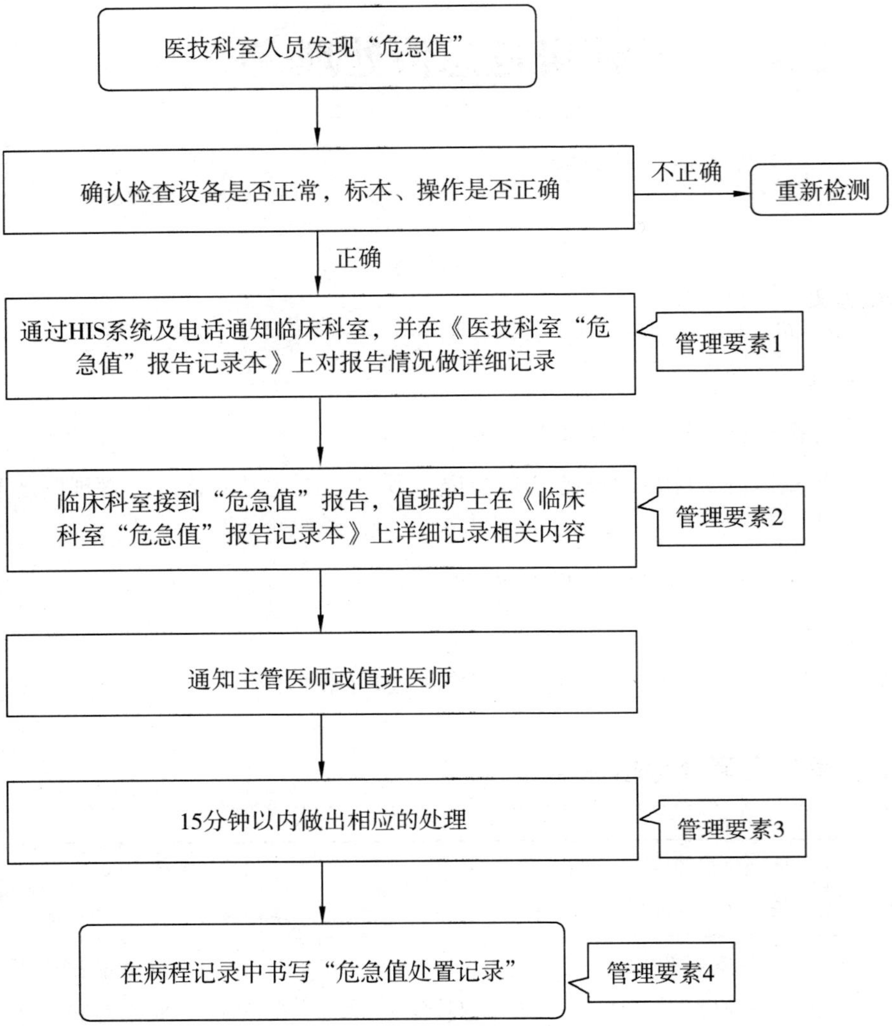
医技科室人员发现“危急值”
确认检查设备是否正常，标本、操作是否正确
不正确
重新检测
正确
通过HIS系统及电话通知临床科室，并在《医技科室“危急值”报告记录本》上对报告情况做详细记录
管理要素1
临床科室接到“危急值”报告，值班护士在《临床科室“危急值”报告记录本》上详细记录相关内容
管理要素2
通知主管医师或值班医师
15分钟以内做出相应的处理
管理要素3
在病程记录中书写“危急值处置记录”
管理要素4

手术患者身份识别

一、标准出处

（一）国家标准

《三级综合医院评审标准实施细则（2011 年版）》：

3. 1. 2. 1 在诊疗活动中，严格执行“查对制度”，至少同时使用姓名、性别两项等项目核对患者身份，确保对正确的患者实施正确的操作。

（二）院内制度

《青岛大学附属医院住院患者身份识别制度和手腕带使用程序（2017 年版）》。

二、标准化管理要素及考核标准

序号	标准化项目	标准化管理要素及考核标准	负责职能部门	考核岗位	考核方式		考核频次
					现场检查	考核指标	
1	手术患者身份识别	手术患者病房交接	医务部	主管护士	现场抽查	病房交接身份核查率 100%	月
2	手术患者身份识别	手术室交接	医务部	手术室护士	现场抽查	手术室交接身份核查率 100%	月
3	手术患者身份识别	填写手术患者交接记录单并签字	医务部	手术室护士	现场抽查	手术患者交接记录单完善率 100%	月
4	手术患者身份识别	手术三方核查	医务部	手术医师、护士、麻醉医师	现场检查	手术三方核查率 100%	月

三、标准作业流程

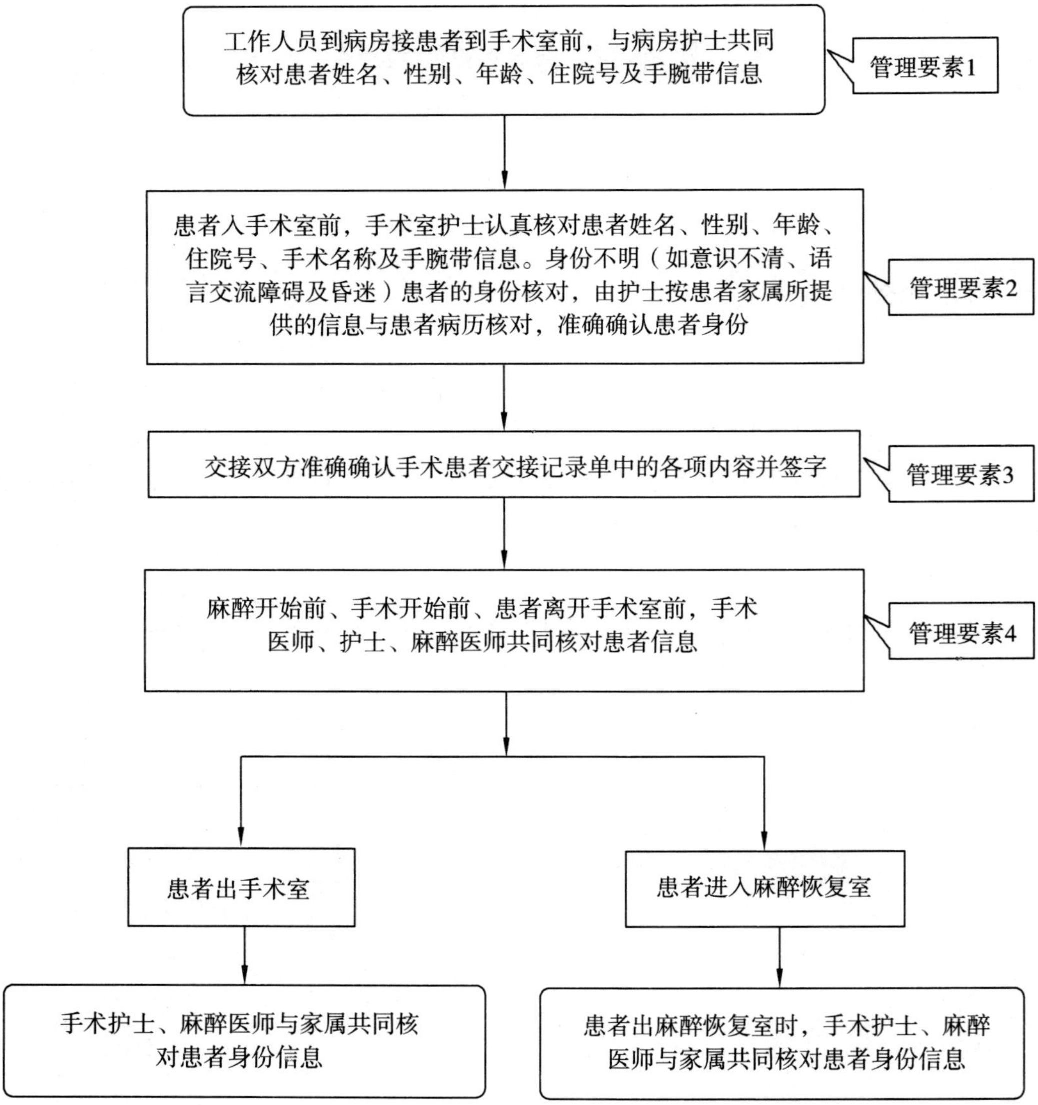
工作人员到病房接患者到手术室前，与病房护士共同核对患者姓名、性别、年龄、住院号及手腕带信息
管理要素1
患者入手术室前，手术室护士认真核对患者姓名、性别、年龄、住院号、手术名称及手腕带信息。身份不明（如意识不清、语言交流障碍及昏迷）患者的身份核对，由护士按患者家属所提供的信息与患者病历核对，准确确认患者身份
管理要素2
交接双方准确确认手术患者交接记录单中的各项内容并签字
管理要素3
麻醉开始前、手术开始前、患者离开手术室前，手术医师、护士、麻醉医师共同核对患者信息
管理要素4
患者出手术室
患者进入麻醉恢复室
手术护士、麻醉医师与家属共同核对患者身份信息
患者出麻醉恢复室时，手术护士、麻醉医师与家属共同核对患者身份信息

手术三方核查

一、标准出处

（一）国家标准

《三级综合医院评审标准实施细则（2011 年版）》：

3. 3. 3. 1 有手术安全核查与手术风险评估制度与流程。

（二）院内制度

《青岛大学附属医院手术安全核查制度（2017 年版）》。

二、标准化管理要素及考核标准

序号	标准化项目	标准化管理要素及考核标准	负责职能部门	考核岗位	考核方式		考核频次
					现场检查	考核指标	
1	手术三方核查	麻醉实施前核查	医务部	麻醉医师、手术医师、手术室护士	现场抽查	麻醉实施前三方核查率 100%	月
2	手术三方核查	手术开始前核查	医务部	麻醉医师、手术医师、手术室护士	现场抽查	手术开始前三方核查率 100%	月
3	手术三方核查	患者离开手术室前核查	医务部	麻醉医师、手术医师、手术室护士	现场抽查	患者离开手术室前三方核查率 100%	月
4	手术三方核查	《手术安全核查表》归入病历	医务部	麻醉医师、手术医师、手术室护士	现场抽查	《手术安全核查表》完善率 100%	月

三、标准作业流程

患者进入手术室

↓

管理要素1

麻醉实施前：
由麻醉医师主持，三方按《手术安全核查表》依次核对患者身份（姓名、性别、年龄、病案号）、手术方式、知情同意情况、手术部位与标识、麻醉安全检查、皮肤是否完整、术野皮肤准备、静脉通道建立情况、患者过敏史、抗菌药物皮试结果、术前备血情况、假体、体内植入物、影像学资料等内容，并分别签名确认

↓

管理要素2

手术开始前：
由手术医师主持，三方共同核查患者身份（姓名、性别、年龄）、手术方式、手术部位与标识，并确认风险预警等内容。手术物品准备情况的核查由手术室护士执行并向手术医师和麻醉医师报告，并分别签名确认

↓

管理要素3

患者离开手术室前：
由手术室护士，三方共同核查患者身份（姓名、性别、年龄）、实际手术方式，术中用药、输血的核查，清点手术用物，确认手术标本，检查皮肤完整性、动静脉通路、引流管，确认患者去向等内容，并分别签名确认

↓

管理要素4

住院患者《手术安全核查表》归入病历中保管

法定传染病上报

一、标准出处

（一）国家标准

《三级综合医院评审标准实施细则（2011 年版）》：

4.10.2.3 落实预检分诊制度，实行首诊负责制，及时报告疫情，规范接诊和治疗传染病患者，协助专业公共卫生机构及有关部门进行突发公共卫生事件和传染病疫情调查、采样与处理以及相关控制传播措施；

4.10.4.1 有专门部门或专职人员负责传染病疫情报告与管理工作，突发公共卫生事件与传染病疫情监测信息报告规范，实行网络直报。

（二）行业标准

1.《中华人民共和国传染病防治法》。

2.《突发公共卫生事件应急条例》。

3.《中华人民共和国传染病防治法实施办法》。

（三）院内制度

《青岛大学附属医院传染病疫情上报与管理制度（2017 年版）》。

二、标准化管理要素及考核标准

序号	标准化项目	标准化管理要素及考核标准	负责职能部门	考核岗位	考核方式		考核频次
					现场检查	考核指标	
1	法定传染病上报	患者诊断准确性	门急诊部	医师	现场抽查	根据检验（检查）结果判断传染病诊断是否准确	月
2	法定传染病上报	突发公共卫生事件判断	门急诊部	医师	现场抽查	根据突发公共卫生事件标准判断是否准确	月
3	法定传染病上报	填写上报《传染病报告卡》	门急诊部	医师	现场抽查	及时准确填写上报《传染病报告卡》	月

（续表）

序号	标准化项目	标准化管理要素及考核标准	负责职能部门	考核岗位	考核方式		考核频次
					现场检查	考核指标	
4	法定传染病上报	审核传染病报告卡	门急诊部	疾控科工作人员	现场抽查	及时准确审核传染病报告卡	月
5	法定传染病上报	网络报告传染病相关信息	门急诊部	疾控科工作人员	现场抽查	及时准确网络报告传染病相关信息	月
6	法定传染病上报	流行病学调查	门急诊部	医师及护师	现场抽查	流行病学调查配合情况	月
7	法定传染病上报	电话报告	门急诊部	医师或护师	现场抽查	及时准确报告突发公共卫生事件	月
8	法定传染病上报	电话报告	门急诊部	疾控科工作人员及总值班	现场抽查	及时准确报告突发公共卫生事件	月
9	法定传染病上报	及时汇报并协调处理疫情	门急诊部	门急诊部及其他部门（科室）工作人员	现场抽查	突发公共卫生事件处理情况	月

三、标准作业流程

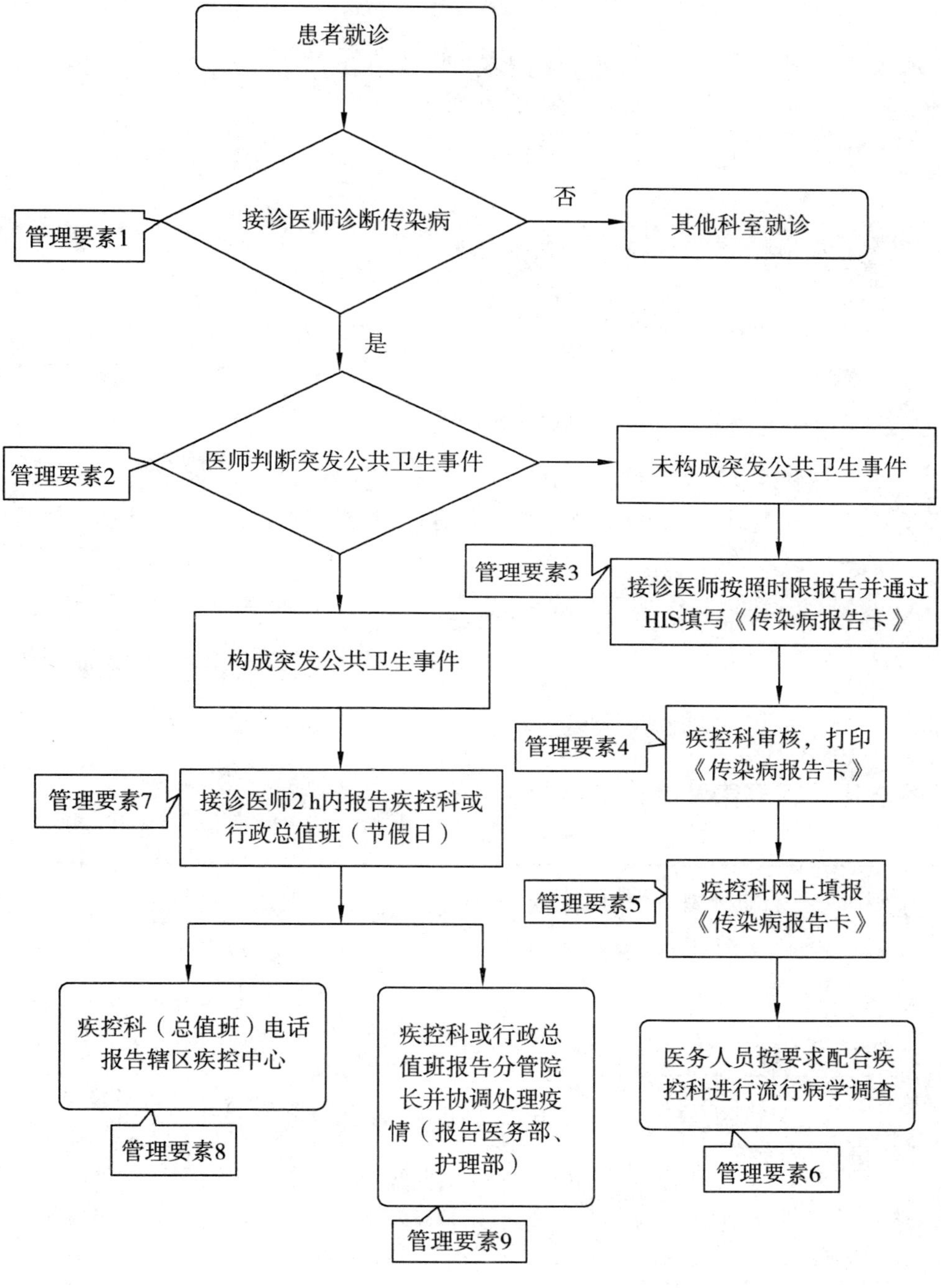
患者就诊
接诊医师诊断传染病
管理要素1
否
其他科室就诊
是
医师判断突发公共卫生事件
管理要素2
未构成突发公共卫生事件
管理要素3
接诊医师按照时限报告并通过HIS填写《传染病报告卡》
构成突发公共卫生事件
管理要素4
疾控科审核，打印《传染病报告卡》
管理要素7
接诊医师2 h内报告疾控科或行政总值班（节假日）
管理要素5
疾控科网上填报《传染病报告卡》
疾控科（总值班）电话报告辖区疾控中心
管理要素8
疾控科或行政总值班报告分管院长并协调处理疫情（报告医务部、护理部）
管理要素9
医务人员按要求配合疾控科进行流行病学调查
管理要素6

临时医嘱下达

一、标准出处

（一）国家标准

《三级综合医院评审标准实施细则（2011 年版）》：

3.2.1.1 按规定开具完整的医嘱或处方；

3.5.2.1 处方或用药医嘱在转抄和执行时有严格的核对程序，并由转抄和执行者签名确认。

（二）院内制度

《青岛大学附属医院规章制度汇编医疗质量与安全管理篇（2017 年版）》：医嘱制度。

二、标准化管理要素及考核标准

序号	标准化项目	标准化管理要素及考核标准	负责职能部门	考核岗位	考核方式		考核频次
					现场考核	考核指标	
1	临时医嘱下达	接诊医师下达临时医嘱	医务部	值班医师	现场抽查	医嘱下达完成率 100%	月
2	临时医嘱下达	后续临时医嘱	医务部	值班医师	现场抽查	临时医嘱及时率 100%	月
3	临时医嘱下达	医师复查医嘱	医务部	值班医师	现场抽查	复查率 100%	月
4	临时医嘱下达	护士排查可疑临时医嘱	医务部	值班护士	现场抽查	查清率、及时率 100%	月
5	临时医嘱下达	护士执行医嘱	医务部	值班护士	现场抽查	执行完成率、及时率 100%	月

三、标准作业流程

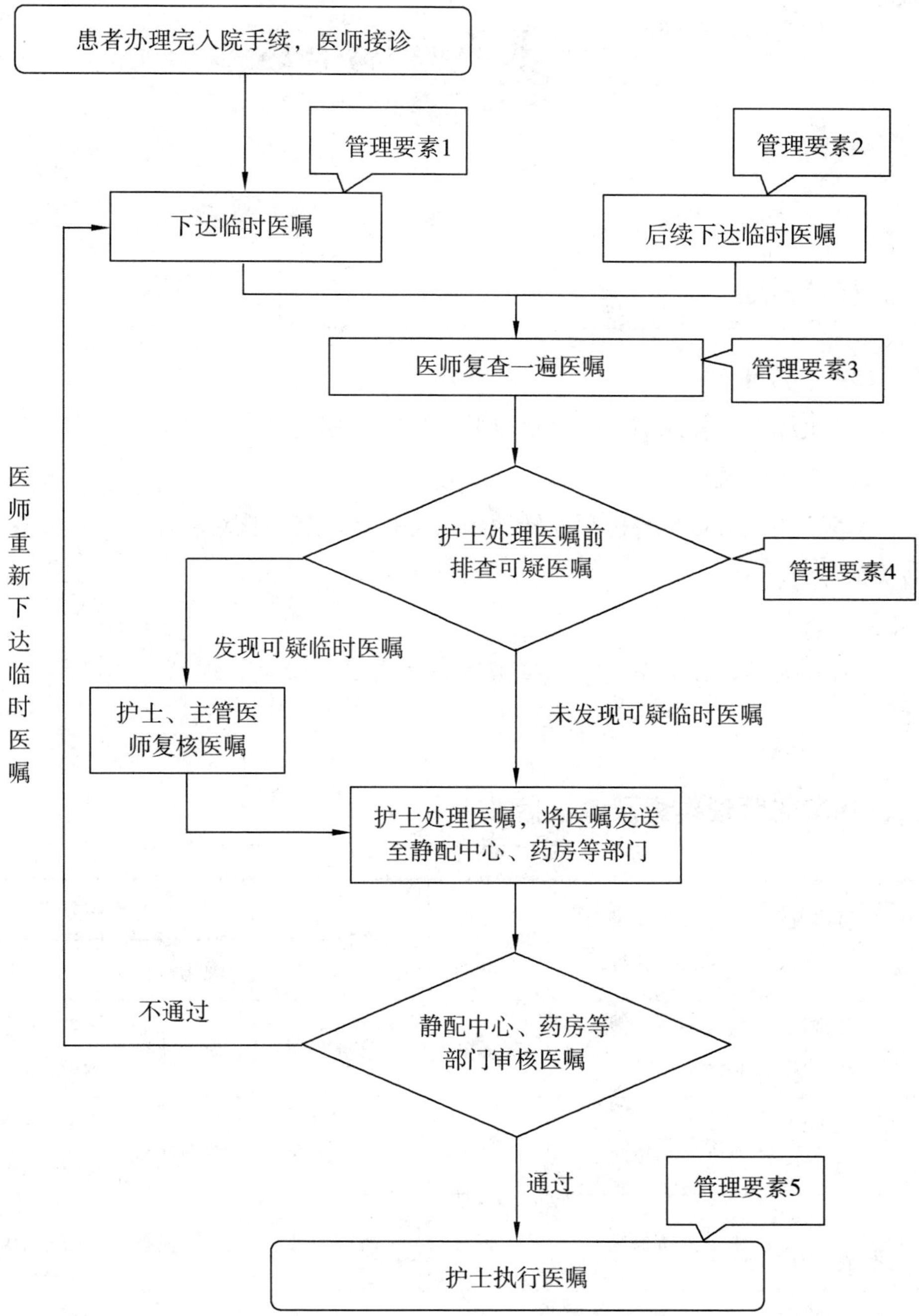
患者办理完入院手续，医师接诊
管理要素1
下达临时医嘱
管理要素2
后续下达临时医嘱
医师复查一遍医嘱
管理要素3
护士处理医嘱前排查可疑医嘱
管理要素4
发现可疑临时医嘱
护士、主管医师复核医嘱
未发现可疑临时医嘱
护士处理医嘱，将医嘱发送至静配中心、药房等部门
医师重新下达临时医嘱
不通过
静配中心、药房等部门审核医嘱
通过
管理要素5
护士执行医嘱

长期医嘱下达

一、标准出处

（一）国家标准

《三级综合医院评审标准实施细则（2011 年版）》：

3.2.1.1 按规定开具完整的医嘱或处方；

3.5.2.1 处方或用药医嘱在转抄和执行时有严格的核对程序，并由转抄和执行者签名确认。

（二）院内制度

《青岛大学附属医院规章制度汇编医疗质量与安全管理篇（2017 年版）》：医嘱制度。

二、标准化管理要素及考核标准

序号	标准化项目	标准化管理要素及考核标准	负责职能部门	考核岗位	考核方式		考核频次
					现场考核	考核指标	
1	长期医嘱下达	接诊医师下达长期医嘱	医务部	值班医师	现场抽查	医嘱下达完成率 100%	月
2	长期医嘱下达	补充长期医嘱	医务部	值班医师	现场抽查	补充长期医嘱及时率 100%	月
3	长期医嘱下达	医师复查医嘱	医务部	值班医师	现场抽查	复查率 100%	月
4	长期医嘱下达	护士查清可疑医嘱	医务部	值班护士	现场抽查	查清率、及时率 100%	月
5	长期医嘱下达	护士执行医嘱	医务部	值班护士	现场抽查	执行完成率、及时率 100%	月

三、标准作业流程

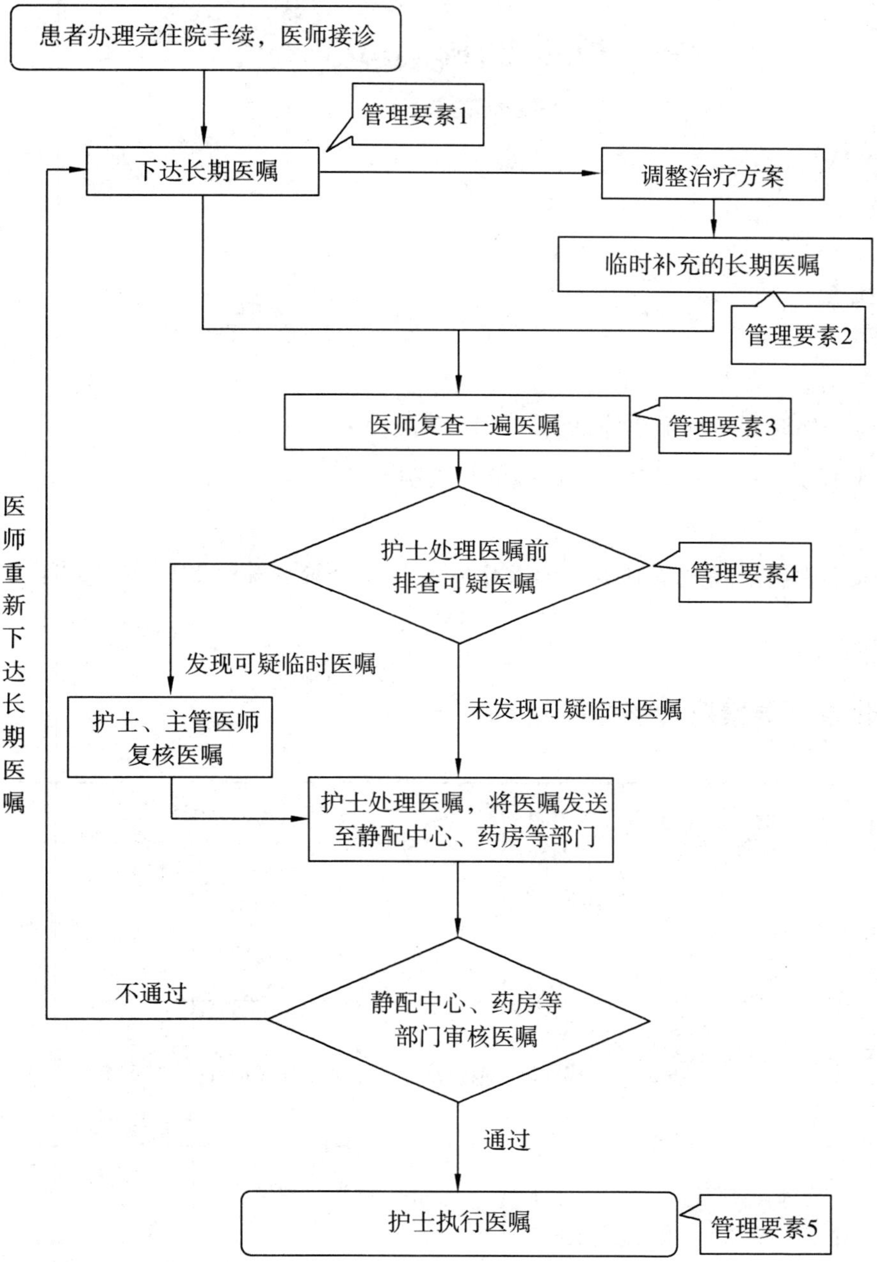
患者办理完住院手续，医师接诊
管理要素1
下达长期医嘱
调整治疗方案
临时补充的长期医嘱
管理要素2
医师复查一遍医嘱
管理要素3
护士处理医嘱前
排查可疑医嘱
管理要素4
发现可疑临时医嘱
未发现可疑临时医嘱
护士、主管医师
复核医嘱
护士处理医嘱，将医嘱发送
至静配中心、药房等部门
医师重新下达长期医嘱
不通过
静配中心、药房等
部门审核医嘱
通过
护士执行医嘱
管理要素5

口头医嘱下达

一、标准出处

（一）国家标准

《三级综合医院评审标准实施细则（2011 年版）》：

3.2.2.1 有紧急情况下下达口头医嘱的相关制度与流程。

（二）院内制度

《青岛大学附属医院规章制度汇编医疗质量与安全管理篇（2017 年版）》：医嘱制度。

二、标准化管理要素及考核标准

序号	标准化项目	标准化管理要素及考核标准	负责职能部门	考核岗位	考核方式		考核频次
					现场考核	考核指标	
1	口头医嘱下达	下达口头医嘱	医务部	值班医师	现场抽查	下达医嘱及时率 100%	月
2	口头医嘱下达	护士复诵、医师记录	医务部	值班护士、医师	现场抽查	复诵及时率、记录率、完成率 100%	月
3	口头医嘱下达	医师查对药物	医务部	值班医师	现场抽查	查对完成率 100%	月
4	口头医嘱下达	护士执行医嘱	医务部	值班护士	现场抽查	执行完成率、及时率 100%	月
5	口头医嘱下达	医师补录医嘱	医务部	值班医师	现场抽查	补录及时率、完成率 100%	月

三、标准作业流程

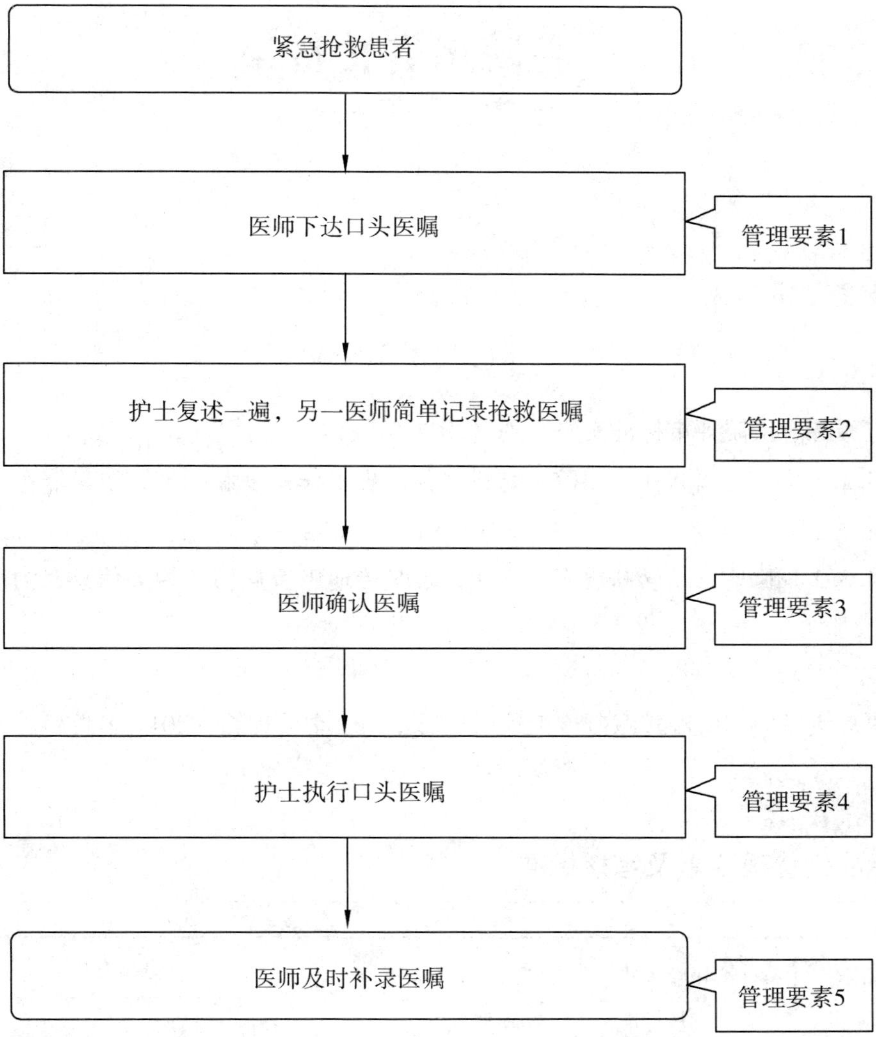
紧急抢救患者
医师下达口头医嘱
管理要素1
护士复述一遍，另一医师简单记录抢救医嘱
管理要素2
医师确认医嘱
管理要素3
护士执行口头医嘱
管理要素4
医师及时补录医嘱
管理要素5

住院患者转科

一、标准出处

（一）国家标准

《三级综合医院评审标准实施细则（2011 年版）》：

2. 4. 1. 1 完善患者入院、出院、转科服务管理工作制度和标准，改进服务流程，方便患者；

2. 4. 3. 1 加强转诊、转科患者的交接，及时传递患者病历与相关信息，为患者提供连续医疗服务。

（二）院内制度

《青岛大学附属医院规章制度汇编医疗质量与安全管理篇（2017 年版）》：转院转科制度。

二、标准化管理要素及考核标准

序号	标准化项目	标准化管理要素及考核标准	负责职能部门	考核岗位	考核方式		考核频次
					现场考核	考核指标	
1	住院患者转科	转入科室 24 小时内会诊	医务部	值班医师	现场抽查	会诊完成率、及时率 100%	月
2	住院患者转科	转出科室记录	医务部	值班医师	现场抽查	转出记录及时率 100%	月
3	住院患者转科	医师、护士接诊	医务部	值班医师、护士	现场抽查	接诊及时率 100%	月
4	住院患者转科	转入科室记录	医务部	值班医师	现场抽查	转入记录及时率 100%	月

三、标准作业流程

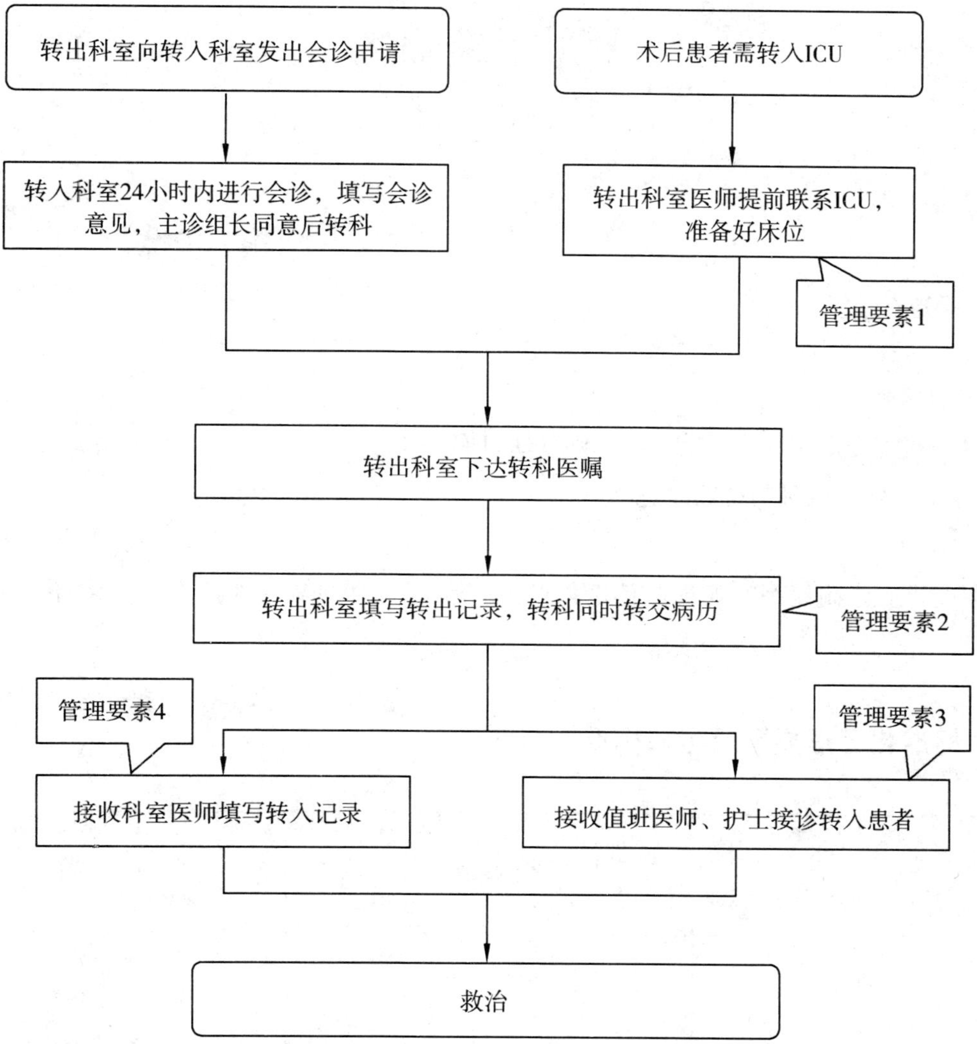
转出科室向转入科室发出会诊申请
术后患者需转入ICU
转入科室24小时内进行会诊，填写会诊意见，主诊组长同意后转科
转出科室医师提前联系ICU，准备好床位
管理要素1
转出科室下达转科医嘱
转出科室填写转出记录，转科同时转交病历
管理要素2
管理要素4
管理要素3
接收科室医师填写转入记录
接收值班医师、护士接诊转入患者
救治

术中输血

一、标准出处

（一）国家标准

《三级综合医院评审标准实施细则（2011年版）》：

十九、输血管理与持续改进。

（二）院内制度

《青岛大学附属医院规章制度汇编医疗质量与安全管理篇（2017年版）》：手术室管理制度。

二、标准化管理要素及考核标准

序号	标准化项目	标准化管理要素及考核标准	负责职能部门	考核岗位	考核方式		考核频次
					现场考核	考核指标	
1	术中输血	术前备血	医务部	主管医师、值班护士	现场抽查	输血前检查（血型、不规则抗体、输血相关传染病筛查）、输血告知、输血知情同意书签署、术前备血完成率100%	月
2	术中输血	手术取血	医务部	麻醉医师、手术护士	现场抽查	取血规范率100%	月
3	术中输血	血液发放	医务部	输血科人员、取血人员	现场抽查	血液交接准确率100%	月
4	术中输血	血液输注	医务部	麻醉医师、巡回护士	现场抽查	血液查对执行率100%	月

（续表）

序号	标准化项目	标准化管理要素及考核标准	负责职能部门	考核岗位	考核方式		考核频次
					现场考核	考核指标	
5	术中输血	输血过程记录	医务部	主管医师、麻醉医师、手术护士	抽查病历	手术记录、麻醉记录、护理记录正确率100%，输血不良反应上报率100%	月
6	术中输血	输血不良反应	医务部	主管医师、麻醉医师、手术护士	抽查病历	手术记录正确率100%、不良反应上报率100%	月

三、标准作业流程

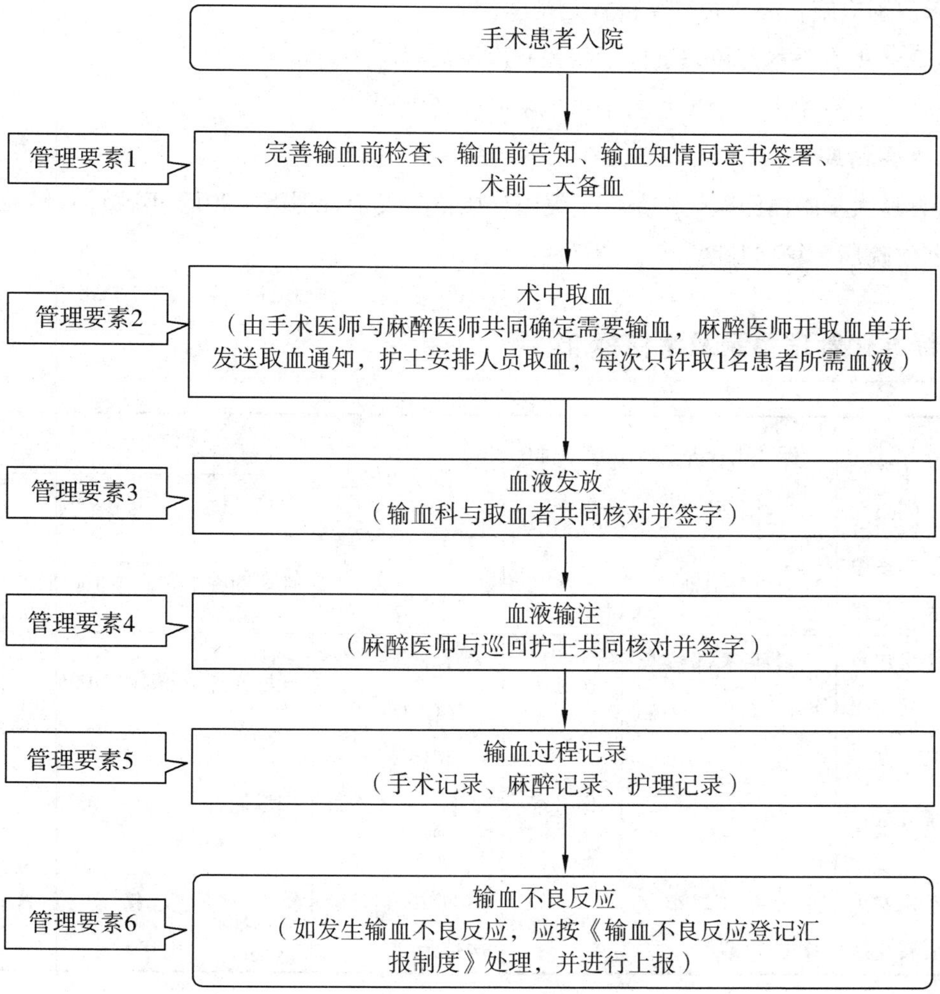

手术室患者转交接

一、标准出处

（一）国家标准

《三级综合医院评审标准实施细则（2011 年版）》：

3.1.3.1 完善关键流程（急诊、病房、手术室、ICU、产房、新生儿室之间流程）的患者识别措施，健全转科交接登记制度；

3.3.2.1 有手术部位识别标示相关制度与流程；

3.3.3.1 有手术安全核查与手术风险制度与流程。

（二）院内制度

《青岛大学附属医院规章制度汇编医疗质量与安全管理篇（2017 年版）》：转院转科制度、住院病历管理制度。

二、标准化管理要素及考核标准

序号	标准化项目	标准化管理要素及考核标准	负责职能部门	考核岗位	考核方式		考核频次
					现场考核	考核指标	
1	手术室患者转交接	患者身份识别	医务部	巡回护士、护士站护士	现场抽查	正确率 100%	月
2	手术室患者转交接	患者手术部位标识正确	医务部	手术医师、护士站护士	现场抽查	正确率 100%	月
3	手术室患者转交接	手术三方核查	医务部	手术医师、麻醉医师、巡回护士	现场抽查	正确率 100%	月
4	手术室患者转交接	术后患者规范交接	医务部	巡回护士、病房护士	现场抽查	交接规范率 100%	月

三、标准作业流程

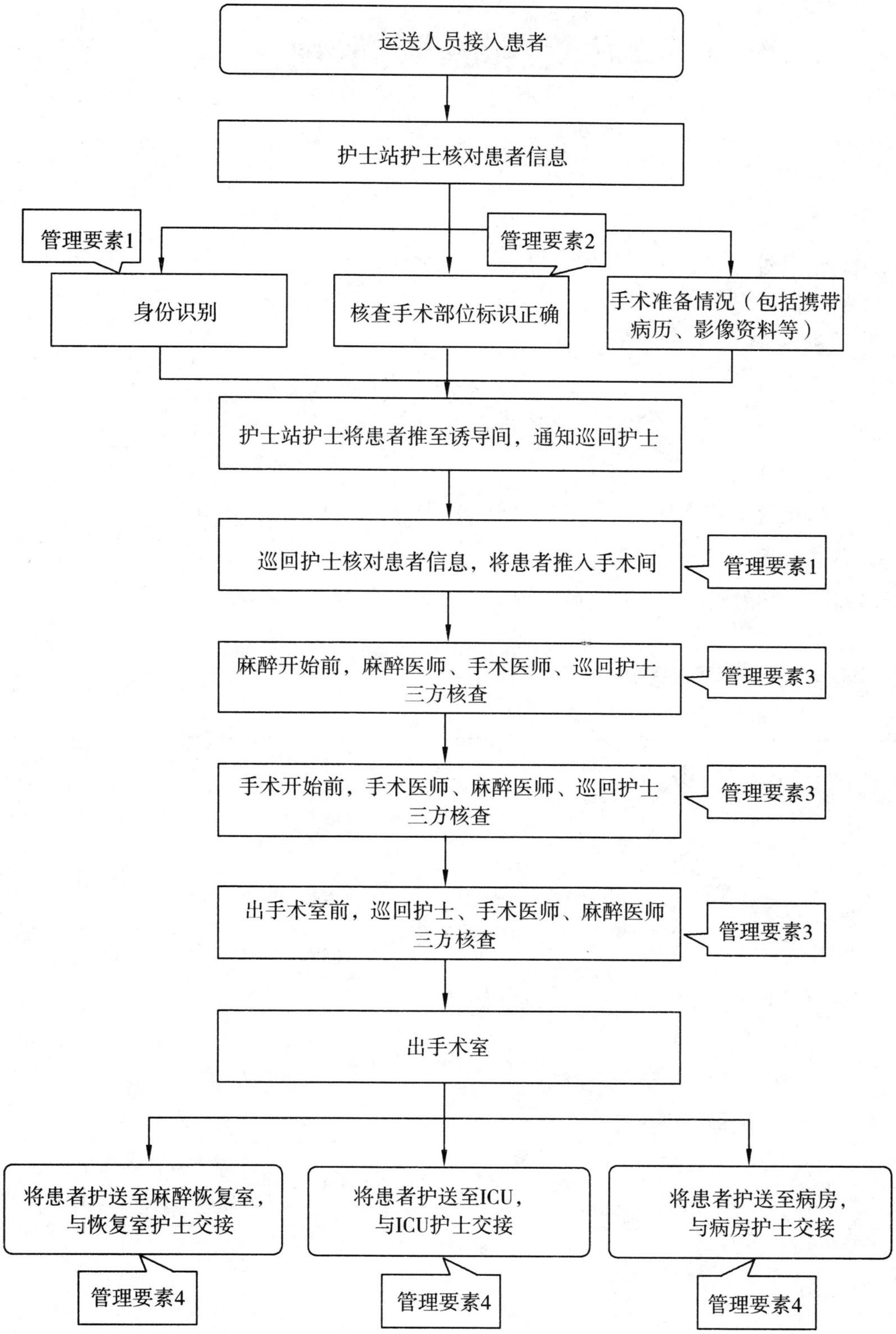
运送人员接入患者
护士站护士核对患者信息
管理要素1
管理要素2
身份识别
核查手术部位标识正确
手术准备情况（包括携带病历、影像资料等）
护士站护士将患者推至诱导间，通知巡回护士
巡回护士核对患者信息，将患者推入手术间
管理要素1
麻醉开始前，麻醉医师、手术医师、巡回护士三方核查
管理要素3
手术开始前，手术医师、麻醉医师、巡回护士三方核查
管理要素3
出手术室前，巡回护士、手术医师、麻醉医师三方核查
管理要素3
出手术室
将患者护送至麻醉恢复室，与恢复室护士交接
将患者护送至ICU，与ICU护士交接
将患者护送至病房，与病房护士交接
管理要素4
管理要素4
管理要素4

住院冷链药品管理

一、标准出处

（一）国家标准

《三级综合医院评审标准实施细则（2011 年版）》：

4.15.2.3 有药品贮存制度、贮存药品的场所、设施与设备符合有关规定。

（二）行业标准

《药品经营质量管理规范（2016 年版）》第三章第四节、第六节。

（三）院内制度

《青岛大学附属医院冷藏药品管理制度（2017 年版）》。

二、标准化管理要素及考核标准

序号	标准化项目	标准化管理要素及考核标准	负责职能部门	考核岗位	考核方式		考核频次
					现场考核	考核指标	
1	住院冷链药品管理	明确冷链药品范围种类	药学部	临床科室护士、药师	现场抽查	冷链药品知晓率 100%	月
2	住院冷链药品管理	冷链药品储存管理	药学部	临床科室护士	现场抽查	存放条件合格率 ≥80%	月
3	住院冷链药品管理	冷链药品医嘱及使用流程是否正确	药学部	临床医师、护士、药师	现场抽查	临床医嘱合理、冷链药品退药情况、运输中冷藏袋使用率 100%	月
4	住院冷链药品管理	冷链药品患者使用指导	药学部	药师	现场访谈	冷链药品患者使用指导正确率 100%	月

三、标准作业流程

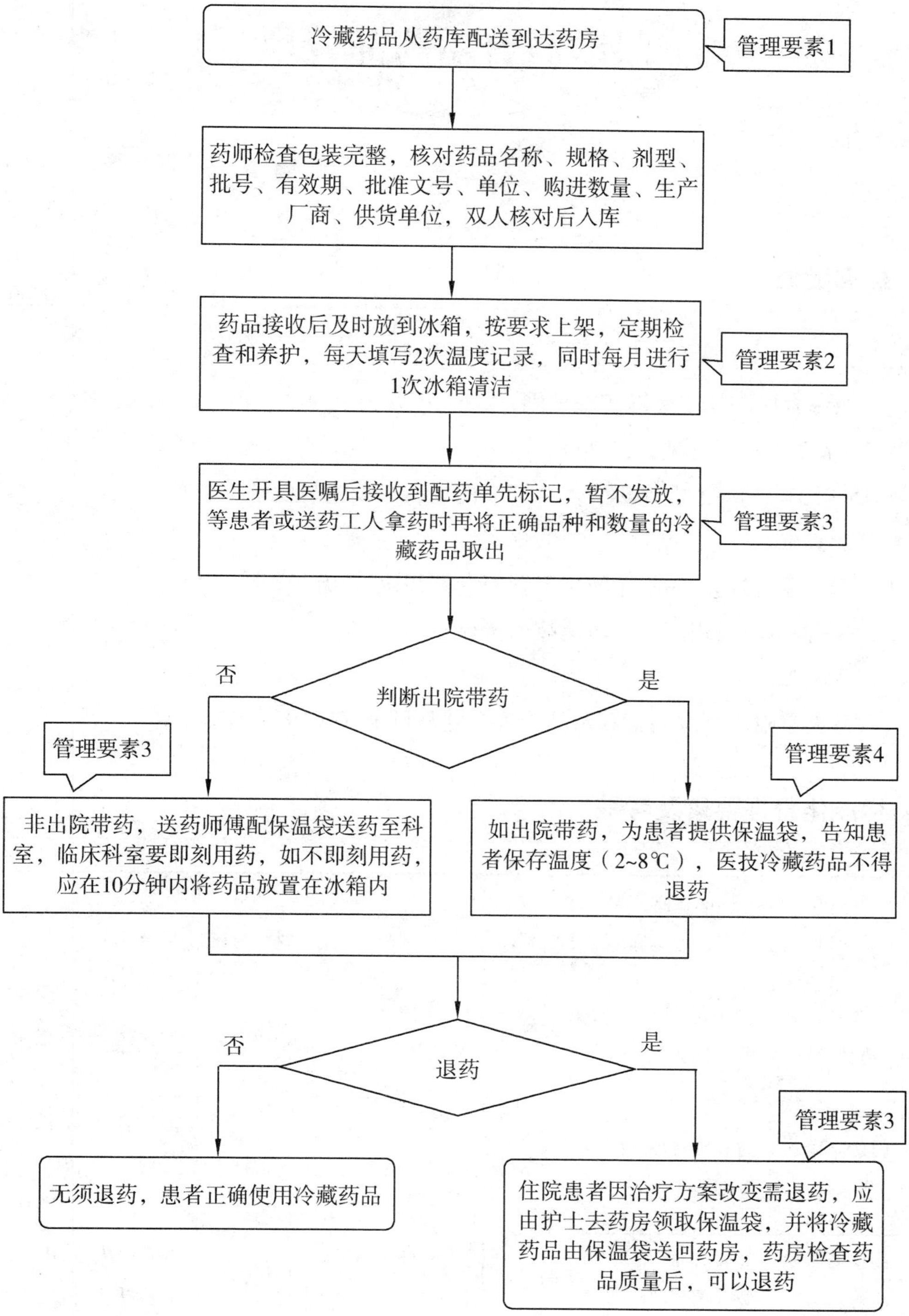
冷藏药品从药库配送到达药房
管理要素1
药师检查包装完整，核对药品名称、规格、剂型、批号、有效期、批准文号、单位、购进数量、生产厂商、供货单位，双人核对后入库
药品接收后及时放到冰箱，按要求上架，定期检查和养护，每天填写2次温度记录，同时每月进行1次冰箱清洁
管理要素2
医生开具医嘱后接收到配药单先标记，暂不发放，等患者或送药工人拿药时再将正确品种和数量的冷藏药品取出
管理要素3
判断出院带药
否
是
管理要素3
非出院带药，送药师傅配保温袋送药至科室，临床科室要即刻用药，如不即刻用药，应在10分钟内将药品放置在冰箱内
管理要素4
如出院带药，为患者提供保温袋，告知患者保存温度（2~8℃），医技冷藏药品不得退药
退药
否
是
无须退药，患者正确使用冷藏药品
管理要素3
住院患者因治疗方案改变需退药，应由护士去药房领取保温袋，并将冷藏药品由保温袋送回药房，药房检查药品质量后，可以退药

门诊高警示药品管理

一、标准出处

（一）国家标准

《三级综合医院评审标准实施细则（2011年版）》：

4.15.1.2 有药事管理工作制度；

4.15.2.3 有药品贮存制度，贮存药品的场所、设施与设备符合有关规定；

（二）行业标准

1.《中国高警示药品临床使用与管理专家共识（2017）》。

2.《高警示药品用药错误防范技术指导原则》。

（三）院内制度

《青岛大学附属医院高警示药品管理制度及目录（2019年版）》。

二、标准化管理要素及考核标准

序号	标准化项目	标准化管理要素及考核标准	负责职能部门	考核岗位	考核方式		考核频次
					现场考核	考核指标	
1	门诊高警示药品管理	明确高警示药品范围种类	药学部	门诊科室护士及药师	现场抽查	科室目录、药品标识知晓率100%	月
2	门诊高警示药品管理	高警示药品贮存管理	药学部	门诊科室护士	现场抽查	无过期、标识完整、存放条件合格	月
3	门诊高警示药品管理	高警示药品医嘱及流程正确	药学部	门诊科室临床医师	现场访谈	高警示药品HIS医嘱提示	月
4	门诊高警示药品管理	口头抢救医嘱及流程正确	药学部	门诊科室临床医师及护士	现场访谈	口头复述正确率100%	月

（续表）

序号	标准化项目	标准化管理要素及考核标准	负责职能部门	考核岗位	考核方式		考核频次
					现场考核	考核指标	
5	门诊高警示药品管理	药房高警示药品管理	药学部	药房高警示药品管理责任人	现场抽查	高警示药品 HIS 标识率 100%	月
6	门诊高警示药品管理	高警示药品配制管理	药学部	门诊科室护士	现场抽查	有资质护士、双人核对率 100%	月
7	门诊高警示药品管理	高警示药品用药后反应观察	药学部	门诊科室护士	访谈 现场抽查	用药后访视率 100%	月

三、标准作业流程

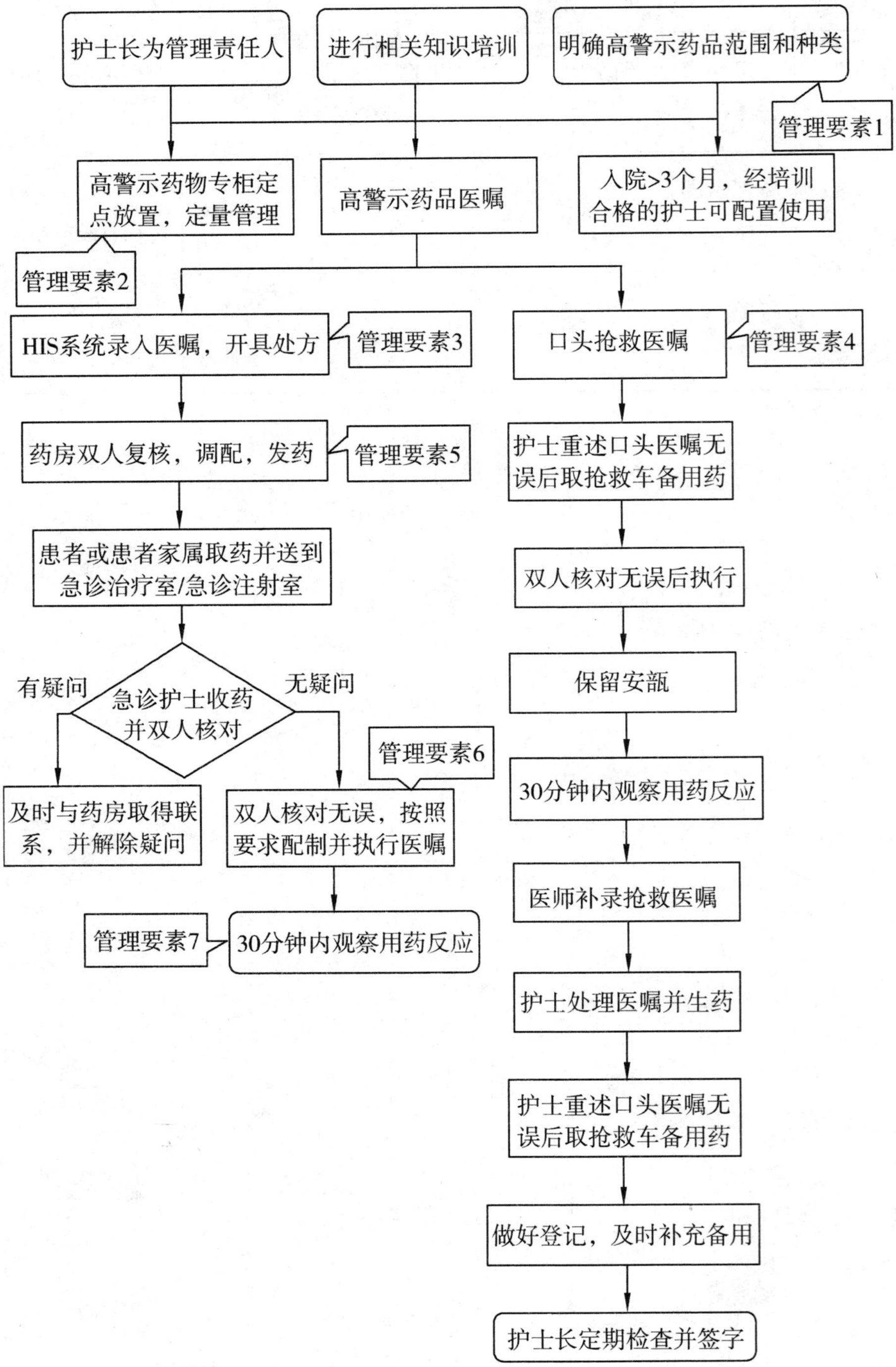
护士长为管理责任人
进行相关知识培训
明确高警示药品范围和种类
管理要素1
高警示药物专柜定点放置，定量管理
高警示药品医嘱
入院>3个月，经培训合格的护士可配置使用
管理要素2
HIS系统录入医嘱，开具处方
管理要素3
口头抢救医嘱
管理要素4
药房双人复核，调配，发药
管理要素5
护士重述口头医嘱无误后取抢救车备用药
患者或患者家属取药并送到急诊治疗室/急诊注射室
双人核对无误后执行
保留安瓿
有疑问
急诊护士收药并双人核对
无疑问
管理要素6
30分钟内观察用药反应
及时与药房取得联系，并解除疑问
双人核对无误，按照要求配制并执行医嘱
医师补录抢救医嘱
管理要素7
30分钟内观察用药反应
护士处理医嘱并生药
护士重述口头医嘱无误后取抢救车备用药
做好登记，及时补充备用
护士长定期检查并签字

血液领取发放

一、标准出处

（一）国家标准

《三级综合医院评审标准实施细则（2011 年版）》：

4. 19. 4. 3 建立输血标本采集流程，执行输血前核对制度。

（二）行业标准

1. 《临床输血技术规范》（卫医发〔2000〕184 号）。
2. 《医疗机构临床用血管理办法》。
3. 《山东省医院临床输血管理规程（试行）》。

二、标准化管理要素及考核标准

序号	标准化项目	标准化管理要素及考核标准	负责职能部门	考核岗位	现场考核		考核频次
					考核方式	考核指标	
1	血液领取发放	取血单打印	门急诊部	主管医师、值班护士	现场抽查	取血单打印完备	月
2	血液领取发放	临床取血	门急诊部	主管医师、值班护士	现场抽查	取血者携带取血单取血	月
3	血液领取发放	信息核对	门急诊部	取血者、发血者	现场抽查	血液发放正确率 100%	月
4	血液领取发放	检查血液	门急诊部	取血者、发血者	现场抽查	发放血液合格率 100%	月
5	血液领取发放	签字确认	门急诊部	取血者、发血者	现场抽查	取血者签字率 100%	月
6	血液领取发放	标本保存	门急诊部	输血科人员	现场抽查	标本保存合格率 100%	月

三、标准作业流程

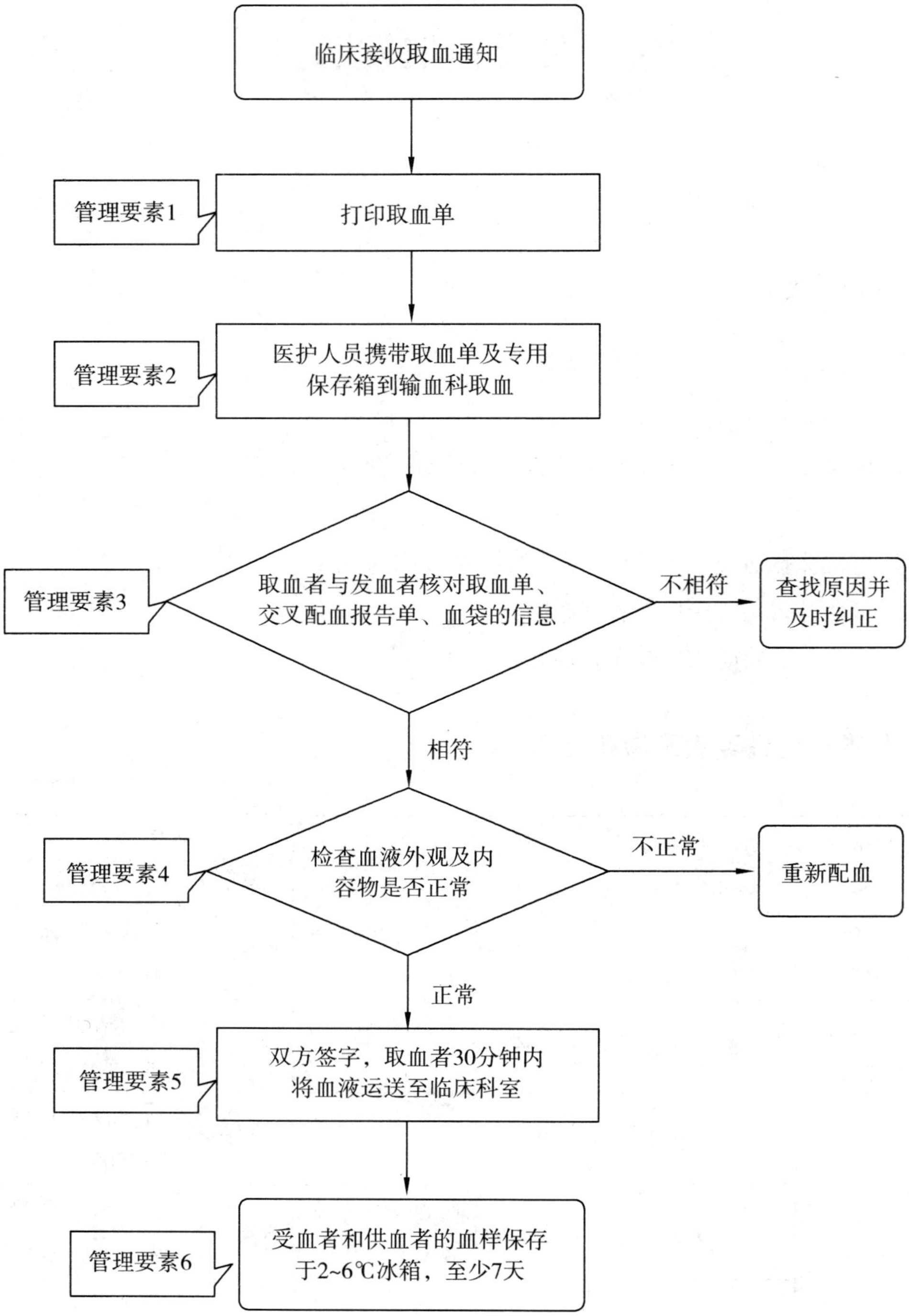

临床接收取血通知
管理要素1
打印取血单
管理要素2
医护人员携带取血单及专用保存箱到输血科取血
管理要素3
取血者与发血者核对取血单、交叉配血报告单、血袋的信息
不相符
查找原因并及时纠正
相符
管理要素4
检查血液外观及内容物是否正常
不正常
重新配血
正常
管理要素5
双方签字，取血者30分钟内将血液运送至临床科室
管理要素6
受血者和供血者的血样保存于2~6℃冰箱，至少7天

自体储血

一、标准出处

（一）国家标准

《三级综合医院评审标准实施细则（2011年版）》：

4.19.3.4 医疗机构应当积极开展血液保护相关技术，建立自身输血、围手术期血液保护等输血技术管理制度；

4.19.4.2 建立输血管理信息系统，做好血液入库、贮存和发放管理。

（二）行业标准

1.《临床输血技术规范》（卫医发〔2000〕184号）。

2.《医疗机构临床用血管理办法》。

3.《山东省医院临床输血管理规程（试行）》。

二、标准化管理要素及考核标准

序号	标准化项目	标准化管理要素及考核标准	负责职能部门	考核岗位	考核方式		考核频次
					现场考核	考核指标	
1	自体储血	患者输血指征评估	门急诊部	主管医师	现场抽查	安全评估表完整率100%	月
2	自体储血	知情同意书签署率、完整率	门急诊部	主管医师	抽查档案	签署率、完整率100%	月
3	自体储血	自体血液采集合格率	门急诊部	主管医师、值班护士、输血科人员	现场抽查	合格率100%	月
4	自体储血	信息正确率、血型复检率	门急诊部	输血科人员	现场抽查	信息正确率100% 血型复检率100%	月
5	自体储血	血液储存环境	门急诊部	输血科人员	现场抽查	符合要求	月

三、标准作业流程

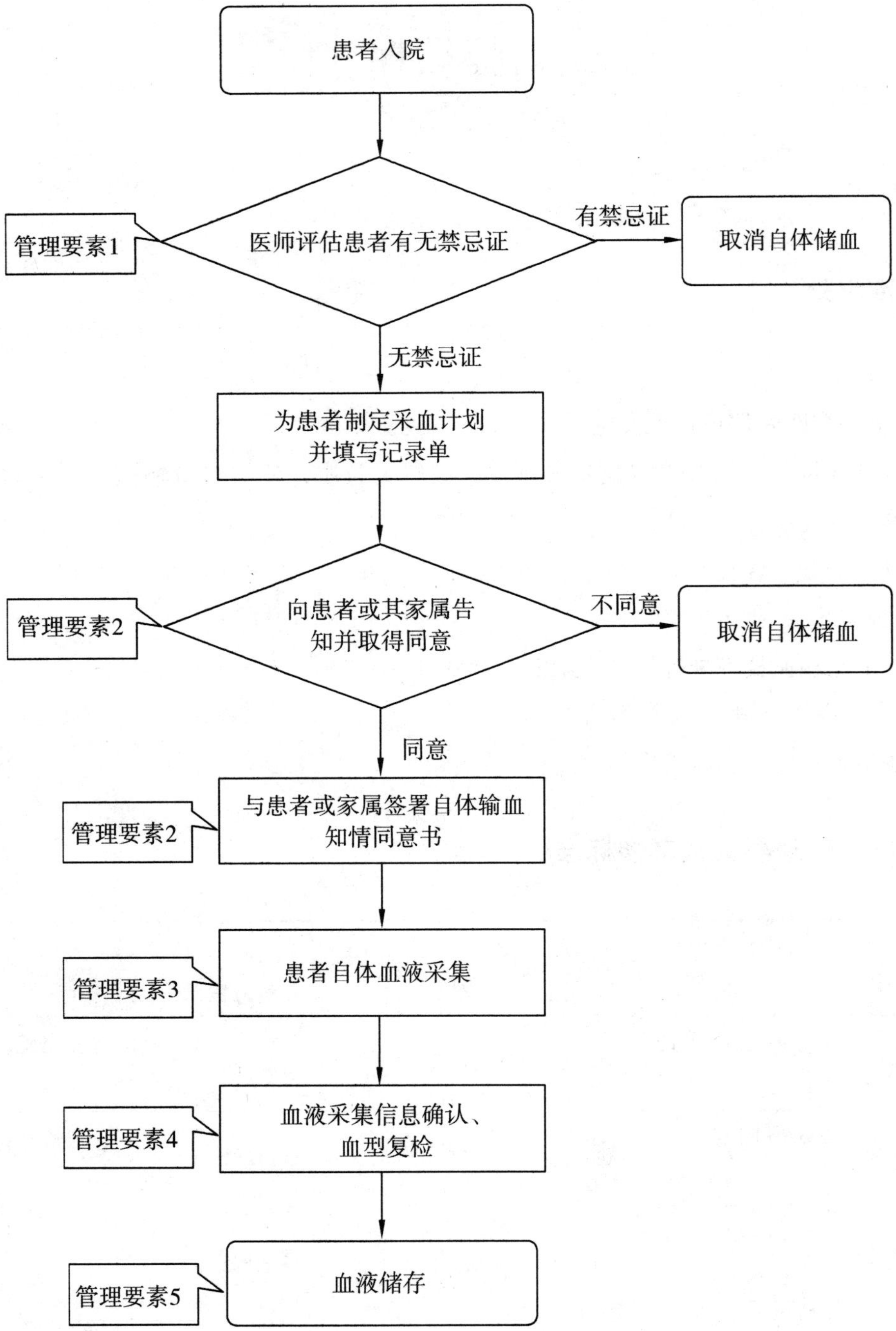

患者入院
医师评估患者有无禁忌证
管理要素1
有禁忌证
取消自体储血
无禁忌证
为患者制定采血计划并填写记录单
向患者或其家属告知并取得同意
管理要素2
不同意
取消自体储血
同意
与患者或家属签署自体输血知情同意书
管理要素2
患者自体血液采集
管理要素3
血液采集信息确认、血型复检
管理要素4
血液储存
管理要素5

自体输血

一、标准出处

（一）国家标准

《三级综合医院评审标准实施细则（2011年版）》：

4.19.3.2 执行输血前相关检测规定，输血前向患者及其近亲属告知输血的目的和风险，并签署“输血治疗知情同书”；

4.19.3.3 有临床用血前评估和用血后效果评价制度，严格掌握输血适应证，做到安全、有效、科学用血；

4.19.4.1 落实临床用血申请、申请审核制度，履行用血报批手续；

4.19.4.2 建立输血管理信息系统，做好血液入库、贮存和发放管理；

4.19.4.3 建立输血标本采集流程，执行输血前核对制度。

（二）行业标准

1.《临床输血技术规范》（卫医发〔2000〕184号）。

2.《医疗机构临床用血管理办法》。

3.《山东省医院临床输血管理规程（试行）》。

（三）院内制度

《青岛大学附属医院临床用血审核制度（2017年版）》。

二、标准化管理要素及考核标准

序号	标准化项目	标准化管理要素及考核标准	负责职能部门	考核岗位	考核方式		考核频次
					现场考核	考核指标	
1	自体输血	输血申请单合格率	门急诊部	主管医师	抽查病历	合格率100%	月
2	自体输血	交叉配血标本采集合格率	门急诊部	护士	现场抽查	合格率100%	月
3	自体输血	血型复检率	门急诊部	输血科人员	现场抽查	复检率100%	月
4	自体输血	血液发放正确率	门急诊部	取血者、发血者	现场抽查	正确率100%	月

三、标准作业流程

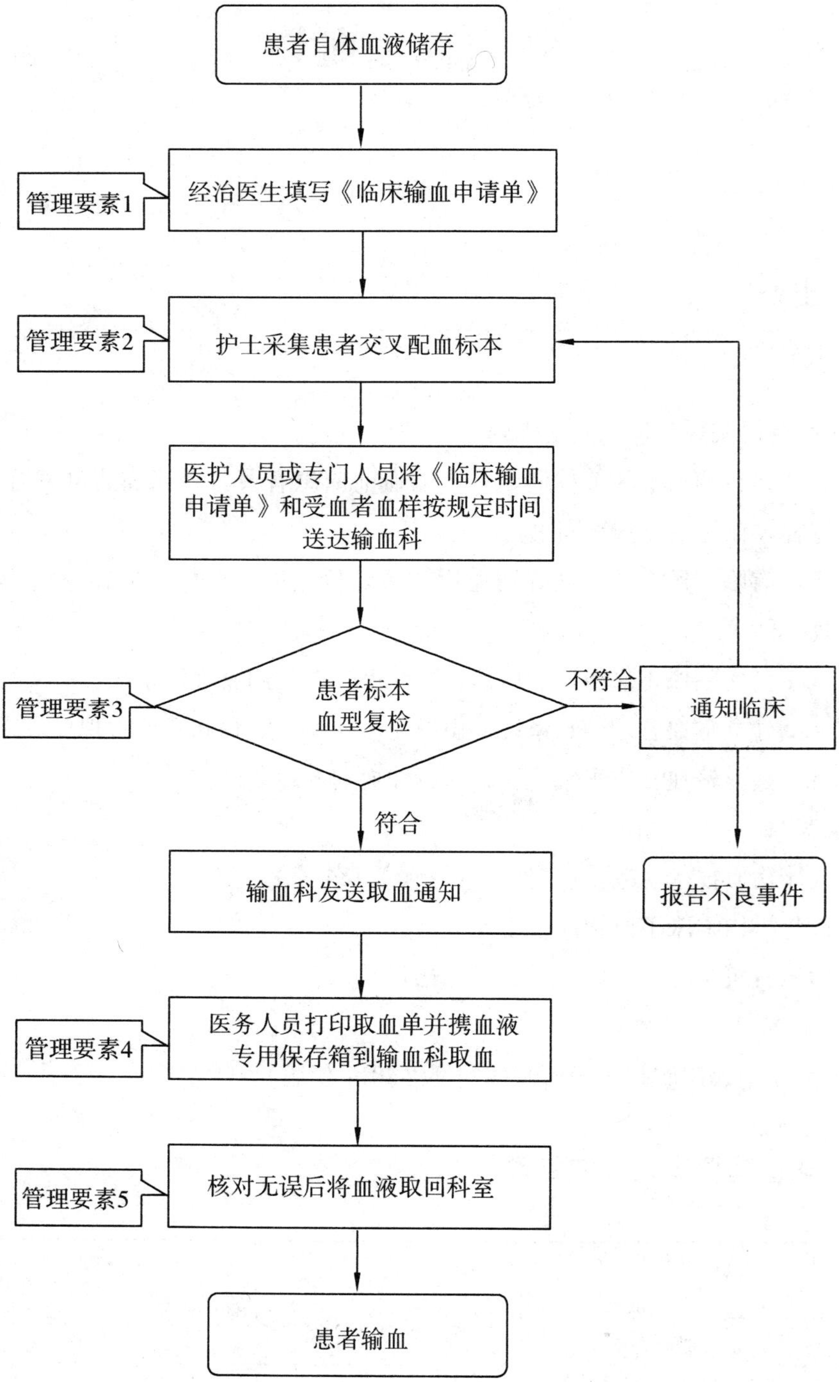
患者自体血液储存
管理要素1
经治医生填写《临床输血申请单》
管理要素2
护士采集患者交叉配血标本
医护人员或专门人员将《临床输血申请单》和受血者血样按规定时间送达输血科
管理要素3
患者标本
血型复检
不符合
通知临床
报告不良事件
符合
输血科发送取血通知
管理要素4
医务人员打印取血单并携血液专用保存箱到输血科取血
管理要素5
核对无误后将血液取回科室
患者输血

术中冰冻诊断

一、标准出处

（一）国家标准

《三级综合医院评审标准实施细则（2011 年版）》：

4.17.6.6 有制度保证术中快速病理（含快速石蜡）诊断的规范、准确。

（二）院内制度

《青岛大学附属医院规章制度汇编医疗质量与安全管理篇（2017 年版）》：手术室管理制度。

二、标准化管理要素及考核标准

序号	标准化项目	标准化管理要素及考核标准	负责职能部门	考核岗位	考核方式		考核频次
					现场考核	考核指标	
1	术中冰冻诊断	提前预约术中冰冻及签署知情同意书	门急诊部	临床医师	现场抽查	临床医师术中冰冻预约率 100% 与患者签署知情同意书率 100%	月
2	术中冰冻诊断	标本核对	门急诊部	手术室巡回护士	现场抽查	完成率 100%	月
3	术中冰冻诊断	收发窗口标本、申请单及患者信息的核对	门急诊部	窗口收发	现场抽查	标本、患者身份信息识别正确率 100%	月
4	术中冰冻诊断	冰冻制片时间	门急诊部	病理技师	现场抽查	15 分钟内完成单病例冰冻制片率 100%	月
5	术中冰冻诊断	冰冻诊断时间	门急诊部	病理医师	现场抽查	30 分钟内完成单病例术中冰冻病理诊断率 100% 单病例每增加一个组织块，时间顺延 5 分钟 多病例集中时，每增加一例时间顺延 15 分钟 疑难会诊及需要重新取材的病例需直接联系手术医师	月

三、标准作业流程

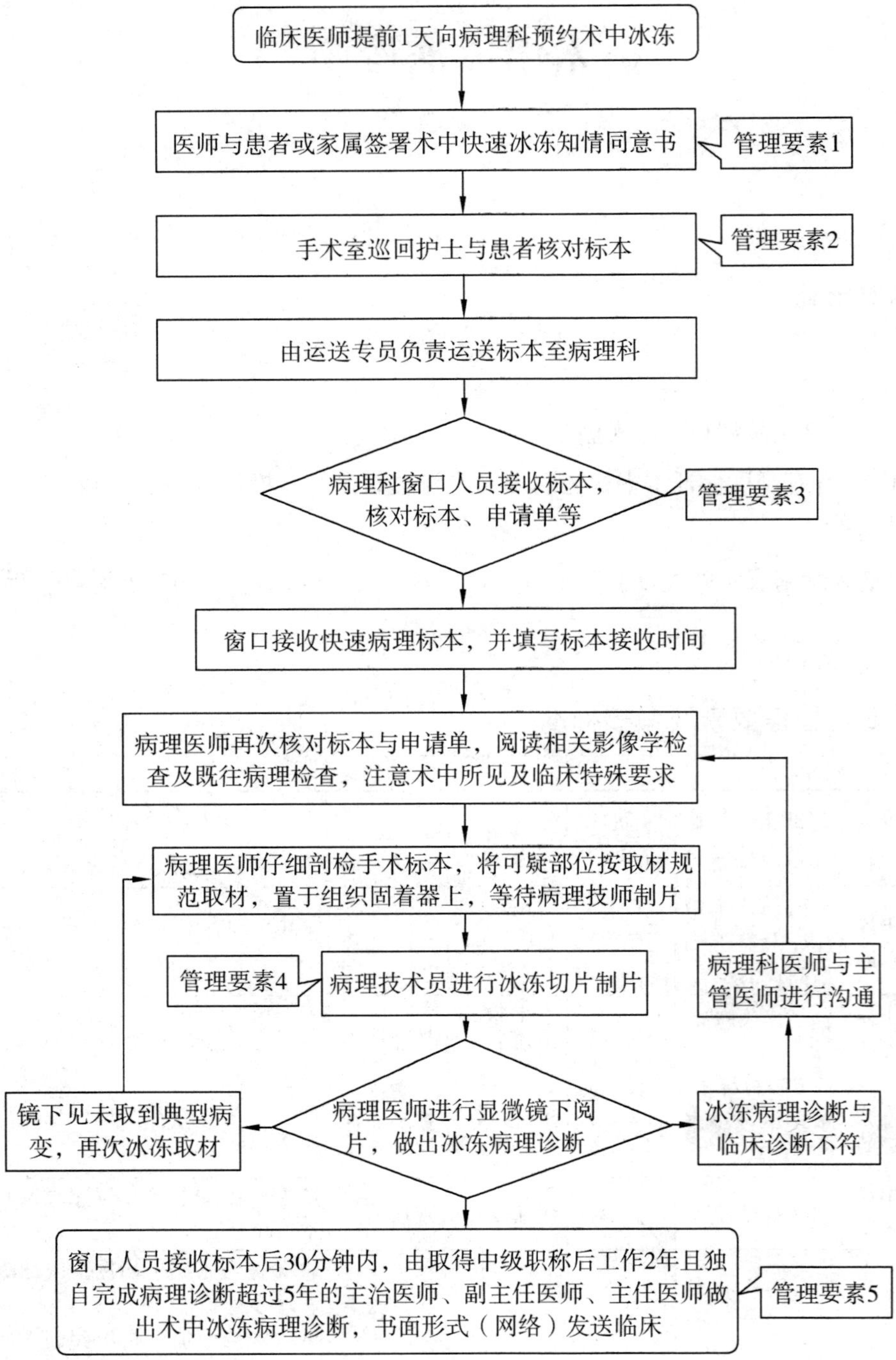
临床医师提前1天向病理科预约术中冰冻
医师与患者或家属签署术中快速冰冻知情同意书
管理要素1
手术室巡回护士与患者核对标本
管理要素2
由运送专员负责运送标本至病理科
病理科窗口人员接收标本，核对标本、申请单等
管理要素3
窗口接收快速病理标本，并填写标本接收时间
病理医师再次核对标本与申请单，阅读相关影像学检查及既往病理检查，注意术中所见及临床特殊要求
病理医师仔细剖检手术标本，将可疑部位按取材规范取材，置于组织固着器上，等待病理技师制片
管理要素4
病理技术员进行冰冻切片制片
病理科医师与主管医师进行沟通
镜下见未取到典型病变，再次冰冻取材
病理医师进行显微镜下阅片，做出冰冻病理诊断
冰冻病理诊断与临床诊断不符
窗口人员接收标本后30分钟内，由取得中级职称后工作2年且独自完成病理诊断超过5年的主治医师、副主任医师、主任医师做出术中冰冻病理诊断，书面形式（网络）发送临床
管理要素5

处方/医嘱点评

一、标准出处

（一）国家标准

《三级综合医院评审标准实施细则（2011年版）》：

4.5.2.3 规范使用与管理抗菌药物；

4.15.3.6 开展处方点评，建立药物使用评价体系。

（二）行业标准

1.《中华人民共和国药品管理法（2015）》。

2.《医疗机构药事管理规定》。

3.《处方管理办法（2006年）》。

4.《医院处方点评管理规范（试行）》。

5.《医疗机构处方审核规范》。

（三）院内制度

1.《青岛大学附属医院不合理用药处罚规定（试行）（2017年版）》。

2.《青岛大学附属医院医嘱、处方点评工作制度（2017年版）》。

二、标准化管理要素及考核标准

序号	标准化项目	标准化管理要素及考核标准	负责职能部门	考核岗位	考核方式		考核频次
					现场考核	考核指标	
1	处方/医嘱点评	处方点评工作小组工作情况	药学部	处方点评工作小组成员	现场抽查	查看处方点评工作小组成员名单、点评标准	月
2	处方/医嘱点评	点评抽样比例	药学部	各点评单元（门诊、急诊、住院、临床药学）责任医师	点评系统	处方抽样数量与国家要求符合率100%	月

（续表）

序号	标准化项目	标准化管理要素及考核标准	负责职能部门	考核岗位	考核方式		考核频次
					现场考核	考核指标	
3	处方/医嘱点评	处方、医嘱医师合格情况	药学部	处方、医嘱开具医师	点评系统	检查点评系统中当月点评内容	月
4	处方/医嘱点评	处方点评工作管理	药学部	临床药师	现场抽查	每月处方点评公示情况，执行率100%	月

三、标准作业流程

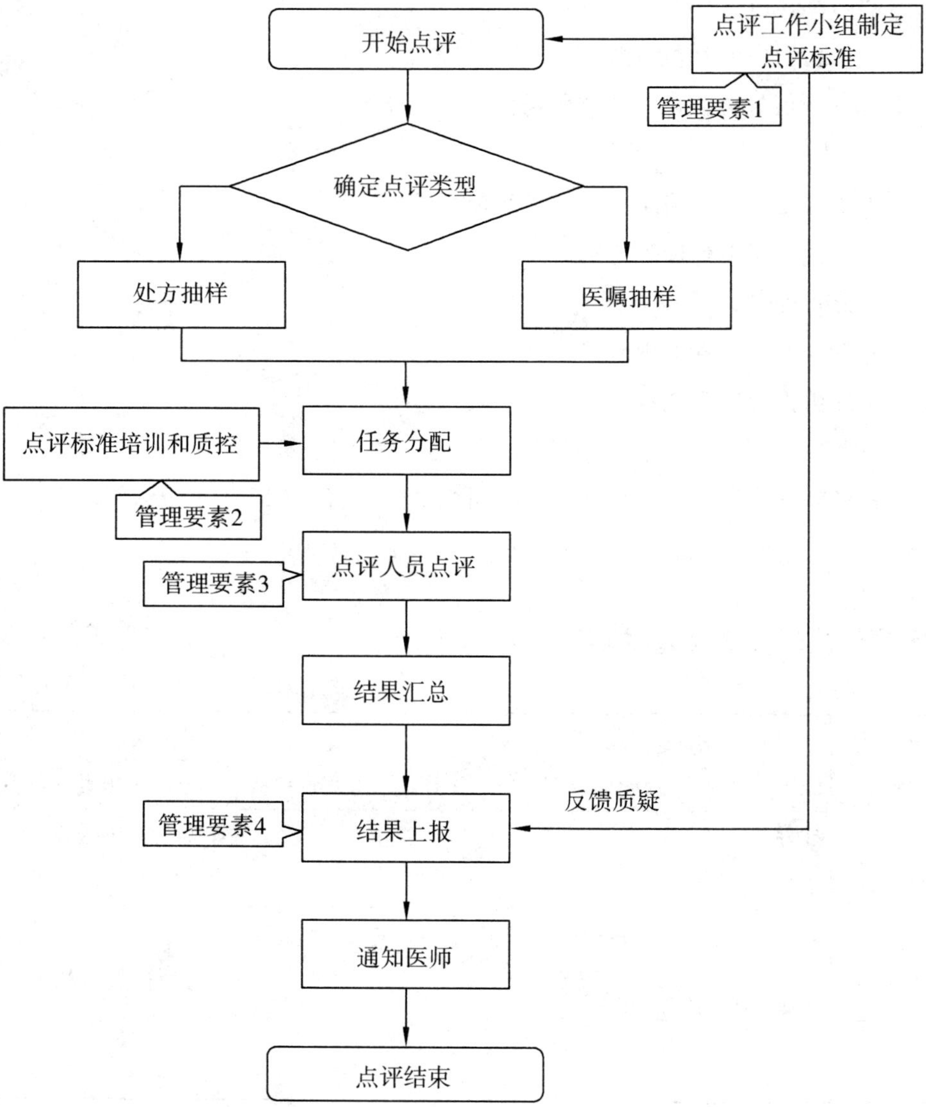

门诊退药

一、标准出处

（一）国家标准

《三级综合医院评审标准实施细则（2011年版）》：

4.15.2.6 落实药品调剂制度，遵守药品调剂操作规程，保障药品调剂的准确性。

（二）行业标准

1.《医疗机构药事管理规定》。

2.《处方管理办法（2006年）》。

（三）院内制度

1.《青岛大学附属医院退药管理规定（2017年版）》。

2.《青岛大学附属医院禁止退药药品目录（2019年版）》。

二、标准化管理要素及考核标准

序号	标准化项目	标准化管理要素及考核标准	负责职能部门	考核岗位	现场考核		考核频次
					考核方式	考核指标	
1	门诊退药	门诊退药合理性	药学部	责任医师	现场抽查	医师退药合理率＞80%	月
2	门诊退药	退药流程正确性	药学部	药品调剂科责任人	现场抽查	双人核对，正确率100%	月
3	门诊退药	退药药品审核合格率	药学部	责任医师 药品调剂科责任人	现场抽查	无不符合退药情况的退药，合格率100%	月

三、标准作业流程

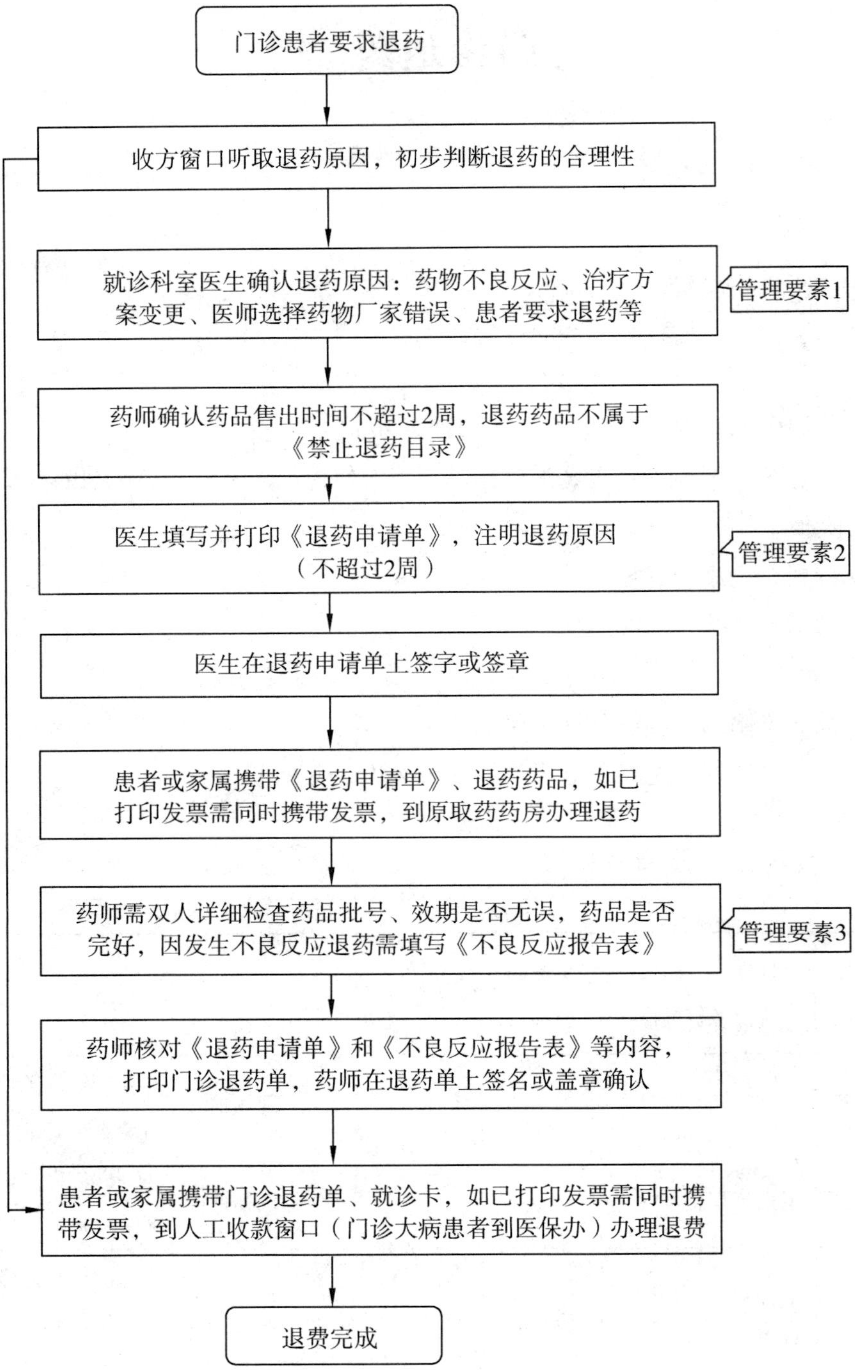
门诊患者要求退药
收方窗口听取退药原因，初步判断退药的合理性
就诊科室医生确认退药原因：药物不良反应、治疗方案变更、医师选择药物厂家错误、患者要求退药等
管理要素1
药师确认药品售出时间不超过2周，退药药品不属于《禁止退药目录》
医生填写并打印《退药申请单》，注明退药原因（不超过2周）
管理要素2
医生在退药申请单上签字或签章
患者或家属携带《退药申请单》、退药药品，如已打印发票需同时携带发票，到原取药药房办理退药
药师需双人详细检查药品批号、效期是否无误，药品是否完好，因发生不良反应退药需填写《不良反应报告表》
管理要素3
药师核对《退药申请单》和《不良反应报告表》等内容，打印门诊退药单，药师在退药单上签名或盖章确认
患者或家属携带门诊退药单、就诊卡，如已打印发票需同时携带发票，到人工收款窗口（门诊大病患者到医保办）办理退费
退费完成

门诊患者取药

一、标准出处

（一）国家标准

《三级综合医院评审标准实施细则（2011 年版）》：

4. 15. 3. 1 临床药物治疗执行有关法规、规章制度、遵循相关技术规范；

4. 15. 3. 5 药师应按照《处方管理办法》对处方进行适宜性审核、调配发药，对临床不合理用药进行有效干预。医院有可行的监督机制与措施。

（二）行业标准

1. 《医疗机构处方审核规范》。
2. 《医疗机构药事管理规定》。
3. 《处方管理办法（2006 年）》。

（三）院内制度

1. 《青岛大学附属医院急、门诊药房操作规范（2017 年版）》。
2. 《青岛大学附属医院药学部服务规范（2017 年版）》。

二、标准化管理要素及考核标准

序号	标准化项目	标准化管理要素及考核标准	负责职能部门	考核岗位	现场考核		考核频次
					考核方式	考核指标	
1	门诊患者取药	门诊患者医嘱管理	药学部	门诊医师	现场抽查	门诊处方合理率 >80%	月
2	门诊患者取药	处方适宜性审核	药学部	调剂药师	现场抽查	门诊处方审核干预记录	月
3	门诊患者取药	麻醉药品处方管理	药学部	调剂药师	现场抽查	麻醉药品审核材料正确率 100% 麻醉药品处方合格率 >90%	月
4	门诊患者取药	患者使用指导	药学部	调剂药师	现场访谈	患者用药指导正确率 100%	月

三、标准作业流程

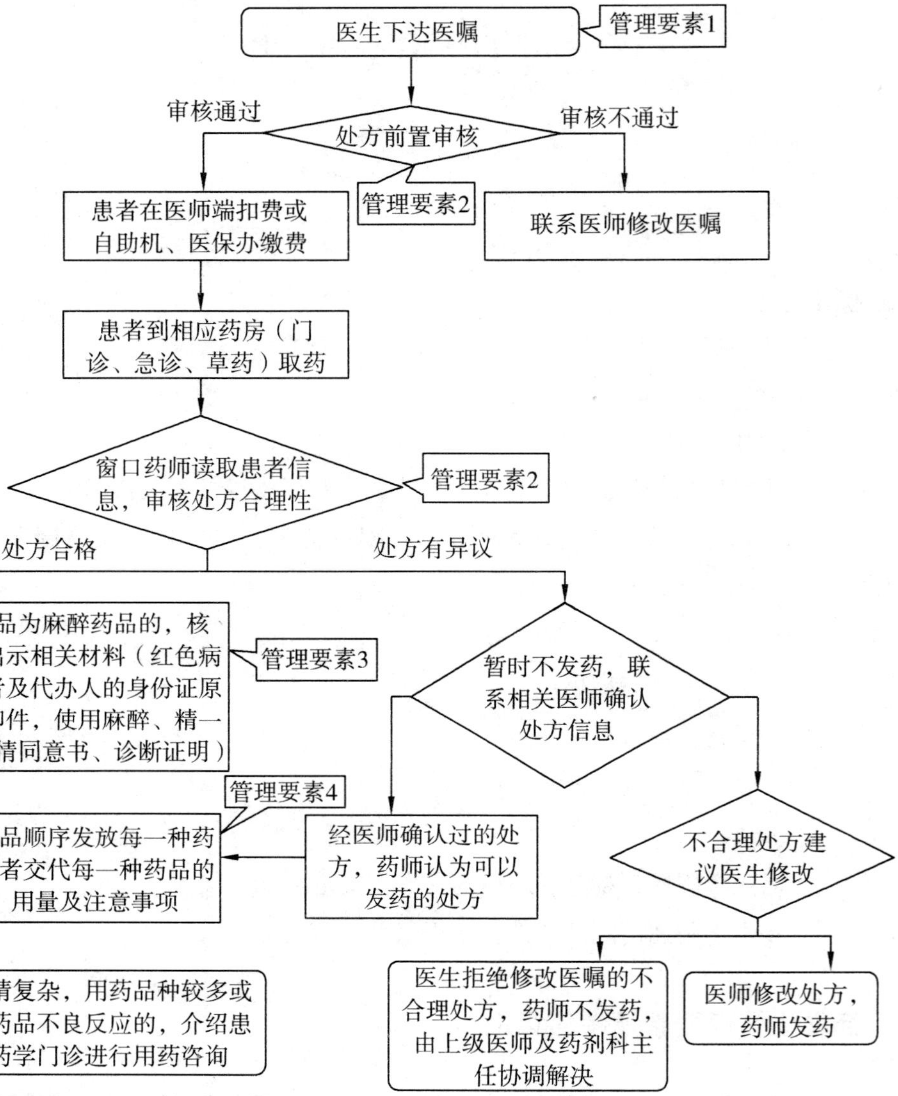
医生下达医嘱
管理要素1
审核通过
处方前置审核
审核不通过
管理要素2
患者在医师端扣费或自助机、医保办缴费
联系医师修改医嘱
患者到相应药房（门诊、急诊、草药）取药
窗口药师读取患者信息，审核处方合理性
管理要素2
处方合格
处方有异议
所取药品为麻醉药品的，核对患者出示相关材料（红色病历，患者及代办人的身份证原件和复印件，使用麻醉、精一药品的知情同意书、诊断证明）
管理要素3
暂时不发药，联系相关医师确认处方信息
管理要素4
按处方药品顺序发放每一种药品并向患者交代每一种药品的用法、用量及注意事项
经医师确认过的处方，药师认为可以发药的处方
不合理处方建议医生修改
患者病情复杂，用药品种较多或者出现药品不良反应的，介绍患者去药学门诊进行用药咨询
医生拒绝修改医嘱的不合理处方，药师不发药，由上级医师及药剂科主任协调解决
医师修改处方，药师发药

治疗性抗菌药物使用（特殊使用级）

一、标准出处

（一）国家标准

《三级综合医院评审标准实施细则（2011 年版）》：

4.5.2.3 规范使用与管理抗菌药物；

4.15.5.2 根据《指导原则》结合本院实际情况制定“抗菌药物临床应用和管理实施细则”和“抗菌药物分级管理制度”，并检查落实情况。

（二）行业标准

1.《热病（第 47 版）》。

2.《ABX 指南：感染性疾病的诊断与治疗（第二版）》。

3.《抗菌药物临床应用指导原则（2015 年版）》。

4.《国家抗微生物治疗指南（第 2 版）》。

（三）院内制度

《青岛大学附属医院抗菌药物分级管理制度（2017 年版）》。

二、标准化管理要素及考核标准

序号	标准化项目	标准化管理要素及考核标准	负责职能部门	考核岗位	考核方式		考核频次
					现场考核	考核指标	
1	治疗性抗菌药物使用（特殊使用级）	特殊级抗菌药物病例点评	药学部	临床医师	现场抽查	查看特殊级抗菌药物使用医嘱合格率	月
2	治疗性抗菌药物使用（特殊使用级）	特殊级抗菌药物病例点评	药学部	临床医师	现场访谈	使用权限及流程知晓情况	月
3	治疗性抗菌药物使用（特殊使用级）	特殊级抗菌药物病例点评	药学部	会诊药师	现场抽查	科室特殊级抗菌药物病例点评合理性	月
4	治疗性抗菌药物使用（特殊使用级）	碳青霉烯替加环素登记上报率	药学部	临床科室	现场抽查	科室碳青霉烯替加环素登记上报率	月

三、标准作业流程

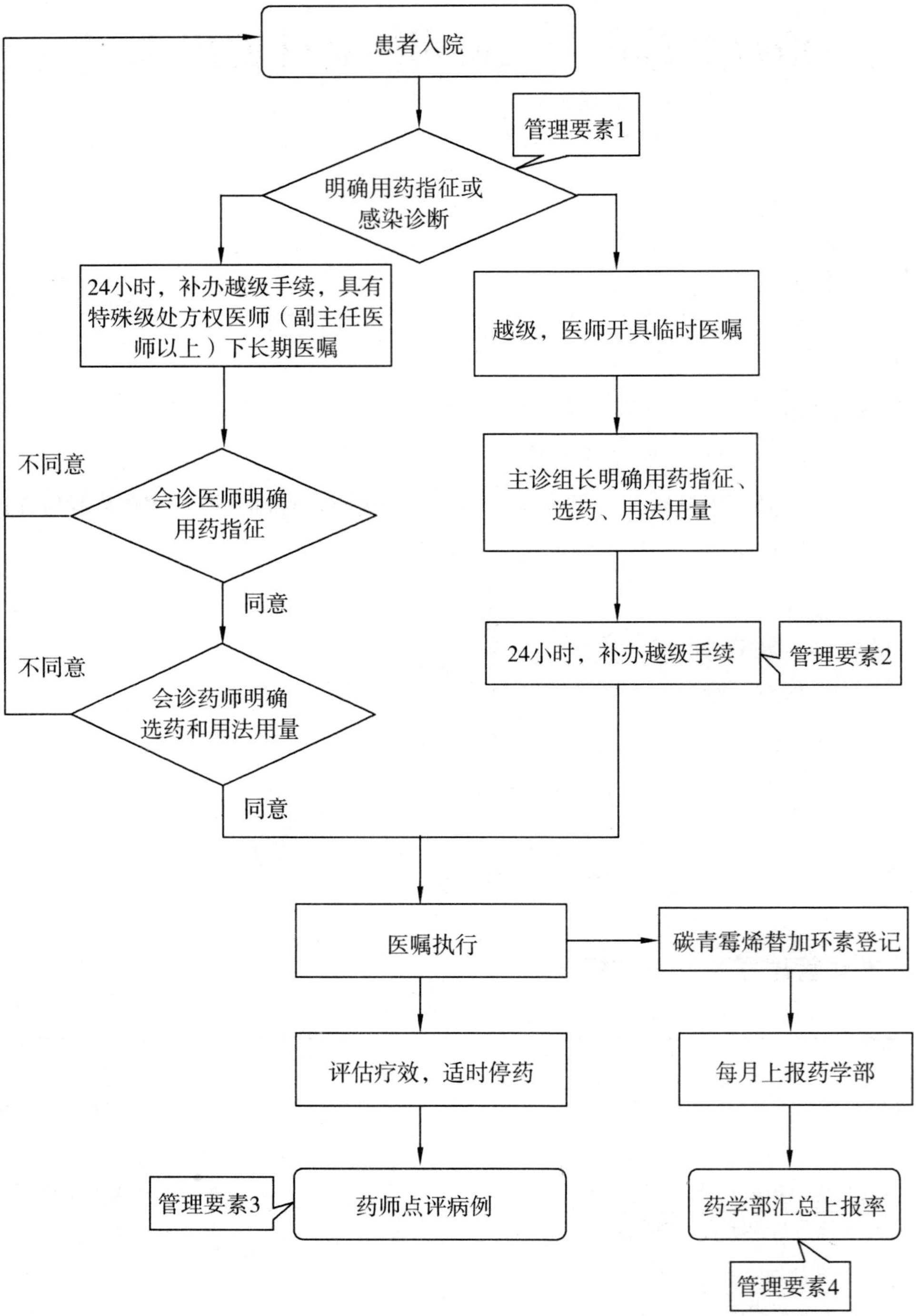
患者入院
管理要素1
明确用药指征或感染诊断
24小时，补办越级手续，具有特殊级处方权医师（副主任医师以上）下长期医嘱
越级，医师开具临时医嘱
不同意
会诊医师明确用药指征
主诊组长明确用药指征、选药、用法用量
同意
24小时，补办越级手续
管理要素2
不同意
会诊药师明确选药和用法用量
同意
医嘱执行
碳青霉烯替加环素登记
评估疗效，适时停药
每月上报药学部
管理要素3
药师点评病例
药学部汇总上报率
管理要素4

第六章

其他岗位标准化项目

门诊导医

一、标准化管理要素及考核标准

序号	标准化项目	标准化管理要素及考核标准	负责职能部门	考核岗位	考核方式		考核频次
					现场检查	考核指标	
1	主动关怀服务	主动迎接，使用文明礼貌用语	服务管理部	导医	现场抽查	主动服务，语言及行为规范符合规范要求	月
2	主动关怀服务	了解并确认需求	服务管理部	导医	现场抽查	准确了解咨询者需求	月
3	主动关怀服务	正确分诊及方向指导	服务管理部	导医	现场抽查	基本分诊正确，指导方向清晰、明确	月
4	主动关怀服务	准确回答咨询的问题	服务管理部	导医	现场抽查	回答问题准确、恰当	月
5	主动关怀服务	根据需要协助完成自助机操作，语言和行为规范	服务管理部	导医	现场抽查	能准确完成患者需要的自主机服务项目	月
6	主动关怀服务	核对并确认失物信息	服务管理部	导医	现场抽查	与领取者核实失物信息，确保领取者描述与失物一致	月
7	主动关怀服务	归还失物，失主签收	服务管理部	导医	现场抽查	失主领取失物后签字确认	月
8	主动关怀服务	确认是否还有其他需求	服务管理部	导医	现场抽查	了解患者后续服务需求，并给予指导	月
9	轮椅借用	根据借用者的情况说明最佳借用途径	服务管理部	导医	现场抽查	根据借用者情况推荐最佳借用方式	月
10	轮椅借用	说明共享轮椅借用的方法及放置地点	服务管理部	导医	现场抽查	对需要共享轮椅者说明借用方法及放置点	月
11	轮椅借用	登记借用者信息、确认联系方式、交付适量押金	服务管理部	导医	查看登记	借用者信息登记清晰，便于联系	月

（续表）

序号	标准化项目	标准化管理要素及考核标准	负责职能部门	考核岗位	考核方式		考核频次
					现场检查	考核指标	
12	轮椅借用	确认轮椅功能正常，告知使用注意事项	服务管理部	导医	现场抽查	保持轮椅功能完好，告知使用者注意事项	月
13	轮椅借用	退还全部押金，归还者签字	服务管理部	导医	现场抽查 查看登记	轮椅归还及时退还押金，接收者签字确认无误	月
14	轮椅借用	共享轮椅投放公司定期检修、擦拭，保持轮椅功能正常	服务管理部	投放公司	现场抽查	保持共享轮椅定期清洁及功能正常	月
15	就诊指引	主动迎接	服务管理部	导医	现场抽查	标准站姿，目光注视，恰当微笑	月
16	就诊指引	确认需求	服务管理部	导医	现场抽查	标准站姿，目光注视，恰当微笑	月
17	就诊指引	就诊指引	服务管理部	导医	现场抽查	标准指引手势	月
18	就诊指引	温馨提示	服务管理部	导医	现场抽查	实名制就医提示	月
19	就诊指引	关注确认	服务管理部	导医	现场抽查	信息沟通有效	月
20	就诊指引	礼貌道别	服务管理部	导医	现场抽查	标准指引手势	月
21	咨询解答	主动迎接	服务管理部	导医	现场抽查	标准站姿，目光注视，恰当微笑	月
22	咨询解答	确认需求	服务管理部	导医	现场抽查	标准站姿，目光注视，恰当微笑	月
23	咨询解答	精确解答	服务管理部	导医	现场抽查	表达清晰，语气亲切，标准指引手势	月
24	咨询解答	关注确认	服务管理部	导医	现场抽查	信息沟通有效	月
25	咨询解答	礼貌道别	服务管理部	导医	现场抽查	点头示意，目光注视	月
26	自助设备使用	主动迎接	服务管理部	导医	现场抽查	标准站姿，目光注视，恰当微笑	月

（续表）

序号	标准化项目	标准化管理要素及考核标准	负责职能部门	考核岗位	考核方式		考核频次
					现场检查	考核指标	
27	自助设备使用	确认需求	服务管理部	导医	现场抽查	标准站姿，目光注视，恰当微笑	月
28	自助设备使用	精准指导	服务管理部	导医	现场抽查	表达清晰，语气亲切，标准指引手势	月
29	自助设备使用	关注确认	服务管理部	导医	现场抽查	信息沟通有效	月
30	自助设备使用	礼貌道别	服务管理部	导医	现场抽查	标准站姿，标准指引手势，目光注视	月
31	证明打印	为门诊患者打印假条及诊断证明，查看患者病历就诊科室、就诊日期、就诊医师、休息天数及诊断内容是否一致	服务管理部	证明打印专员	现场抽查	证明材料真实有效	月
32	证明打印	如不一致不予盖章，向患者说明原因，联系相关科室，寻找解决办法	服务管理部	证明打印专员	现场访谈或抽查	有效沟通，协助患者寻求可行办法	月
33	证明打印	导医核对患者出院记录与假条或诊断证明所住科室、日期、就诊医师、休息天数及具体诊断相一致	服务管理部	证明打印专员	现场抽查	证明材料真实有效	月
34	证明打印	登录门诊系统核对患者信息	服务管理部	证明打印专员	现场抽查	患者信息准确	月
35	证明打印	打印完成加盖专用章	服务管理部	证明打印专员	现场抽查	内容符合规定、盖章规范	月

二、标准作业流程

门诊导医主动关怀服务：

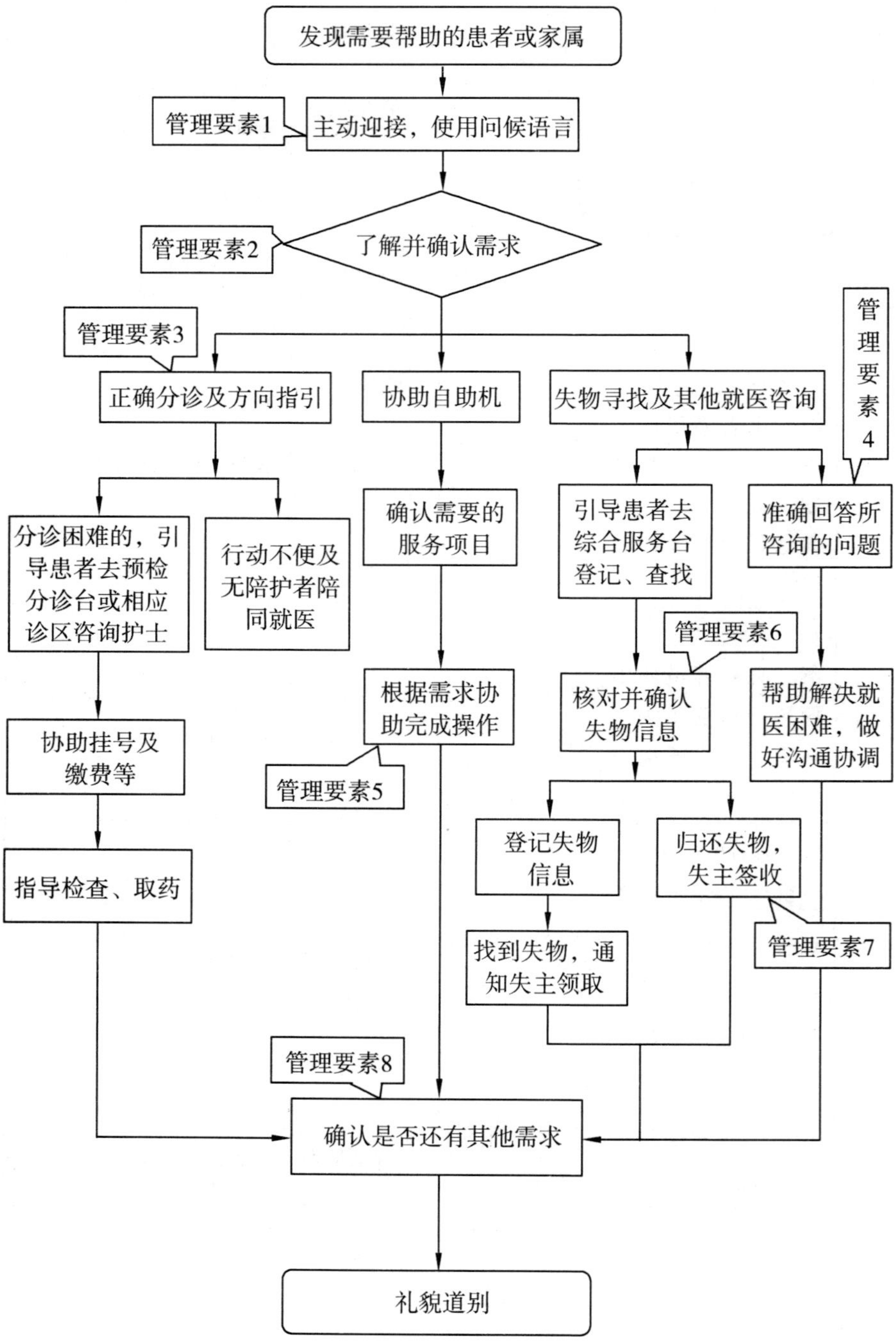

轮椅借用服务流程：

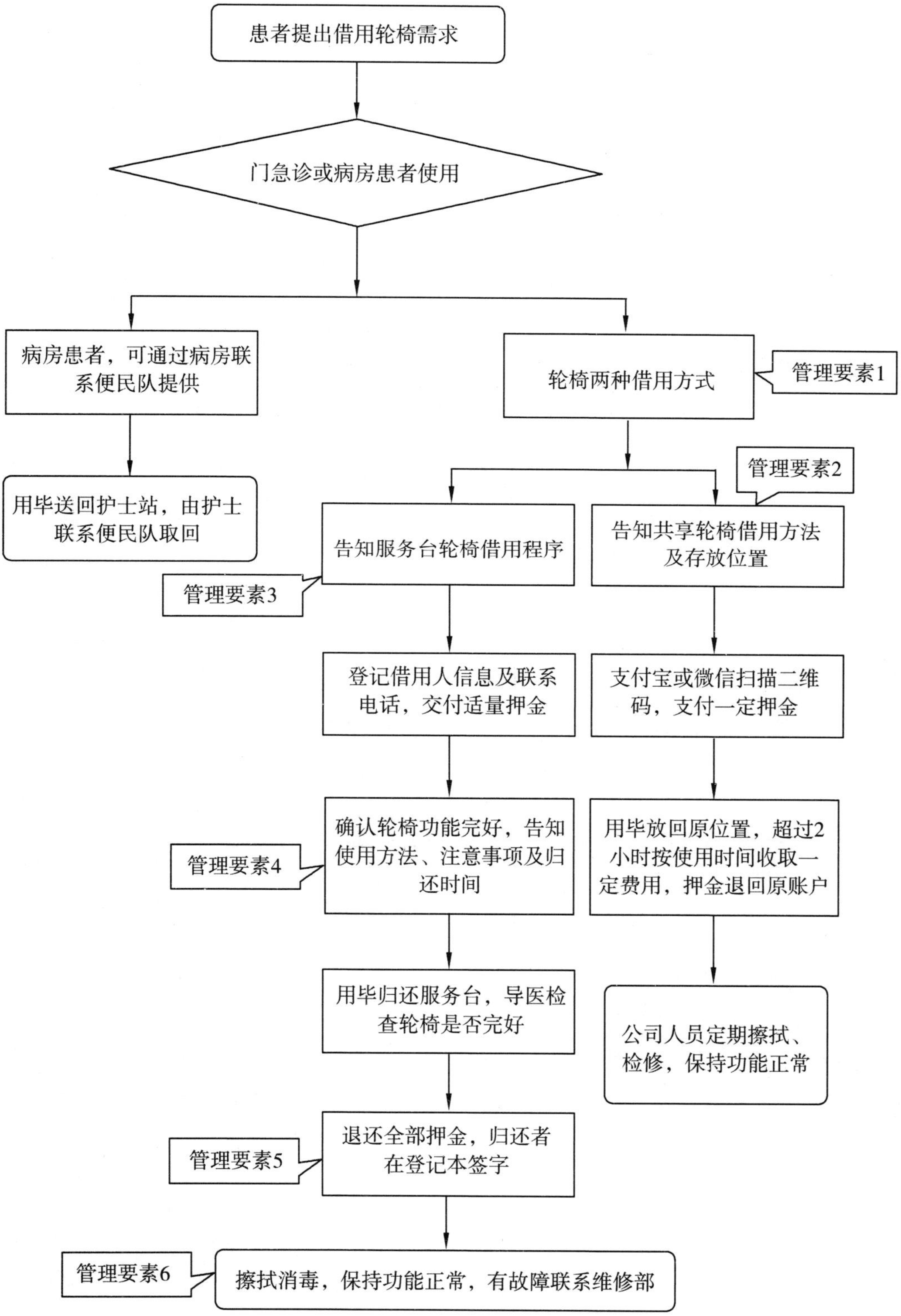
患者提出借用轮椅需求
门急诊或病房患者使用
病房患者，可通过病房联系便民队提供
用毕送回护士站，由护士联系便民队取回
轮椅两种借用方式
管理要素1
管理要素2
告知服务台轮椅借用程序
管理要素3
告知共享轮椅借用方法及存放位置
登记借用人信息及联系电话，交付适量押金
支付宝或微信扫描二维码，支付一定押金
确认轮椅功能完好，告知使用方法、注意事项及归还时间
管理要素4
用毕放回原位置，超过2小时按使用时间收取一定费用，押金退回原账户
用毕归还服务台，导医检查轮椅是否完好
公司人员定期擦拭、检修，保持功能正常
退还全部押金，归还者在登记本签字
管理要素5
管理要素6
擦拭消毒，保持功能正常，有故障联系维修部

门诊就诊指引流程：

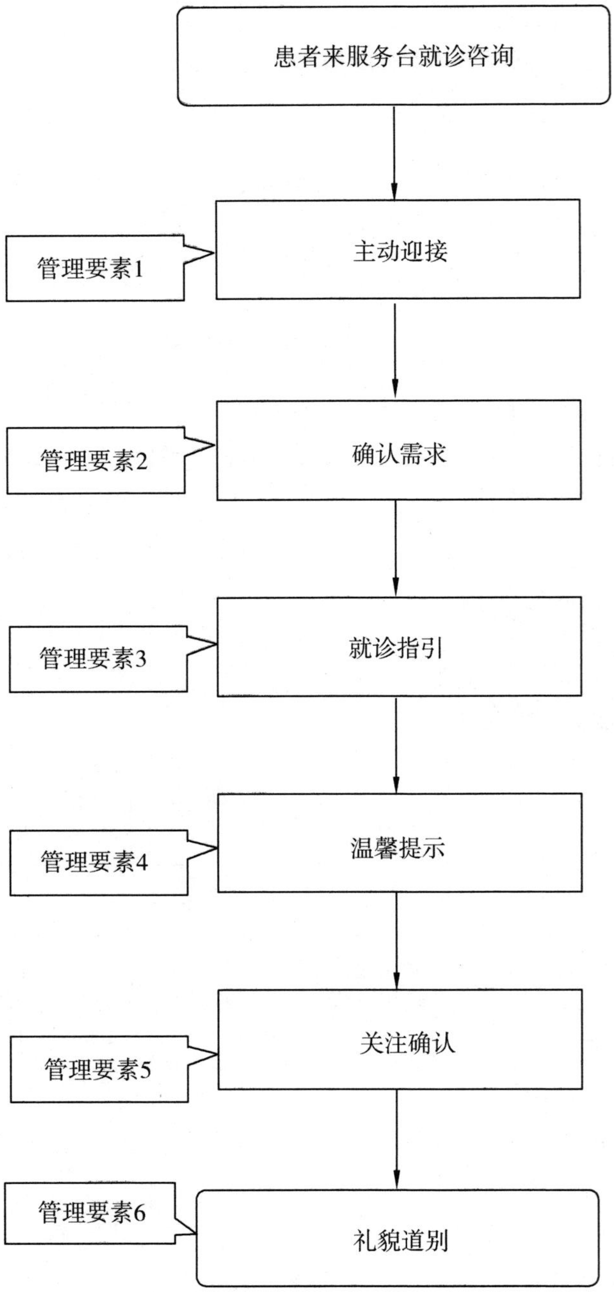
患者来服务台就诊咨询
管理要素1
主动迎接
管理要素2
确认需求
管理要素3
就诊指引
管理要素4
温馨提示
管理要素5
关注确认
管理要素6
礼貌道别

门诊咨询解答流程：

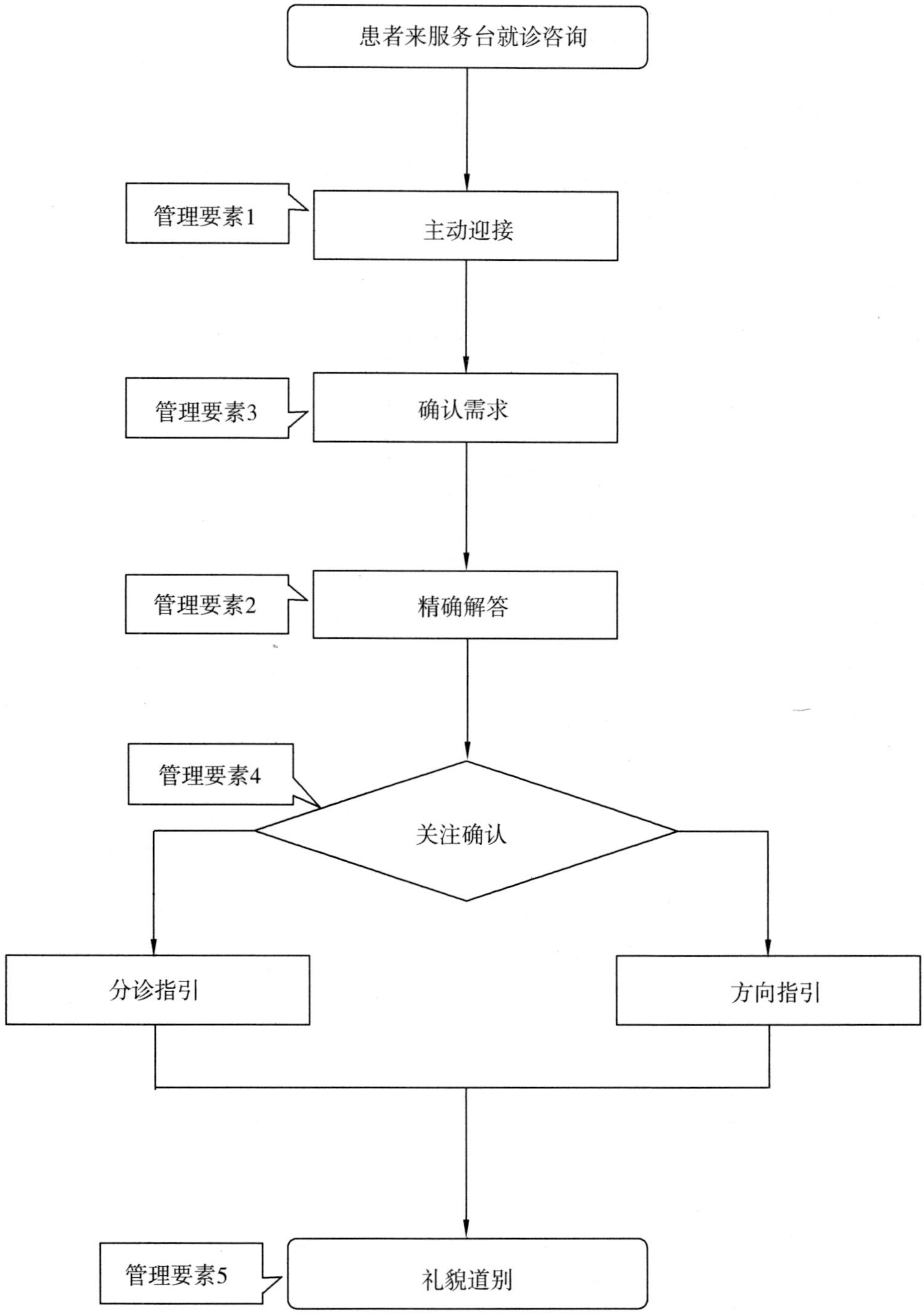
患者来服务台就诊咨询
管理要素1
主动迎接
管理要素3
确认需求
管理要素2
精确解答
管理要素4
关注确认
分诊指引
方向指引
管理要素5
礼貌道别

自助设备使用指导流程：

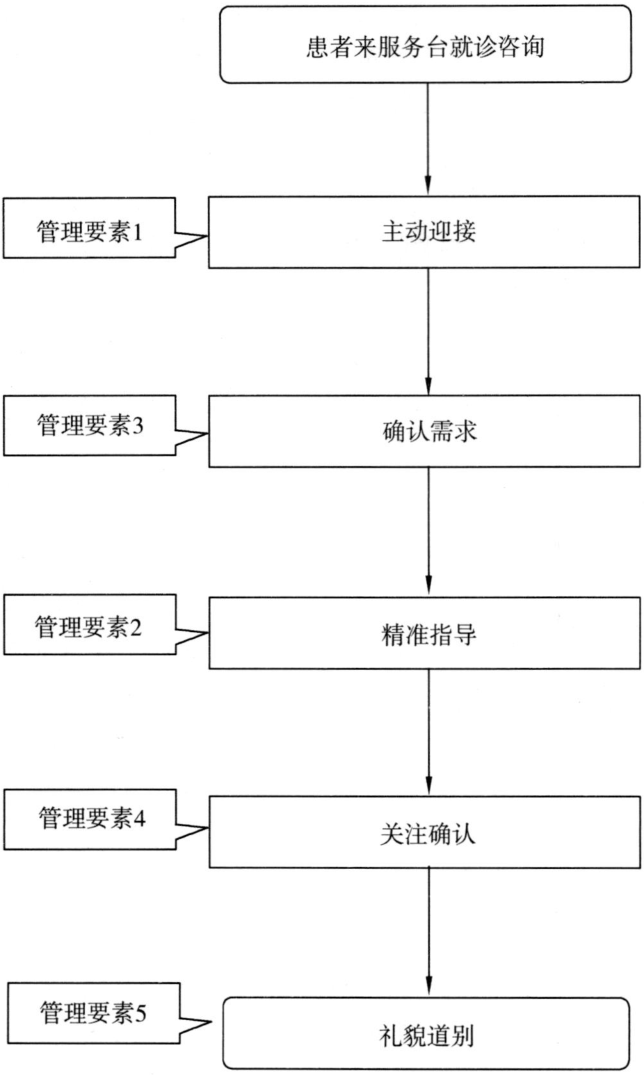
患者来服务台就诊咨询
管理要素1
主动迎接
管理要素3
确认需求
管理要素2
精准指导
管理要素4
关注确认
管理要素5
礼貌道别

提供病假证明服务：

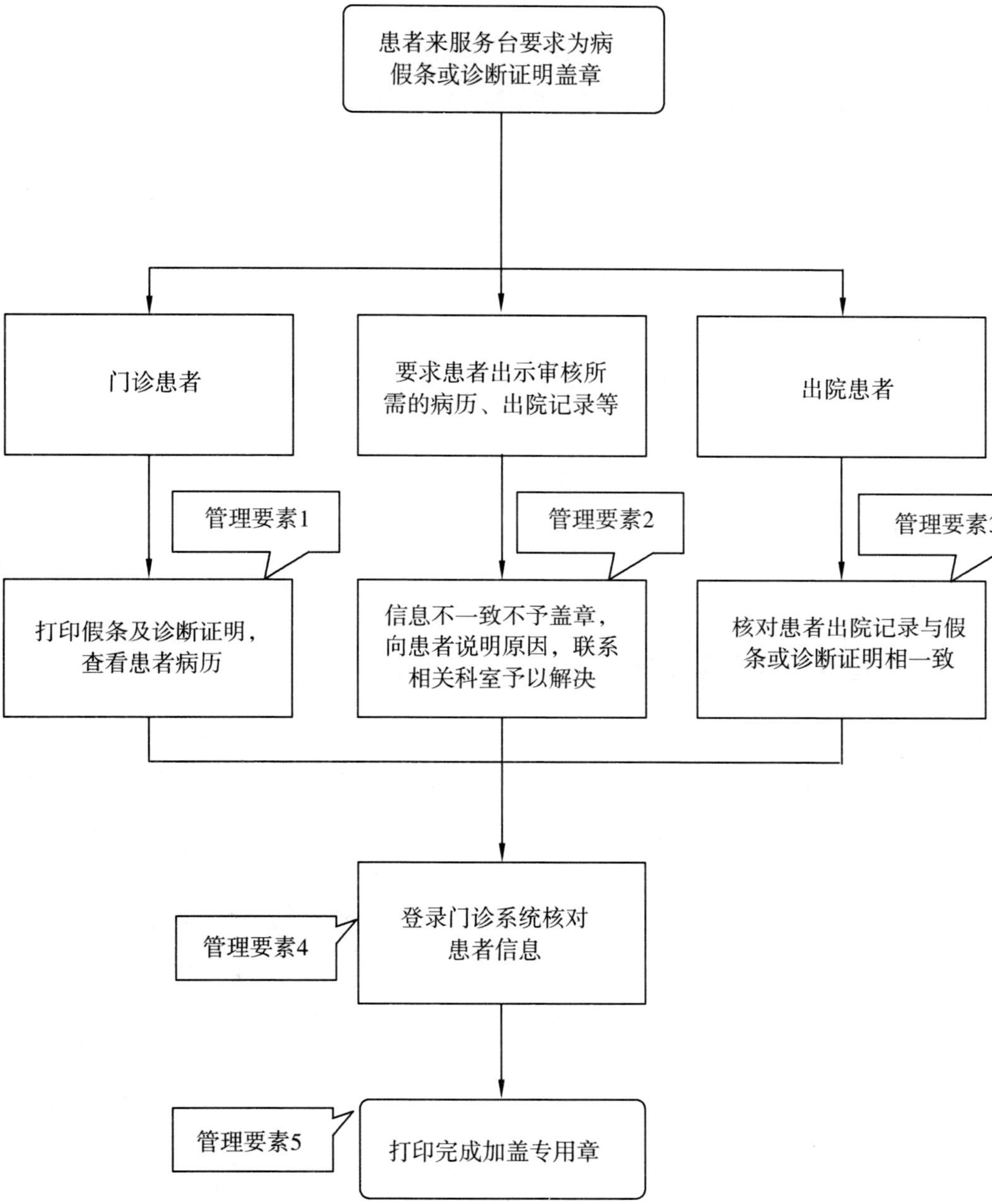
患者来服务台要求为病假条或诊断证明盖章
门诊患者
要求患者出示审核所需的病历、出院记录等
出院患者
管理要素1
管理要素2
管理要素3
打印假条及诊断证明，查看患者病历
信息不一致不予盖章，向患者说明原因，联系相关科室予以解决
核对患者出院记录与假条或诊断证明相一致
管理要素4
登录门诊系统核对患者信息
管理要素5
打印完成加盖专用章

来电投诉接待

一、标准出处

（一）国家标准

《医疗机构投诉管理办法》第3号第二十五条。

（二）院内制度

《青岛大学附属医院投诉管理制度（2017年版）》。

二、标准化管理要素及考核标准

序号	标准化项目	标准化管理要素及考核标准	负责职能部门	考核岗位	现场考核		考核频次
					考核方式	考核指标	
1	来电投诉接待	接听电话，电话铃响三声之内接听，主动介绍；正确称谓；执行电话礼仪	服务管理部	临床科室负责投诉责任人	查看资料、现场抽查	文明服务达标率100%	月
2	来电投诉接待	受理服务优质，认真倾听，反馈核实，认真记录，内容、信息全面	服务管理部	临床科室负责投诉责任人	查看资料、现场抽查	服务过程完整执行率100% 信息记录完整率>95%	月
3	来电投诉接待	受理过程工作积极主动，态度端正，知识丰富，沟通技巧掌握全面、应用恰当	服务管理部	临床科室负责投诉责任人	现场抽查	推诿、投诉升级发生率为0	月
4	来电投诉接待	处理问题正确及时，缓解、解决矛盾具有实效性	服务管理部	临床科室负责投诉责任人	查看资料、现场抽查	首诉处理负责执行率100%	月

（续表）

序号	标准化项目	标准化管理要素及考核标准	负责职能部门	考核岗位	现场考核		考核频次
					考核方式	考核指标	
5	来电投诉接待	沟通规范，用语文明，主题明确，交流协调有相应原则性，维护病患和医院、医务工作者利益，态度诚恳，耐心解释，努力构建和谐医患关系	服务管理部	临床科室负责投诉责任人	查看资料、现场抽查	相关问题类，如服务态度、服务流程等协调工作满意率 >90%	月
6	来电投诉接待	处理过程各科室及相关当事人工作态度端正，调查过程积极配合	服务管理部	临床科室负责投诉责任人	现场抽查	配合率 100%	月
7	来电投诉接待	3~5 个工作日给予回复，如遇特殊情况或特殊复杂件需备注延迟原因	服务管理部	临床科室负责投诉责任人	查看资料、现场抽查	按要求时限内回复	月
8	来电投诉接待	对存在的问题提出针对性、可行性整改意见	服务管理部	临床科室负责投诉责任人	查看资料、现场抽查	本科室（病区）投诉纠纷原因分析及改进	月
9	来电投诉接待	以 PDCA 等方式持续追踪完成整改	服务管理部	投诉管理中心	查看资料	每月汇总公示	月

三、标准作业流程

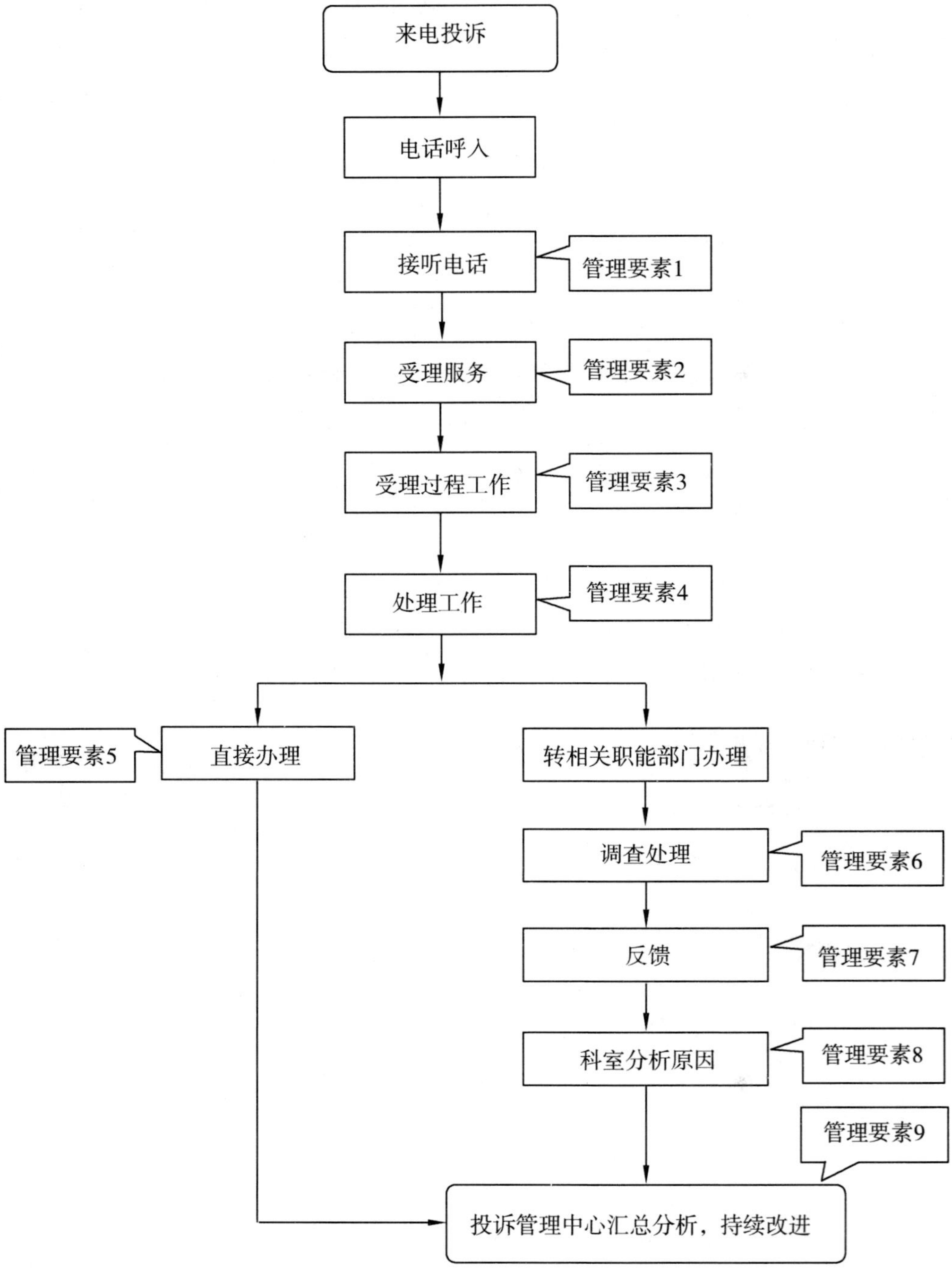
来电投诉
电话呼入
接听电话
管理要素1
受理服务
管理要素2
受理过程工作
管理要素3
处理工作
管理要素4
管理要素5
直接办理
转相关职能部门办理
调查处理
管理要素6
反馈
管理要素7
科室分析原因
管理要素8
管理要素9
投诉管理中心汇总分析，持续改进

来访投诉接待

一、标准出处

（一）行业标准

《医疗机构投诉管理办法》第 3 号第二十五条。

（二）院内制度

《青岛大学附属医院投诉管理制度（2017 年版）》。

二、标准化管理要素及考核标准

序号	标准化项目	标准化管理要素及考核标准	负责职能部门	考核岗位	考核方式		考核频次
					现场检查	考核指标	
1	来访投诉接待	热情接待，主动介绍；正确称谓；执行文明礼貌用语	服务管理部	临床科室负责投诉责任人	查看资料 现场抽查	规范服务达标率 100%	月
2	来访投诉接待	受理服务优质，认真倾听，反馈核实，认真记录，内容、信息全面	服务管理部	临床科室负责投诉责任人	查看资料 现场抽查	服务过程完整执行率 100% 信息记录完整率＞95%	月
3	来访投诉接待	受理过程工作积极主动，态度端正，知识丰富，沟通技巧掌握全面、应用恰当	服务管理部	临床科室负责投诉责任人	现场抽查	推诿、投诉升级发生率为 0	月
4	来访投诉接待	处理问题正确及时，缓解、解决矛盾具有实效性	服务管理部	临床科室负责投诉责任人	查看资料 现场抽查	首诉处理执行率 100%	月

（续表）

序号	标准化项目	标准化管理要素及考核标准	负责职能部门	考核岗位	考核方式		考核频次
					现场检查	考核指标	
5	来访投诉接待	沟通规范，用语文明，主题明确，交流协调有相应原则性，维护病患和医院、医务工作者利益，态度诚恳，耐心解释，努力构建和谐医患关系	服务管理部	临床科室负责投诉责任人	查看资料现场抽查	相关问题类，如服务态度、服务流程等协调工作满意率>90%	月
6	来访投诉接待	处理过程各科室及相关当事人工作态度端正，调查过程积极配合	服务管理部	临床科室负责投诉责任人	现场抽查	配合协调率100%	月
7	来访投诉接待	3~5个工作日给予回复，如遇特殊情况或特殊复杂件需备注延迟原因	服务管理部	临床科室负责投诉责任人	查看资料现场抽查	按要求时限内回复率>95%	月
8	来访投诉接待	对存在的问题提出针对性、可行性整改意见	服务管理部	临床科室负责投诉责任人	查看资料现场抽查	本科室（病区）投诉纠纷原因分析及改进	月

三、标准作业流程

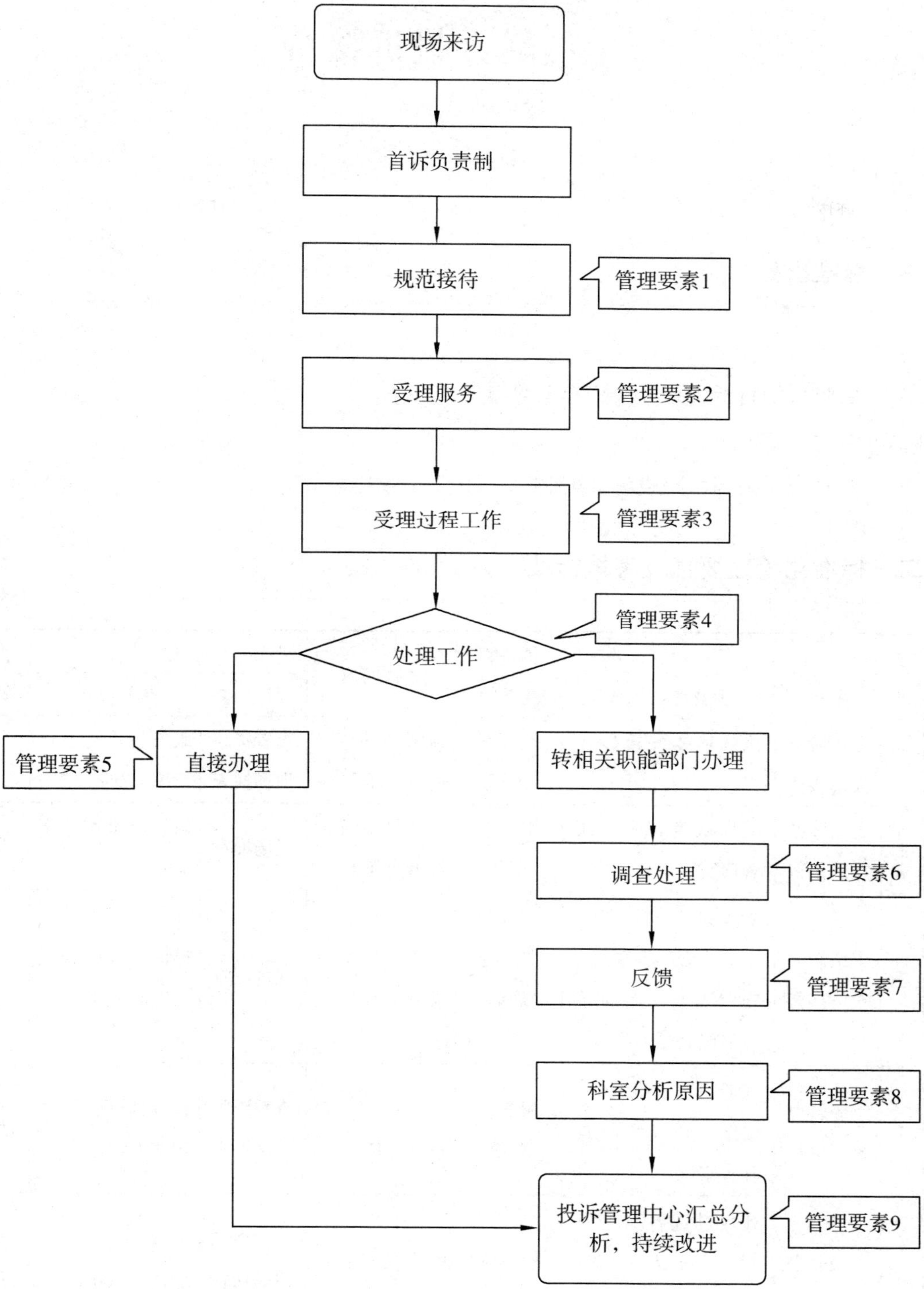
现场来访
首诉负责制
规范接待
管理要素1
受理服务
管理要素2
受理过程工作
管理要素3
处理工作
管理要素4
直接办理
管理要素5
转相关职能部门办理
调查处理
管理要素6
反馈
管理要素7
科室分析原因
管理要素8
投诉管理中心汇总分析，持续改进
管理要素9

上级转办投诉接待

一、标准出处

（一）行业标准

《医疗机构投诉管理办法》第3号第二十五条。

（二）院内制度

《青岛大学附属医院投诉管理制度（2017年版）》。

二、标准化管理要素及考核标准

序号	标准化项目	标准化管理要素及考核标准	负责职能部门	考核岗位	考核方式		考核频次
					现场检查	考核指标	
1	上级转办投诉接待	执行热线件接件要求	服务管理部	临床科室负责投诉责任人	查看资料现场抽查	服务过程完整执行率100%	月
2	上级转办投诉接待	受理服务优质，认真核实，认真记录	服务管理部	临床科室负责投诉责任人	现场抽查	信息记录完整率>95%	月
3	上级转办投诉接待	受理过程工作积极主动，态度端正，知识丰富，沟通技巧掌握全面	服务管理部	临床科室负责投诉责任人	现场抽查	推诿、投诉升级发生率为0	月
4	上级转办投诉接待	处理问题正确及时，缓解、解决矛盾具有实效性	服务管理部	临床科室负责投诉责任人	查看资料现场抽查	首诉处理负责执行率100%	月
5	上级转办投诉接待	处理过程各科室及相关当事人工作态度端正，调查过程积极配合	服务管理部	临床科室负责投诉责任人	现场抽查	配合率100%	月

（续表）

序号	标准化项目	标准化管理要素及考核标准	负责职能部门	考核岗位	考核方式		考核频次
					现场检查	考核指标	
6	上级转办投诉接待	1～3个工作日给予回复，如遇特殊情况或特殊复杂件需备注延迟原因	服务管理部	临床科室负责投诉责任人	查看资料现场抽查	按要求时限内回复	月
7	上级转办投诉接待	对存在的问题提出针对性、可行性整改意见	服务管理部	临床科室负责投诉责任人	查看资料现场抽查	本科室（病区）投诉纠纷原因分析及改进	月
8	上级转办投诉接待	以PDCA等方式持续追踪完成整改	服务管理部	投诉管理中心	查看资料	每月汇总公示	月

三、标准作业流程

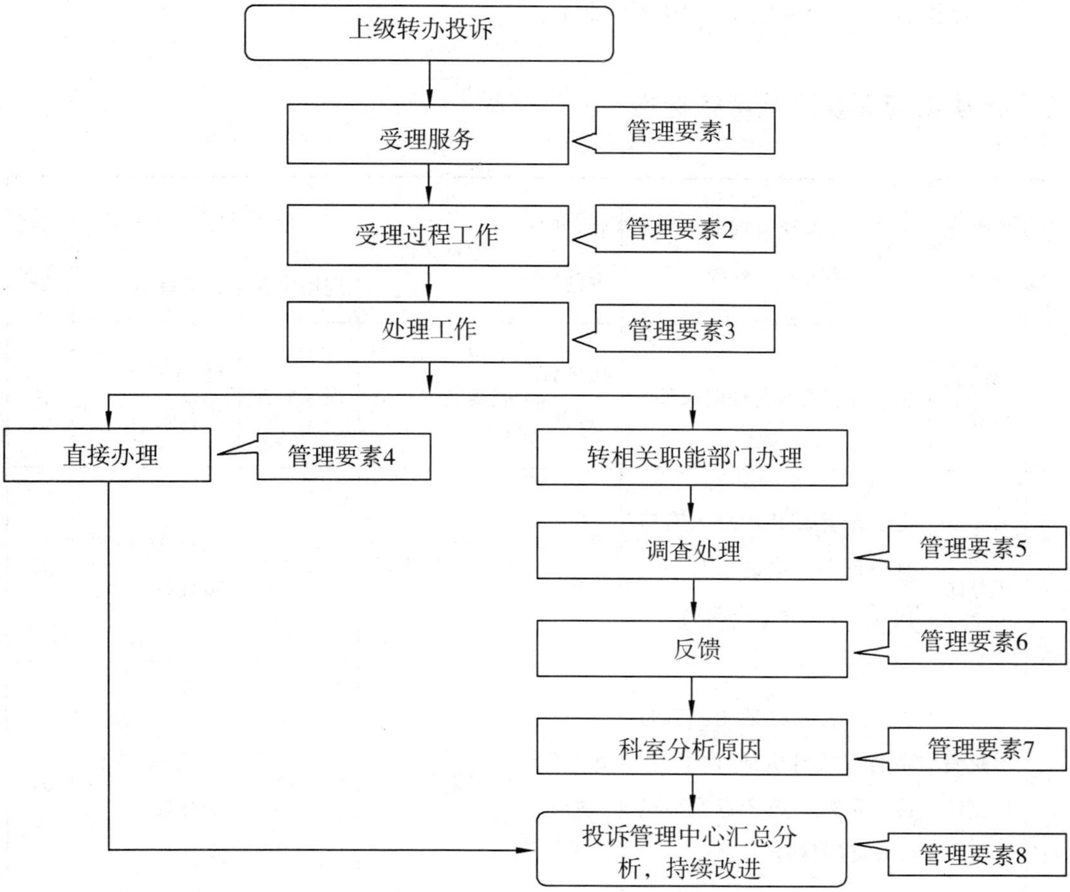

出院病历复印

一、标准出处

（一）国家标准

《三级综合医院评审标准实施细则（2010 年版）》：

4. 27. 6. 1 有病案服务管理制度，为医院医务人员及管理人员、患者及其代理人、有关司法机关及医疗保险机构人员提供病案服务。

（二）行业标准

《医疗机构病历管理规定（2013 年版）》。

二、标准化管理要素及考核标准

序号	标准化项目	标准化管理要素及考核标准	负责职能部门	考核岗位	考核方式		考核频次
					现场检查	考核指标	
1	出院病历复印	提供其有效身份证明原件	服务管理部	病案复印专员	现场抽查	证明材料真实有效	月
2	出院病历复印	提供患者及其代理人有效身份证明、申请人与患者代理关系法定证明材料	服务管理部	病案复印专员	现场抽查	证明材料真实有效	月
3	出院病历复印	提供患者死亡证明及其近亲属有效身份证件明、申请人是死亡患者近亲属的法定证明材料	服务管理部	病案复印专员	现场抽查	证明材料真实有效	月

（续表）

序号	标准化项目	标准化管理要素及考核标准	负责职能部门	考核岗位	考核方式		考核频次
					现场检查	考核指标	
4	出院病历复印	提供患者死亡证明、死亡患者近亲属及其代理人有效身份证件明、死亡患者与其近亲属关系的法定证明材料、申请人与死亡患者近亲属代理关系的法定证明材料	服务管理部	病案复印专员	现场抽查	证明材料真实有效	月
5	出院病历复印	提供保险合同复印件，承办人员的有效身份证明及工作证件，患者本人或者及其代理人同意的法定证明材料；患者死亡的，应当提供保险合同复印件，承办人员的有效身份证明，死亡患者近亲属或者其代理人同意的法定证明材料	服务管理部	病案复印专员	现场抽查	证明材料真实有效	月
6	出院病历复印	登录病案系统核对患者信息	服务管理部	病案复印专员	现场抽查	患者信息准确	月
7	出院病历复印	病案复印完成加盖病案专用章	服务管理部	病案复印专员	现场抽查	复印内容符合规定、盖章规范	月

三、标准作业流程

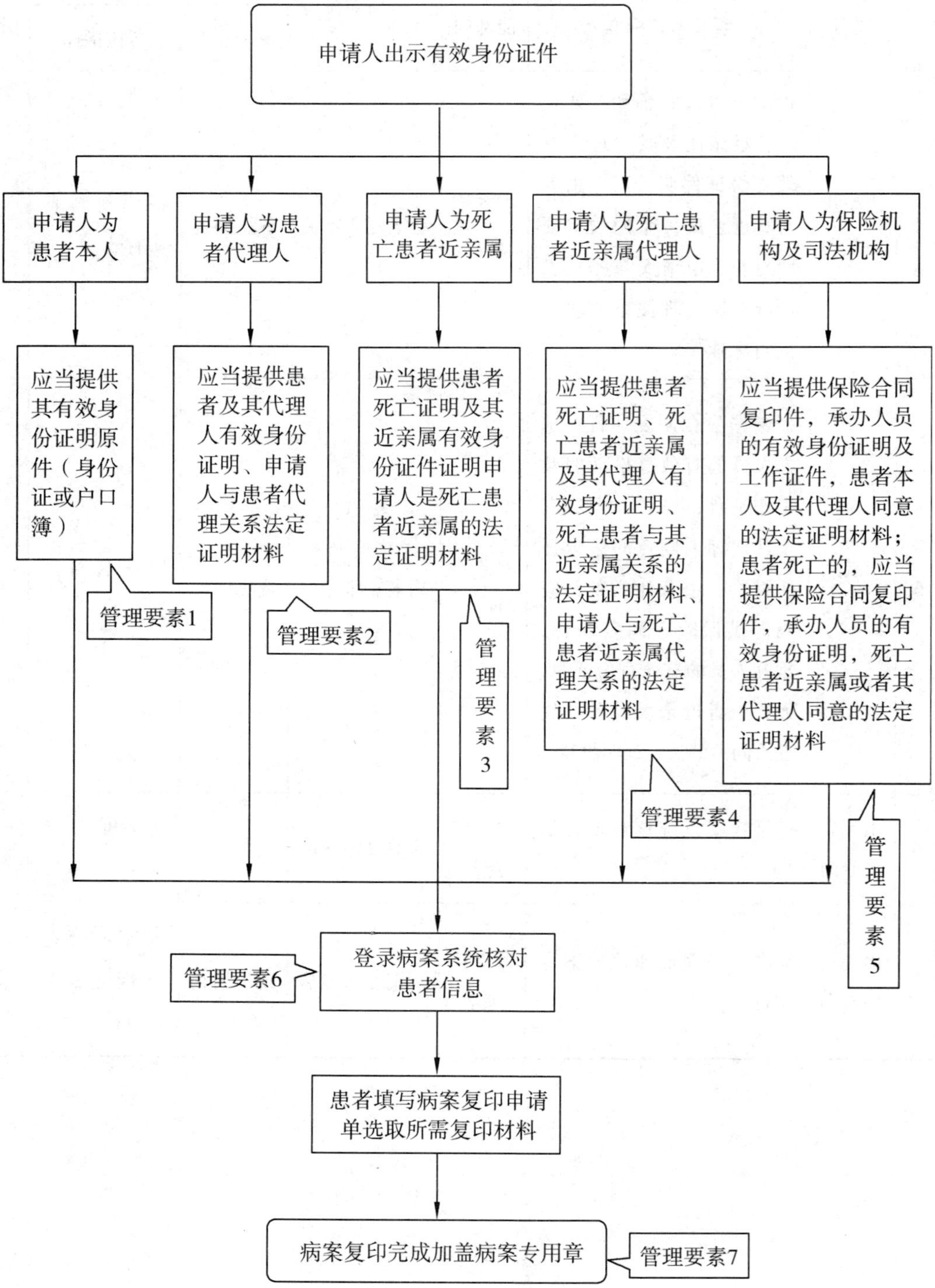

申请人出示有效身份证件
申请人为患者本人
申请人为患者代理人
申请人为死亡患者近亲属
申请人为死亡患者近亲属代理人
申请人为保险机构及司法机构
应当提供其有效身份证明原件（身份证或户口簿）
应当提供患者及其代理人有效身份证明、申请人与患者代理关系法定证明材料
应当提供患者死亡证明及其近亲属有效身份证件证明申请人是死亡患者近亲属的法定证明材料
应当提供患者死亡证明、死亡患者近亲属及其代理人有效身份证明、死亡患者与其近亲属关系的法定证明材料、申请人与死亡患者近亲属代理关系的法定证明材料
应当提供保险合同复印件，承办人员的有效身份证明及工作证件，患者本人及其代理人同意的法定证明材料；患者死亡的，应当提供保险合同复印件，承办人员的有效身份证明，死亡患者近亲属或者其代理人同意的法定证明材料
管理要素1
管理要素2
管理要素3
管理要素4
管理要素5
登录病案系统核对患者信息
管理要素6
患者填写病案复印申请单选取所需复印材料
病案复印完成加盖病案专用章
管理要素7

医疗废物收集、转运管理

一、标准出处

（一）国家标准

《三级综合医院评审标准实施细则（2011 年版）》：

6.8.4.3 医疗废物处置和污水处理符合规定。

（二）行业标准

《关于开展全市医疗卫生机构医疗废物、污水管理工作专项监督检查的通知》（青卫监〔2019〕10 号）。

二、标准化管理要素及考核标准

序号	标准化项目	标准化管理要素及考核标准		负责职能部门	考核岗位	考核方式		考核频次
						现场检查	考核指标	
1	医疗废物收集、转运管理	收集	医疗废物收集人员佩戴口罩、帽子、隔离衣、胶皮手套等防护用具	后勤管理部	医疗废物收集、处置人员	现场抽查	符合规范要求	日常
2	医疗废物收集、转运管理	收集	不同类别的医疗废物不能混装收集	后勤管理部	医疗废物收集、处置人员	现场抽查	分类、摆放符合规范要求	日常
3	医疗废物收集、转运管理	收集	医疗废物登记本表格项目齐全，填写内容应有来源、种类、重量或数量、交接时间、去向、经办人签名，资料保存 3 年	后勤管理部	医疗废物收集、处置人员	现场抽查查看记录	记录完整、规范	月
4	医疗废物收集、转运管理	收集	转运前确保包装物（容器）的标识标签、封口符合要求（内容包括医疗废物产生单位、日期、类别），无破损或渗漏	后勤管理部	医疗废物收集、处置人员	现场抽查	按规范要求执行	日常

（续表）

序号	标准化项目	标准化管理要素及考核标准		负责职能部门	考核岗位	考核方式		考核频次
						现场检查	考核指标	
5	医疗废物收集、转运管理	转运	医疗废物转运人员佩戴口罩、帽子、隔离衣、胶皮手套等防护用具	后勤管理部	医疗废物收集、处置人员	现场抽查	符合规范要求	日常
6	医疗废物收集、转运管理	转运	使用专用运输工具并密闭，医疗废物堆放量不超过转运箱的3/4	后勤管理部	医疗废物收集、处置人员	现场抽查	符合规范要求	日常
7	医疗废物收集、转运管理	转运	运输工具上印有医疗废物警示标示	后勤管理部	医疗废物收集、处置人员	现场抽查	符合规范要求	日常
8	医疗废物收集、转运管理	转运	按照规定的时间及线路转运	后勤管理部	医疗废物收集、处置人员	现场抽查	符合规范要求	月
9	医疗废物收集、转运管理	转运	在转运过程中不得丢弃医疗废物，不得在非贮存点倾倒、堆放医疗废物，不得将医疗废物混入其他废物和生活垃圾	后勤管理部	医疗废物收集、处置人员	现场抽查	符合规范要求	日常
10	医疗废物收集、转运管理	转运	每天运送工作结束后，应当对运送工具及时进行清洁和消毒	后勤管理部	医疗废物收集、处置人员	现场抽查	符合规范要求	日常
11	医疗废物收集、转运管理	转运	收集、转运人员每年进行体检（体检内容：乙肝表面抗原定量、丙肝抗体、梅毒螺旋体抗体、艾滋病毒抗体），有健康证	后勤管理部	医疗废物收集、处置人员	查看资料	体检记录完整、及时，证件齐全	年
12	医疗废物收集、转运管理	暂时贮存	暂存处门口警示标识明显（医疗废物标识、禁止饮食、禁烟标识）	后勤管理部	医疗废物收集、处置人员	现场查看	警示标识齐全	日常
13	医疗废物收集、转运管理	暂时贮存	暂存处有挡鼠板（600 mm高金属材质），有防蚊蝇、蟑螂设施，有排风设施	后勤管理部	医疗废物收集、处置人员	现场查看试用设备	设备齐全，报修及时	日常
14	医疗废物收集、转运管理	暂时贮存	暂存处有紫外线消毒灯，每日消毒1小时并记录	后勤管理部	医疗废物收集、处置人员	查看记录	设备正常，记录完整	月

（续表）

序号	标准化项目	标准化管理要素及考核标准		负责职能部门	考核岗位	考核方式		考核频次
						现场检查	考核指标	
15	医疗废物收集、转运管理	暂时贮存	暂存处内各类医疗废物分类摆放并有区域标识，病理性废物使用冰柜储存，有温度记录	后勤管理部	医疗废物收集、处置人员	查看记录	设备正常，记录完整	月
16	医疗废物收集、转运管理	暂时贮存	每日出库后对暂存处进行冲刷及消毒并记录	后勤管理部	医疗废物收集、处置人员	现场抽查查看记录	检查现场环境，记录完整	月
17	医疗废物收集、转运管理	暂时贮存	处置人员未在现场时，暂存处需上锁，禁止非工作人员进入医疗废物的暂存点	后勤管理部	医疗废物收集、处置人员	现场抽查	有无违规行为	日常
18	医疗废物收集、转运管理	暂时贮存	暂时贮存的医疗废物存放不得超过 2 天	后勤管理部	医疗废物收集、处置人员	现场抽查查看记录	放置时间符合要求	月
19	医疗废物收集、转运管理	暂时贮存	医疗废物处置人员佩戴口罩、帽子、隔离衣、胶皮手套等防护用具	后勤管理部	医疗废物收集、处置人员	现场抽查	符合规范要求	日常
20	医疗废物收集、转运管理	暂时贮存	处置登记记录完整，无漏登或登记不完整现象，记录保存 3 年	后勤管理部	医疗废物收集、处置人员	查看记录	记录完整，规范	月
21	医疗废物收集、转运管理	暂时贮存	不得有买卖、转让医疗废物的行为	后勤管理部	医疗废物收集、处置人员	现场抽查	无违规行为	日常

三、标准作业流程

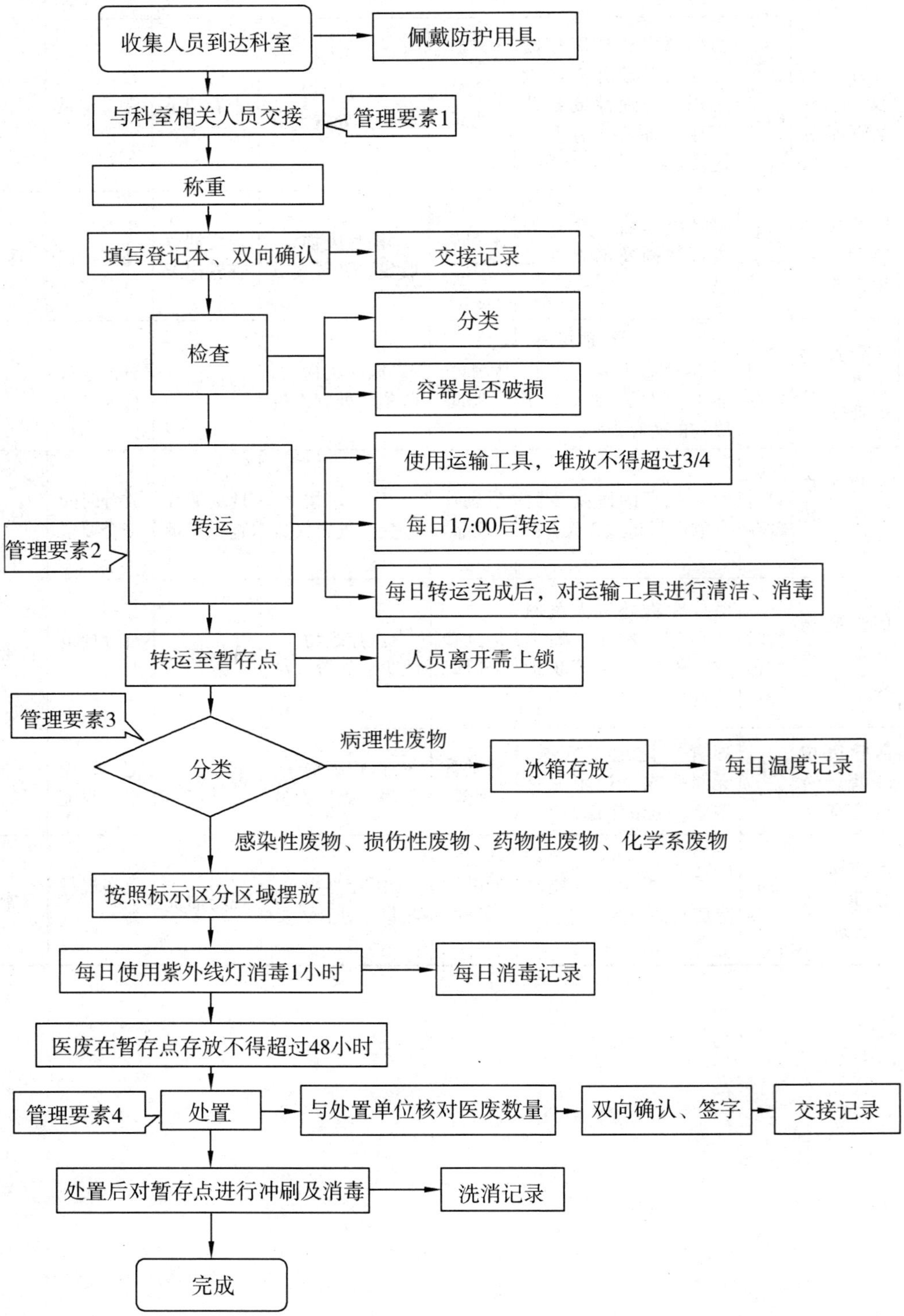

收集人员到达科室
佩戴防护用具
与科室相关人员交接
管理要素1
称重
填写登记本、双向确认
交接记录
检查
分类
容器是否破损
转运
管理要素2
使用运输工具，堆放不得超过3/4
每日17:00后转运
每日转运完成后，对运输工具进行清洁、消毒
转运至暂存点
人员离开需上锁
管理要素3
分类
病理性废物
冰箱存放
每日温度记录
感染性废物、损伤性废物、药物性废物、化学系废物
按照标示区分区域摆放
每日使用紫外线灯消毒1小时
每日消毒记录
医废在暂存点存放不得超过48小时
管理要素4
处置
与处置单位核对医废数量
双向确认、签字
交接记录
处置后对暂存点进行冲刷及消毒
洗消记录
完成

门诊退预交金管理

一、标准出处

院内制度

1.《青岛大学附属医院退预交金审核管理制度》。

2.《青岛大学附属医院门诊收费与结算科人员管理制度》。

二、标准化管理要素及考核标准

序号	标准化项目	标准化管理要素及考核标准	负责职能部门	考核岗位	考核方式		考核频次
					现场检查	考核指标	
1	门诊退预交金管理	收款员严格审核“青大附院医卡通业务办理申请单”所填内容是否与 HIS 系统相符	医疗保险与收费管理部	窗口人员	逐笔核对	单据、金额、签名齐全准确	日
2	门诊退预交金管理	总账审核收款员所提交现金、票据与报表是否相符	医疗保险与收费管理部	窗口人员	每人核对	单据、金额、签名齐全准确	日
3	门诊退预交金管理	科室责任人审核以上项目是否准确无误	医疗保险与收费管理部	窗口人员	每人核对	单据、金额、签名齐全准确	日

三、标准作业流程

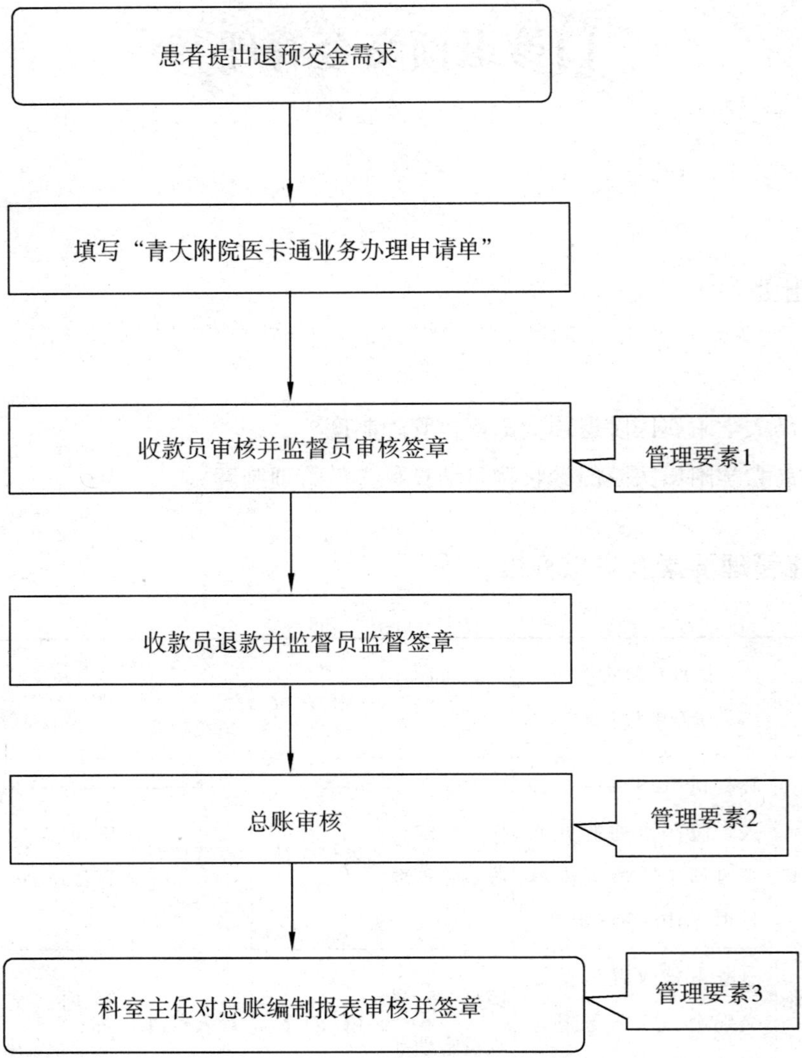

备注：根据相关法律法规及财务相关规定，预交金退款必须按照原路径退回，银联卡、医保卡需退回当时预存时所使用的卡片，支付宝、微信退回当时预存时的相应账号

入院登记

一、标准出处

（一）国家标准

《三级综合医院评审标准实施细则（2011 年版）》：

2. 4. 1 完善患者入院、出院、转科服务管理工作制度和标准，改进服务流程，方便患者。

（二）院内制度

《青岛大学附属医院窗口人员基础服务规范手册》。

二、标准化管理要素及考核标准

序号	标准化项目	标准化管理要素及考核标准	负责职能部门	考核岗位	考核方式		考核频次
					现场检查	考核指标	
1	入院登记	主动迎接并确认需求	服务管理部	入院登记人员	现场抽查	主动、热情，用语得体	月
2	入院登记	核对患者基本信息，状态信息是否正确，若信息有误，及时改正	服务管理部	入院登记人员	现场抽查	正确核对患者信息	月
3	入院登记	指引患者完成下一步的住院缴费、预约检查、领取病员服等流程	服务管理部	入院登记人员	现场抽查	正确指引患者进行后续住院流程	月
4	入院登记	告知患者耐心等待入院准备中心电话通知，接到电话通知后前来办理入院手续	服务管理部	入院登记人员	现场抽查	做好告知事宜	月

三、标准作业流程

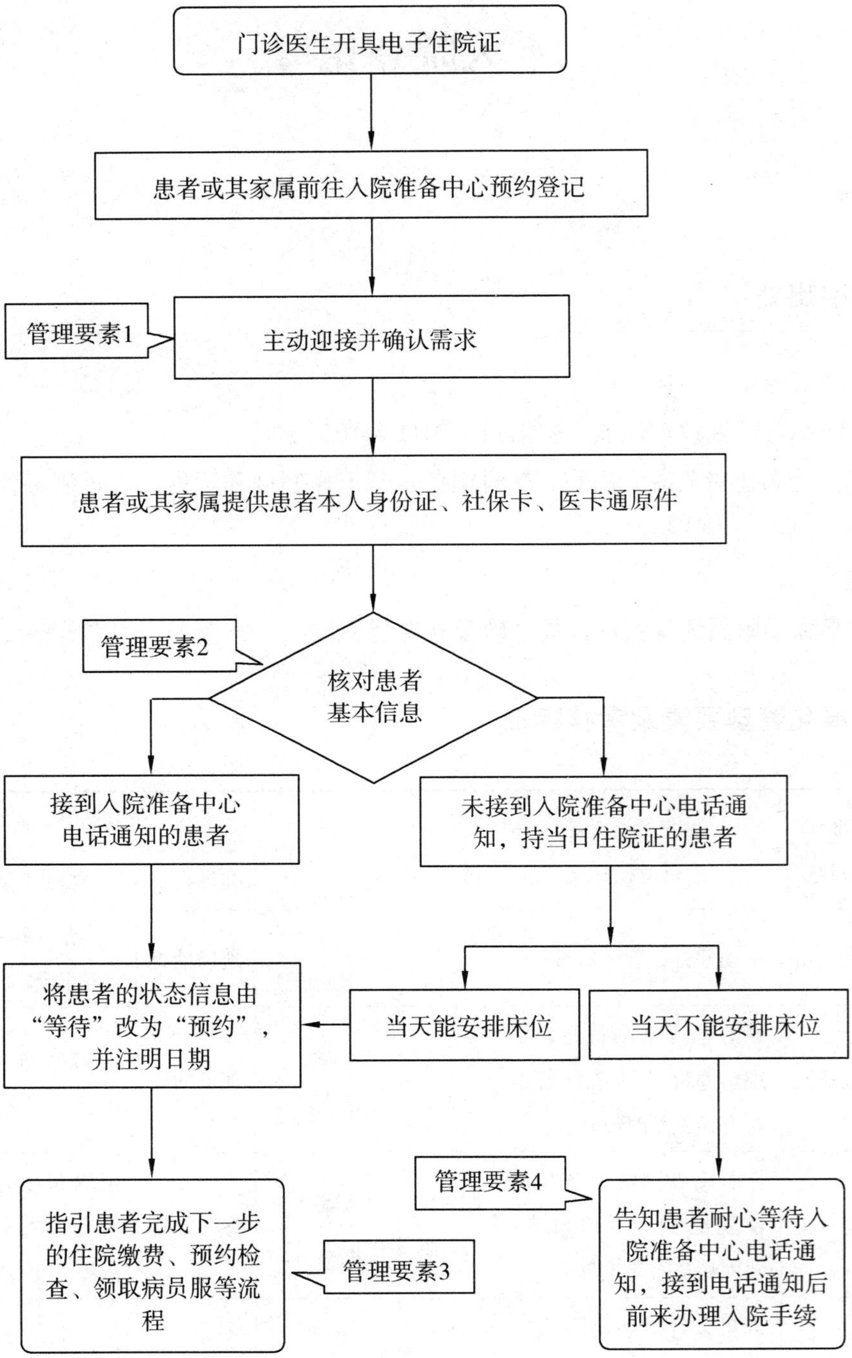
门诊医生开具电子住院证
患者或其家属前往入院准备中心预约登记
管理要素1
主动迎接并确认需求
患者或其家属提供患者本人身份证、社保卡、医卡通原件
管理要素2
核对患者基本信息
接到入院准备中心电话通知的患者
未接到入院准备中心电话通知，持当日住院证的患者
将患者的状态信息由“等待”改为“预约”，并注明日期
当天能安排床位
当天不能安排床位
指引患者完成下一步的住院缴费、预约检查、领取病员服等流程
管理要素3
管理要素4
告知患者耐心等待入院准备中心电话通知，接到电话通知后前来办理入院手续

入院身份识别

一、标准出处

（一）国家标准

《三级综合医院评审标准实施细则（2011 年版）》：

3.1.1 对就诊患者施行唯一标识（医保卡、新型农村合作医疗卡编号、身份证号码、病历号等）管理。

（二）院内制度

《青岛大学附属医院窗口人员基础服务规范手册》。

二、标准化管理要素及考核标准

序号	标准化项目	标准化管理要素及考核标准	负责职能部门	考核岗位	考核方式		考核频次
					现场检查	考核指标	
1	入院身份识别	主动迎接，确认需求	服务管理部	预约检查工作人员	现场抽查	主动、热情，用语得体	月
2	入院身份识别	实行双向核对法，并且至少采取两种以上的身份识别，即让患者本人或其家属陈述患者姓名、年龄、身份证号、家庭住址、联系电话、医疗诊断、所住科室等信息（取两种）	服务管理部	预约检查工作人员	现场抽查	至少使用两种以上的患者信息进行识别	月
3	入院身份识别	工作人员核实患者所陈述的内容、电子住院证信息和身份证信息三者是否一致	服务管理部	预约检查工作人员	现场抽查	确保信息真实有效	月
4	入院身份识别	引导患者进行下一步流程	服务管理部	预约检查工作人员	现场抽查	正确引导患者或其家属进行下一步的住院流程	月

三、标准作业流程

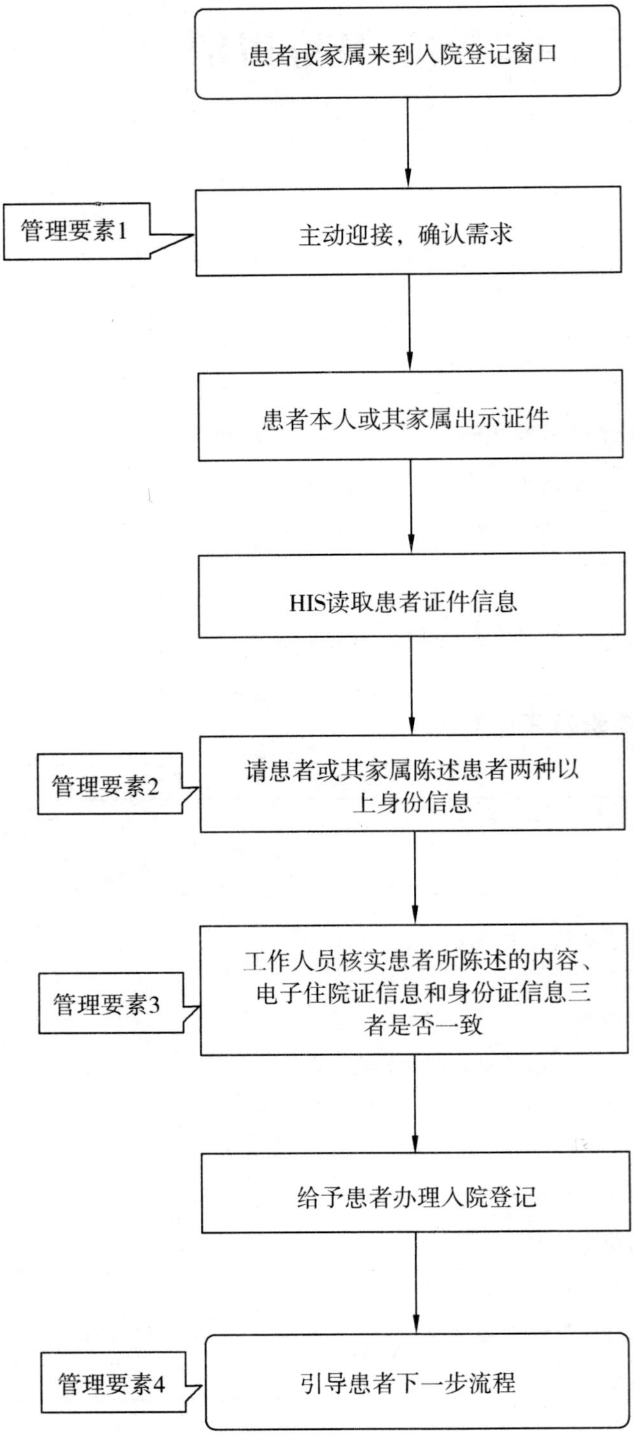
患者或家属来到入院登记窗口
管理要素1
主动迎接，确认需求
患者本人或其家属出示证件
HIS读取患者证件信息
管理要素2
请患者或其家属陈述患者两种以上身份信息
管理要素3
工作人员核实患者所陈述的内容、电子住院证信息和身份证信息三者是否一致
给予患者办理入院登记
管理要素4
引导患者下一步流程

入院准备阶段的预约检查、检验

一、标准出处

（一）国家标准

《三级综合医院评审标准实施细则（2011 年版）》：

2.1.2 有预约诊疗工作制度和规范，有操作流程，逐步提高患者预约就诊比例。

（二）院内制度

《青岛大学附属医院窗口人员基础服务规范手册》。

二、标准化管理要素及考核标准

序号	标准化项目	标准化管理要素及考核标准	负责职能部门	考核岗位	考核方式		考核频次
					现场检查	考核指标	
1	入院准备阶段的预约检查、检验	主动迎接、识别患者身份	服务管理部	预约检查工作人员	现场抽查	主动、热情，用语得体	月
2	入院准备阶段的预约检查、检验	核对患者手腕带、就诊卡/医保卡、电子住院证，确认无误	服务管理部	预约检查工作人员	现场抽查	证明相关信息真实有效	月
3	入院准备阶段的预约检查、检验	核对就诊卡、手腕带及电子医嘱，确认患者空腹，准确无误后，打印采血检验条码	服务管理部	预约检查工作人员	现场抽查	证明信息真实有效	月
4	入院准备阶段的预约检查、检验	核对患者信息及采血条码，将条码正确粘贴于试管进行采血	服务管理部	预约检查工作人员	现场抽查	证明患者信息及采血条码真实有效	月
5	入院准备阶段的预约检查、检验	再次核对，扫码执行，由送检人员送相关化验室检验	服务管理部	预约检查工作人员	现场抽查	核对患者试管信息真实有效，扫码并执行，确保患者准确无误	月

三、标准作业流程

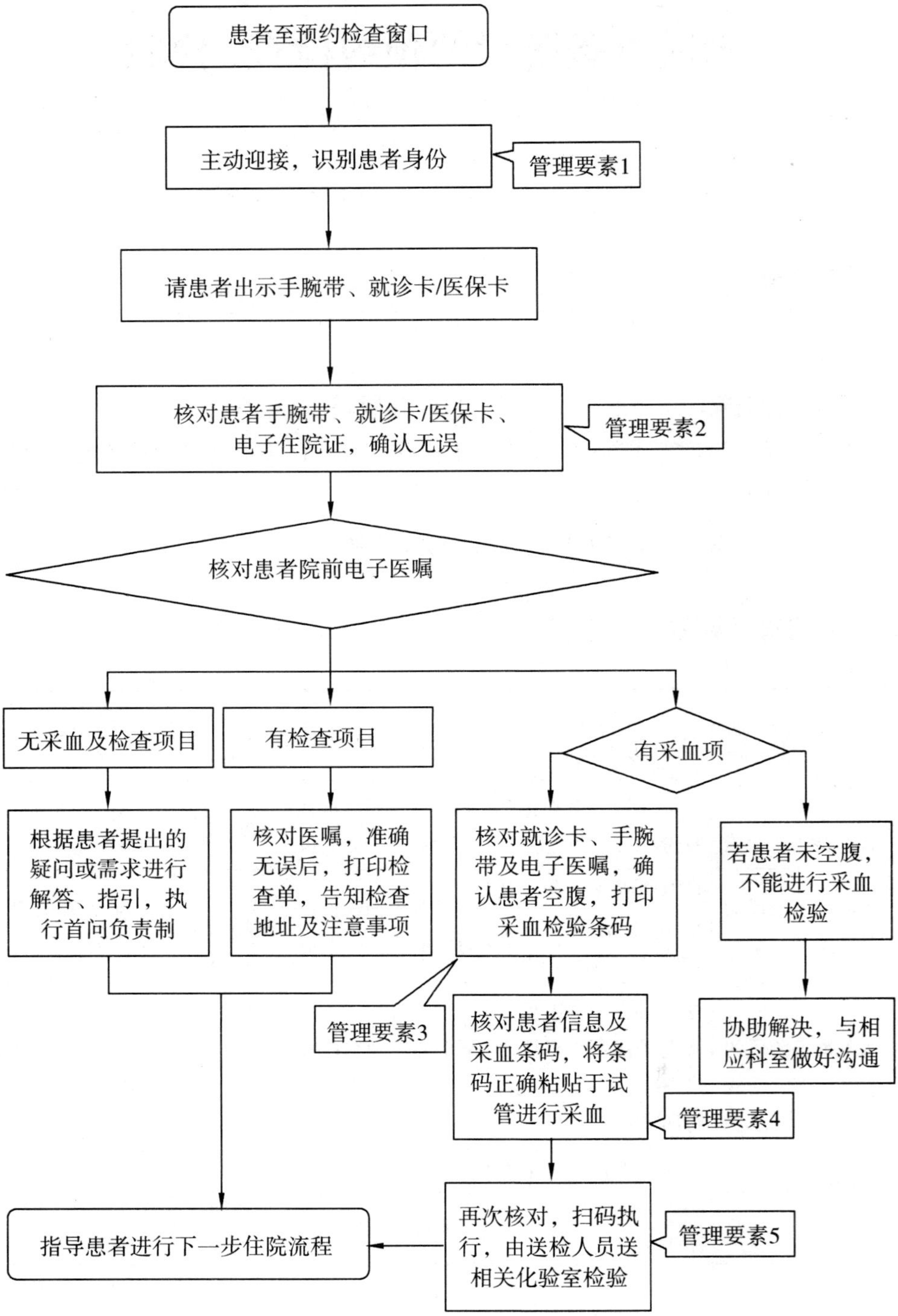
患者至预约检查窗口
主动迎接，识别患者身份
管理要素1
请患者出示手腕带、就诊卡/医保卡
核对患者手腕带、就诊卡/医保卡、电子住院证，确认无误
管理要素2
核对患者院前电子医嘱
无采血及检查项目
有检查项目
有采血项
根据患者提出的疑问或需求进行解答、指引，执行首问负责制
核对医嘱，准确无误后，打印检查单，告知检查地址及注意事项
核对就诊卡、手腕带及电子医嘱，确认患者空腹，打印采血检验条码
若患者未空腹，不能进行采血检验
管理要素3
核对患者信息及采血条码，将条码正确粘贴于试管进行采血
协助解决，与相应科室做好沟通
管理要素4
指导患者进行下一步住院流程
再次核对，扫码执行，由送检人员送相关化验室检验
管理要素5

物业运维服务管理

一、标准出处

（一）国家标准

《三级综合医院评审标准实施细则（2011 年版）》：

6.8.2.1 水、电、气等后勤保障满足医院运行需要。严格控制与降低能源消耗，有具体可行的措施与控制指标；

6.8.7.2 加强特种设备管理。

（二）院内制度

《青岛大学附属医院后勤服务督导巡查制度（2017 年版）》。

二、标准化管理要素及考核标准

序号	标准化项目	标准化管理要素及考核标准	负责职能部门	考核岗位	考核方式		考核频次
					现场考核	考核指标	
1	物业运维服务管理	交接班：接班人员无特殊情况提前 15 分钟到岗 交接班内容：查看交班设备运行记录、维修保养记录、巡视记录；接班人与当班人共同巡查设备运行是否正常，有无遗留工作，认真填写交接班未完成事项；核对交班班次天然气总表数、各科室消耗生产蒸汽量，是否与记录相符；查看材料、工具是否完备，卫生清理情况；交接班人员确认无误后，共同填写交接班记录，签字确认	后勤管理部	值班员	现场抽查	查看交接班记录	月
2	物业运维服务管理	化验软化水，测锅炉 pH 值 化验前冲洗取样杯，每天 2 次，填写记录	后勤管理部	值班员	现场抽查	查看运行记录	月

（续表）

序号	标准化项目	标准化管理要素及考核标准	负责职能部门	考核岗位	考核方式		考核频次
					现场考核	考核指标	
3	物业运维服务管理	检查锅炉压力表，汽包压力表每 2 小时一次，填写记录	后勤管理部	值班员	现场抽查	查看运行记录	月
4	物业运维服务管理	设备巡检：设备巡检记录；检查设备是否正常运行；检查设备运行参数是否在正常范围内；检查环境温度是否满足设备运行要求；检查现场卫生状况	后勤管理部	值班员	现场抽查	查看设备巡检记录	月

三、标准作业流程

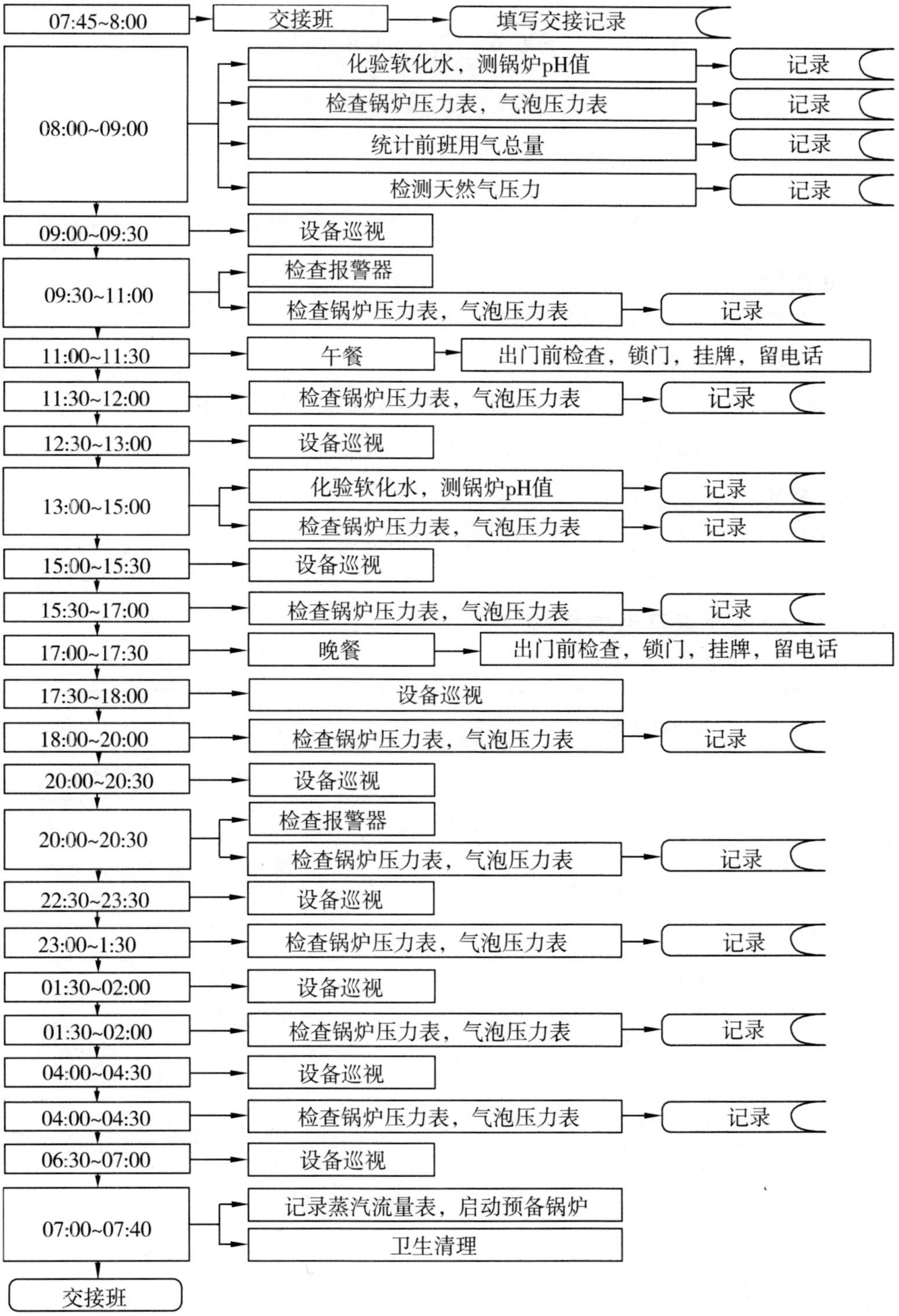
07:45~8:00
交接班
填写交接记录
08:00~09:00
化验软化水，测锅炉pH值
记录
检查锅炉压力表，气泡压力表
记录
统计前班用气总量
记录
检测天然气压力
记录
09:00~09:30
设备巡视
09:30~11:00
检查报警器
检查锅炉压力表，气泡压力表
记录
11:00~11:30
午餐
出门前检查，锁门，挂牌，留电话
11:30~12:00
检查锅炉压力表，气泡压力表
记录
12:30~13:00
设备巡视
13:00~15:00
化验软化水，测锅炉pH值
记录
检查锅炉压力表，气泡压力表
记录
15:00~15:30
设备巡视
15:30~17:00
检查锅炉压力表，气泡压力表
记录
17:00~17:30
晚餐
出门前检查，锁门，挂牌，留电话
17:30~18:00
设备巡视
18:00~20:00
检查锅炉压力表，气泡压力表
记录
20:00~20:30
设备巡视
20:00~20:30
检查报警器
检查锅炉压力表，气泡压力表
记录
22:30~23:30
设备巡视
23:00~1:30
检查锅炉压力表，气泡压力表
记录
01:30~02:00
设备巡视
01:30~02:00
检查锅炉压力表，气泡压力表
记录
04:00~04:30
设备巡视
04:00~04:30
检查锅炉压力表，气泡压力表
记录
06:30~07:00
设备巡视
07:00~07:40
记录蒸汽流量表，启动预备锅炉
卫生清理
交接班

停车场管理

一、标准出处

（一）行业标准

1.《青岛市卫生局关于加强医疗机构免费停车管理工作的通知》。

2.《青岛市物价局机动车停放服务收费管理办法》。

（二）院内制度

《青岛大学附属医院职工车辆院内停放的暂行规定》。

二、标准化管理要素及考核标准

序号	标准化项目	标准化管理要素及考核标准	负责职能	考核岗位	考核方式		考核频次
					现场检查	考核指标	
1	停车场管理	按政府物价部门、卫健委规定标准收取停车费	安保部	收费亭人员	现场检查	按物价局、卫健委规定标准收费100%	月
2	停车场管理	主动提示出院车辆有无免费停车的相关凭据，收费必须出具收费发票	安保部	收费亭人员	现场检查	主动提示有无免费停车的相关凭据，收费提供发票	月
3	停车场管理	院内车辆停放有序，保证停车入位，无占用安全通道现象	安保部	停车场指挥人员	现场检查	绿色通道畅通率100%	月
4	停车场管理	有院内车辆拥堵的突发事件响应机制，能够及时疏导，确保道路畅通、停车有序	安保部	停车场指挥人员	现场检查	应急响应及时，措施有效	月

（续表）

序号	标准化项目	标准化管理要素及考核标准	负责职能	考核岗位	考核方式		考核频次
					现场检查	考核指标	
5	停车场管理	职工入院停车管理	安保部	停车场南门人员	现场检查	院内无不符合停车条件的职工车辆，无随意放行车辆	月
6	停车场管理	停车场人员服务态度，是否按规定着装整齐	安保部	停车场人员	现场检查	工作中要使用规范语言，注意形象，注重服务	月
7	停车场管理	停车场 24 小时运转正常，有无脱岗现象	安保部	停车场人员	现场检查	设备运行正常，设备损坏及时上报维修	月

三、标准作业流程

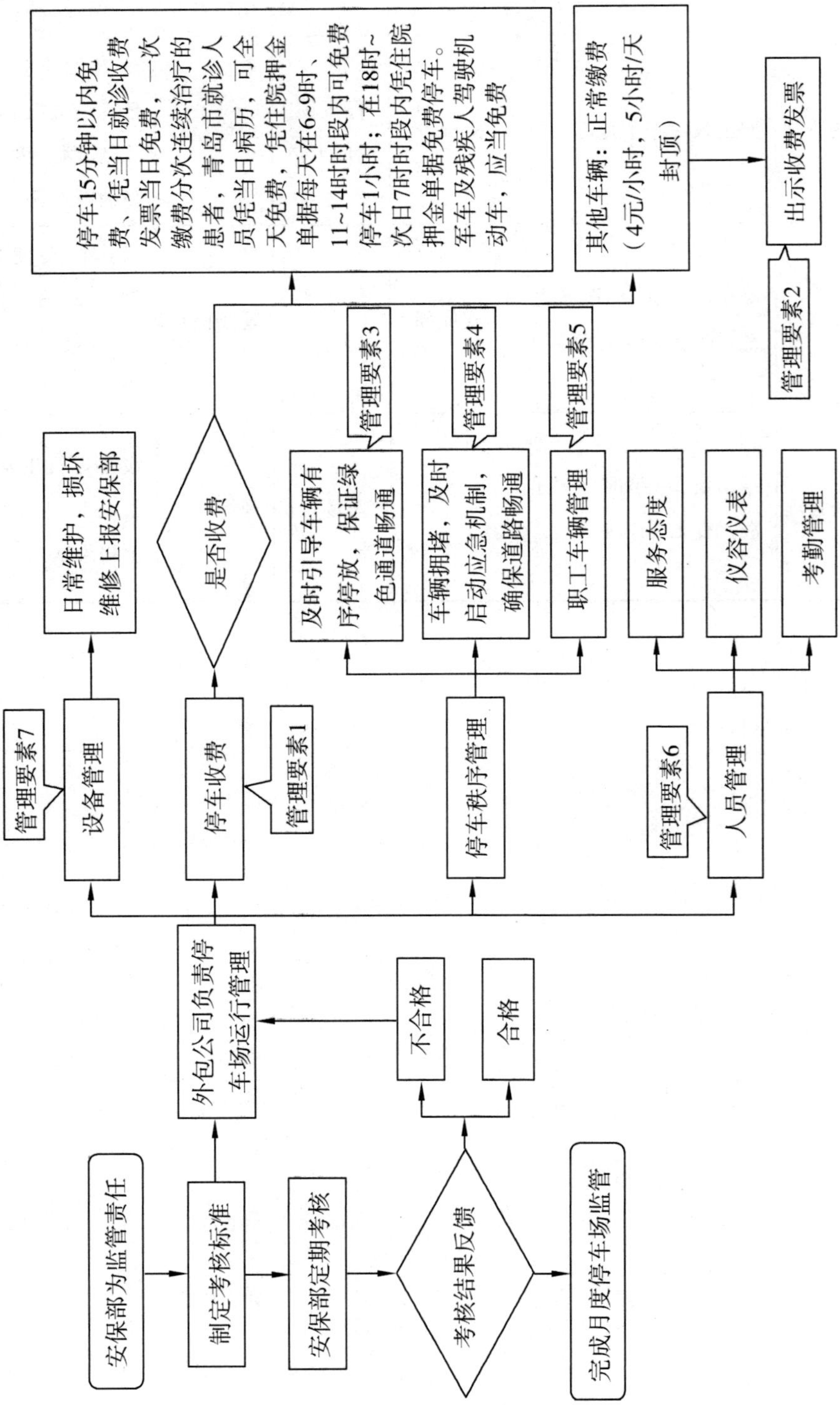
安保部为监管责任
制定考核标准
安保部定期考核
考核结果反馈
完成月度停车场监管
不合格
合格
外包公司负责停车场运行管理
设备管理
管理要素7
日常维护，损坏维修上报安保部
停车收费
管理要素1
是否收费
停车15分钟以内免费、凭当日就诊收费发票当日免费，一次缴费分次连续治疗的患者，青岛市就诊人员凭当日病历，可全天免费，凭住院押金单据每天在6~9时、11~14时时段内可免费停车1小时；在18时~次日7时时段内凭住院押金单据免费停车。军车及残疾人驾驶机动车，应当免费
其他车辆：正常缴费（4元/小时，5小时/天封顶）
出示收费发票
管理要素2
停车秩序管理
及时引导车辆有序停放，保证绿色通道畅通
管理要素3
车辆拥堵，及时启动应急机制，确保道路畅通
管理要素4
职工车辆管理
管理要素5
人员管理
管理要素6
服务态度
仪容仪表
考勤管理

入院前指导

一、标准出处

（一）国家标准

《三级综合医院评审标准实施细则（2011 年版）》：

2.4.1 完善患者入院、出院、转科服务管理工作制度和标准，改进服务流程，方便患者。

（二）院内制度

《青岛大学附属医院窗口人员基础服务规范手册》。

二、标准化管理要素及考核标准

序号	标准化项目	标准化管理要素及考核标准	负责职能部门	考核岗位	考核方式		考核频次
					现场考核	考核指标	
1	入院前指导	入院准备中心获取科室床位信息	服务管理部	入院登记人员	现场抽查	符合规范要求	月
2	入院前指导	核对患者基本信息、状态信息是否正确，若信息有误，及时改正	服务管理部	入院登记人员	现场抽查	符合规范要求	月
3	入院前指导	告知患者办理住院时间、地点及患者需携带物品	服务管理部	入院登记人员	现场抽查	符合规范要求	月
4	入院前指导	确认患者完全理解并明确以上信息	服务管理部	入院登记人员	现场抽查	符合规范要求	月

三、标准作业流程

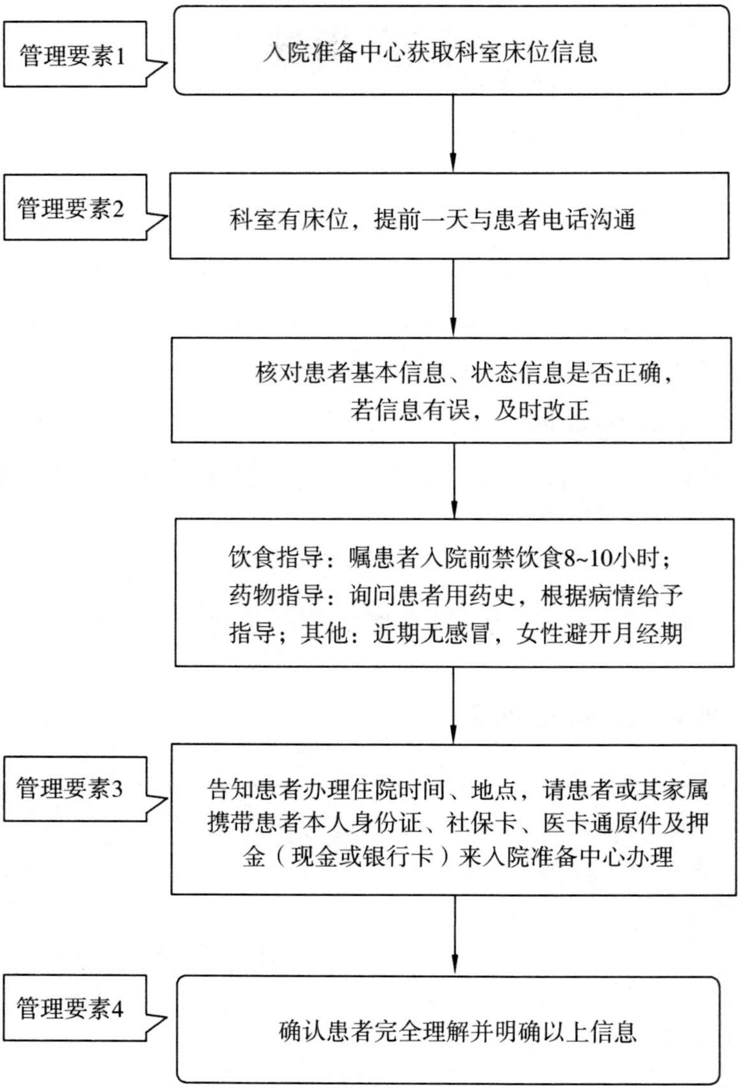
管理要素1
入院准备中心获取科室床位信息
管理要素2
科室有床位，提前一天与患者电话沟通
核对患者基本信息、状态信息是否正确，
若信息有误，及时改正
饮食指导：嘱患者入院前禁饮食8~10小时；
药物指导：询问患者用药史，根据病情给予
指导；其他：近期无感冒，女性避开月经期
管理要素3
告知患者办理住院时间、地点，请患者或其家属
携带患者本人身份证、社保卡、医卡通原件及押
金（现金或银行卡）来入院准备中心办理
管理要素4
确认患者完全理解并明确以上信息

高值医用耗材入库、出库

一、标准出处

国家标准

1.《三级综合医院评审标准实施细则（2011 年版）》：

6.9.7 加强医用高值耗材（包括植入类耗材）和一次性使用无菌器械和低值耗材的采购记录、溯源管理、储存、档案管理、销毁记录、不良事件监测与报告的管理。

2.《医疗器械监督管理条例》（国务院令第 680 号）。

3.《医疗器械使用质量监督管理办法》（国家食品药品监督管理总局令第 18 号）。

4. 关于印发《医疗机构医用耗材管理办法（试行）》的通知（国卫医发〔2019〕43 号）。

二、标准化管理要素及考核标准

序号	标准化项目	标准化管理要素及考核标准	负责职能部门	考核岗位	考核方式		考核频次
					现场考核	考核指标	
1	高值医用耗材入库、出库	双人复核验收	卫生物资管理部	库房保管责任人、科室接收人	现场抽查	验收单双人签字确认率 100%	季
2	高值医用耗材入库、出库	高值医用耗材验收相关信息完整，记录准确	卫生物资管理部	库房保管责任人	现场抽查	验收记录正确率 100%	季
3	高值医用耗材入库、出库	高值医用耗材验收单、产品质检报告或合格证齐全	卫生物资管理部	库房保管责任人	现场抽查	各类验收材料保存完整率 100%	季
4	高值医用耗材入库、出库	高值医用耗材按说明书正确上架摆放，近效期在前或在左	卫生物资管理部	库房保管责任人、科室接收人	现场抽查	医用耗材摆放正确率 100%	季

三、标准作业流程

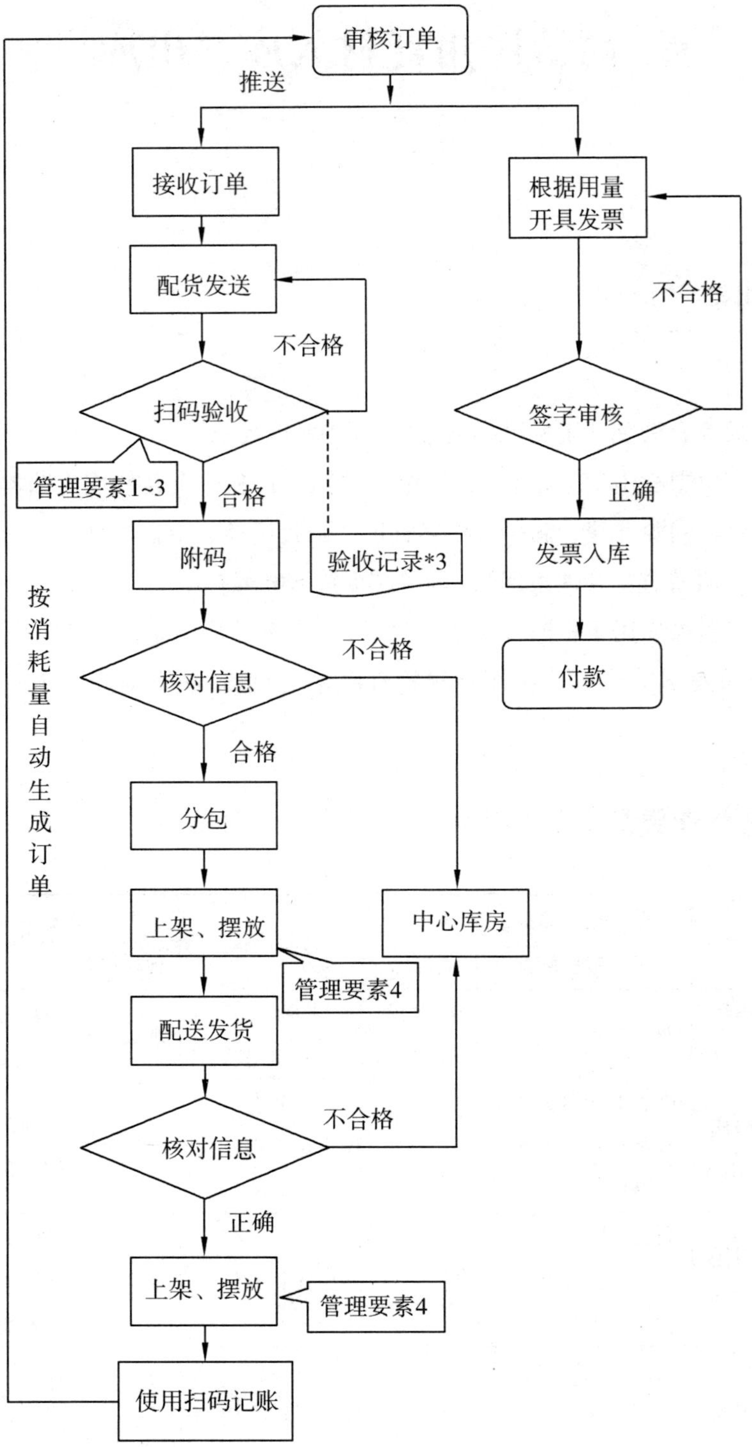
审核订单
推送
接收订单
配货发送
不合格
扫码验收
管理要素1~3
合格
附码
验收记录*3
核对信息
不合格
合格
分包
上架、摆放
管理要素4
中心库房
配送发货
核对信息
不合格
正确
上架、摆放
管理要素4
使用扫码记账
按消耗量自动生成订单
根据用量开具发票
不合格
签字审核
正确
发票入库
付款

药库冷藏药品全程冷链管理

一、标准出处

（一）国家标准

《三级综合医院评审标准实施细则（2011 年版）》：

4. 15. 2. 3 有药品贮存制度，贮存药品的场所、设施与设备符合有关规定。

（二）行业标准

《药品经营质量管理规范（2016 年版）》第三章第四节、第六节。

（三）院内制度

《青岛大学附属医院药品采购办规章制度汇编（2019 年版）》第 28 条：冷藏药品管理制度。

二、标准化管理要素及考核标准

序号	标准化项目	标准化管理要素及考核标准	负责职能部门	考核岗位	考核方式		考核频次
					现场考核	考核指标	
1	药库冷藏药品全程冷链管理	双人验收冷藏药品，验收信息完整，记录准确	卫生物资管理部	药库药品保管责任人	现场抽查	验收记录完成率 100%	月
2	药库冷藏药品全程冷链管理	检查药品运输途中的实时温度记录，填写冷链药品签收单，记录入库实时温度	卫生物资管理部	药库药品保管责任人	现场抽查	签收单记录完成率 100%	月
3	药库冷藏药品全程冷链管理	向药房配送冷藏药品时配置相应的冷藏设备，记录药品出库和药房接收时温度	卫生物资管理部	药库药品保管责任人	现场抽查	温度记录完成率 100%	月
4	药库冷藏药品全程冷链管理	冷库设有温度监控系统，每天 4 次定时查看并记录库房温度	卫生物资管理部	药库药品保管责任人	现场抽查	温度记录完成率 100%	月

三、标准作业流程

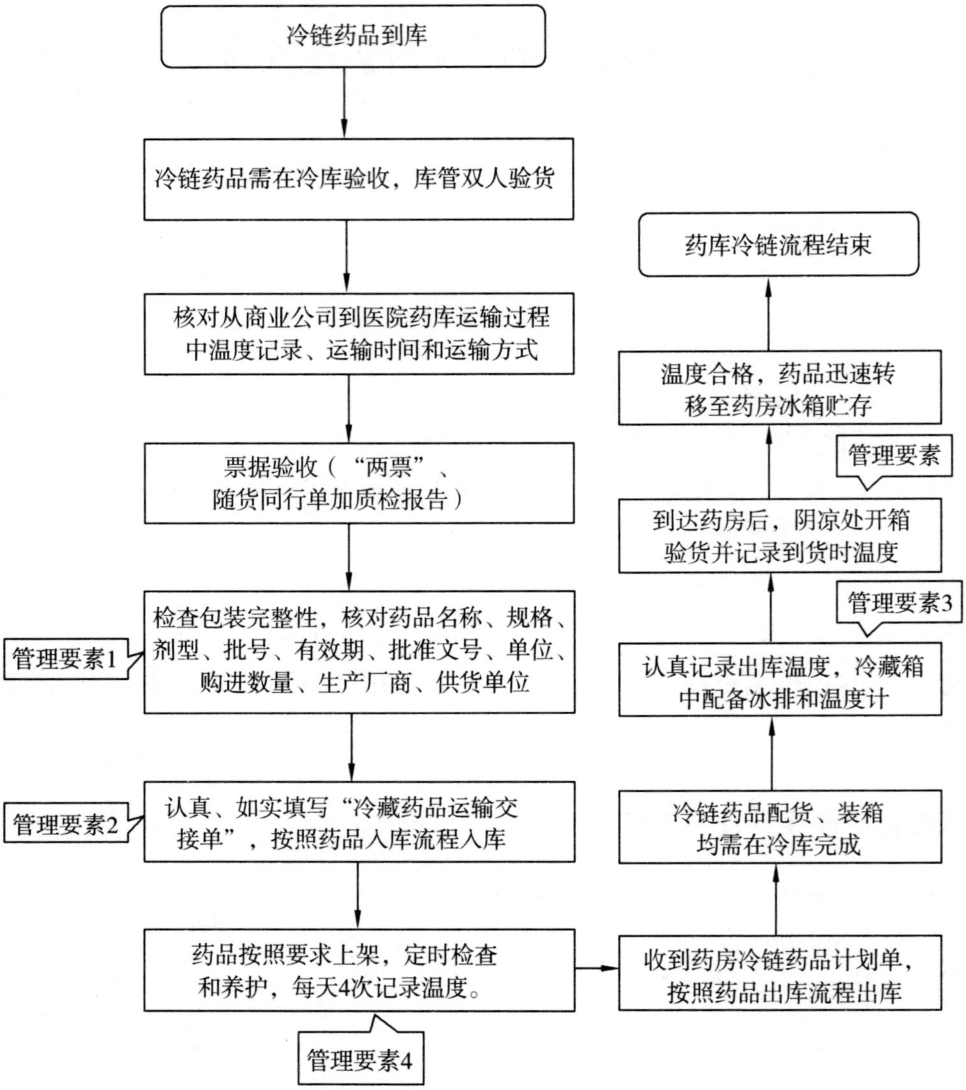
冷链药品到库
冷链药品需在冷库验收，库管双人验货
核对从商业公司到医院药库运输过程中温度记录、运输时间和运输方式
票据验收（“两票”、随货同行单加质检报告）
检查包装完整性，核对药品名称、规格、剂型、批号、有效期、批准文号、单位、购进数量、生产厂商、供货单位
管理要素1
认真、如实填写“冷藏药品运输交接单”，按照药品入库流程入库
管理要素2
药品按照要求上架，定时检查和养护，每天4次记录温度。
管理要素4
收到药房冷链药品计划单，按照药品出库流程出库
冷链药品配货、装箱均需在冷库完成
认真记录出库温度，冷藏箱中配备冰排和温度计
管理要素3
到达药房后，阴凉处开箱验货并记录到货时温度
管理要素
温度合格，药品迅速转移至药房冰箱贮存
药库冷链流程结束

软式内镜洗消流程

一、标准出处

（一）国家标准

《三级综合医院评审标准实施细则（2011年版）》：

4.20.7 消毒工作符合《医院消毒技术规范》《医院消毒供应中心清洗消毒及灭菌技术操作规范》《医院消毒供应中心清洗消毒及灭菌效果监测标准》的要求；隔离工作符合《医院隔离技术规范》的要求；医务人员能获得并正确使用符合国家标准的消毒与防护用品；重点部门、重点部位的管理符合要求。

（二）行业标准

中华人民共和国国家卫生和计划生育委员会《软式内镜清洗消毒技术规范》WS507－2016。

（三）院内制度

1.《青岛大学附属医院内镜室医院感染管理及消毒隔离制度（2017年版）》。

2.《青岛大学附属医院内镜清洗消毒技术操作规范（2017年版）》。

二、标准化管理要素及考核标准

序号	标准化项目	标准化管理要素及考核标准	负责职能部门	考核岗位	考核方式		考核频次
					现场考核	考核指标	
1	软式内镜洗消流程	预处理	医院感染管理部	内镜诊疗医护人员	现场查看	清洗液及擦布一用一换，反复送气送水10秒	季
2	软式内镜洗消流程	测漏	医院感染管理部	洗消人员	现场查看	防水帽与内镜衔接紧密，测漏至少观察30秒	季
3	软式内镜洗消流程	清洗	医院感染管理部	洗消人员	现场查看	医用清洗剂一用一更换；无绒清洗布反复擦洗镜身（清洗布一镜一换）；刷洗过程中内镜需全程浸在液面	季

（续表）

序号	标准化项目	标准化管理要素及考核标准	负责职能部门	考核岗位	考核方式		考核频次
					现场考核	考核指标	
						下，医用清洗刷两头见刷头；清洗刷头；正确安装内镜灌流器，检查喷嘴及钳子管道有无出水	
4	软式内镜洗消流程	漂洗	医院感染管理部	洗消人员	现场查看	流动水冲洗，接全自动灌流系统清洗至无清洗液残留；擦拭布擦干镜身、按钮及阀门，擦拭布一用一换；高压气枪吹干镜身和腔道，至少>30秒	季
5	软式内镜洗消流程	消毒/灭菌（手工）	医院感染管理部	洗消人员	现场查看	按要求进行消毒液浓度测试，并记录。内镜连同全管道灌流器、按钮、阀门应全部浸没于消毒液中；各管道内充满消毒液，消毒方式和时间应遵循产品说明书；更换手套，各管道至少充气30秒，去除管道内消毒液（灭菌应遵循相关要求）	季
6	软式内镜洗消流程	终末漂洗（手工）	医院感染管理部	洗消人员	现场查看	纯化水或无菌水冲洗各管道至少2分钟，直至无消毒剂残留；纯化水或无菌水冲洗内镜外表面、按钮和阀门；采用浸泡灭菌的内镜应在专用终末漂洗槽内使用无菌水进行终末漂洗	季
7	软式内镜洗消流程	干燥	医院感染管理部	洗消人员	现场查看	干燥台上铺设的无菌巾应4小时更换；压力气枪向所有管道充气至少10秒，至其完全干燥；无菌擦拭布、压力气枪干燥内镜外表面、按钮和阀门	季
8	软式内镜洗消流程	消毒（机洗）	医院感染管理部	洗消人员	现场查看	连接灌流器，安装连接管，按照规范程序操作	季

三、标准作业流程

软式内镜手工清洗消毒标准操作规程：

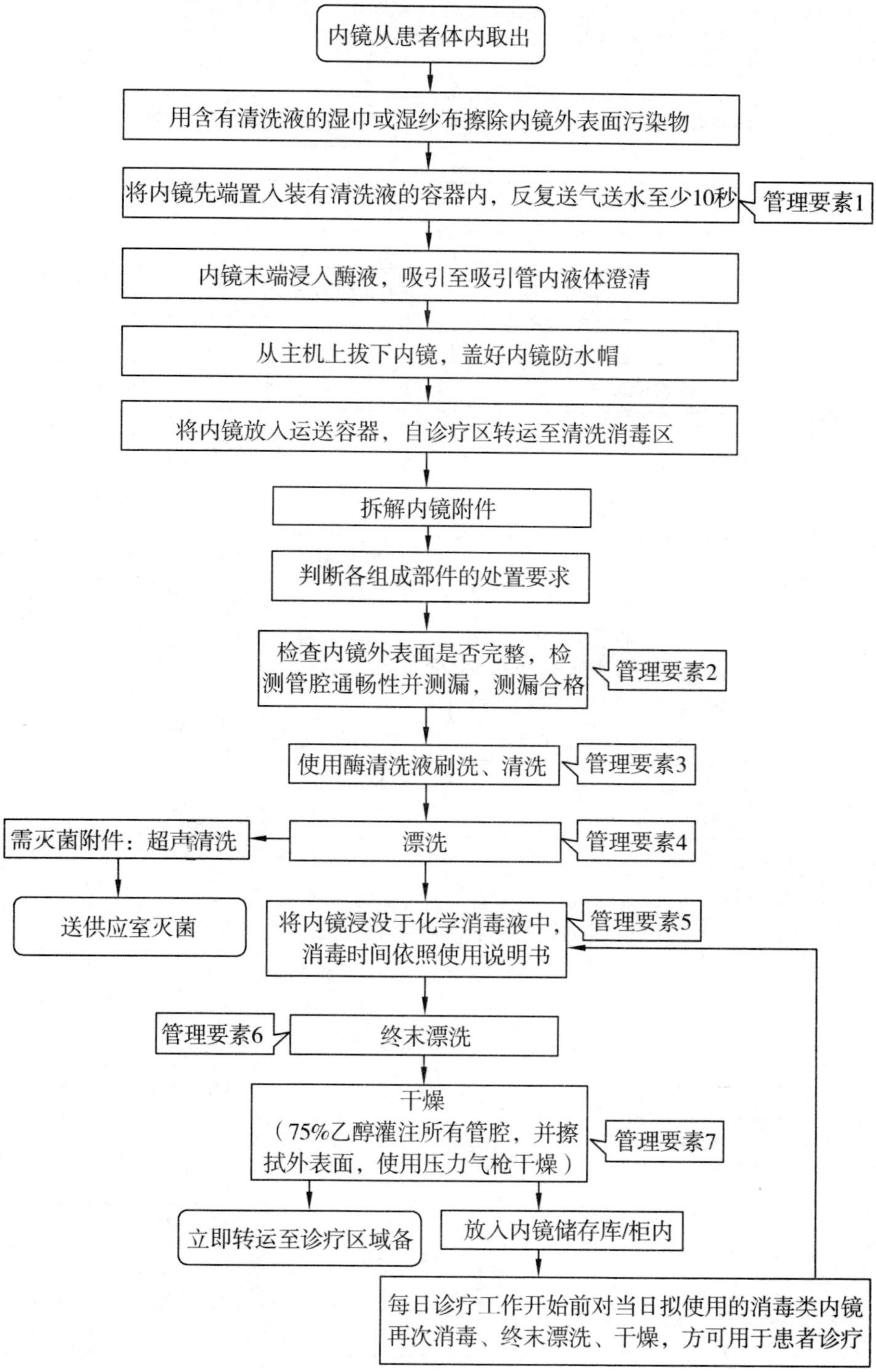

软式内镜机械清洗消毒标准操作规程：

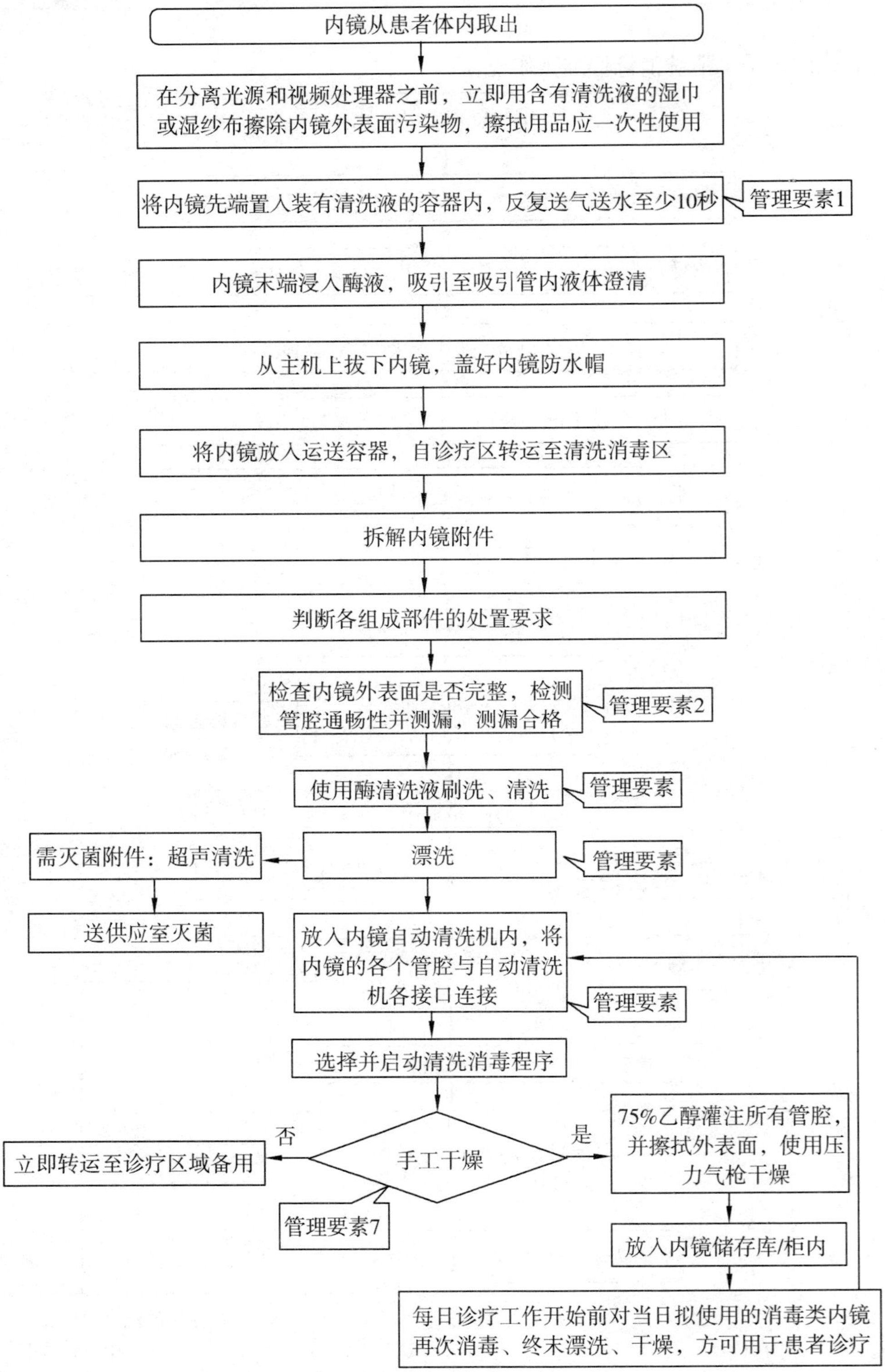

维修服务管理

一、标准出处

国家标准

《三级综合医院评审标准实施细则（2011年版）》：

6.8.2.1 水、电、气等后勤保障满足医院运行需要。严格控制与降低能源消耗，有具体可行的措施与控制指标。

二、标准化管理要素及考核标准

序号	标准化项目	标准化管理要素及考核标准	负责职能部门	考核岗位	考核方式		考核频次
					现场考核	考核指标	
1	维修服务管理	维修人员接到维修任务后，需及时到达报修科室进行维修工作，不得前往其他无关地点	后勤管理部	维修班工作人员	现场抽查	查看派工记录表，前往报修科室进行复核	日常
2	维修服务管理	维修任务完成后，工作现场的废弃材料、工具、产生的灰尘需清理干净	后勤管理部	维修班工作人员	现场抽查	查看工作现场，对照派工记录表	日常
3	维修服务管理	工单必须填写完整后交报修科室签字确认，时间、维修内容、工时、使用材料需填写完整	后勤管理部	维修班工作人员	现场抽查	对照派工记录表及工单	日常

三、标准作业流程

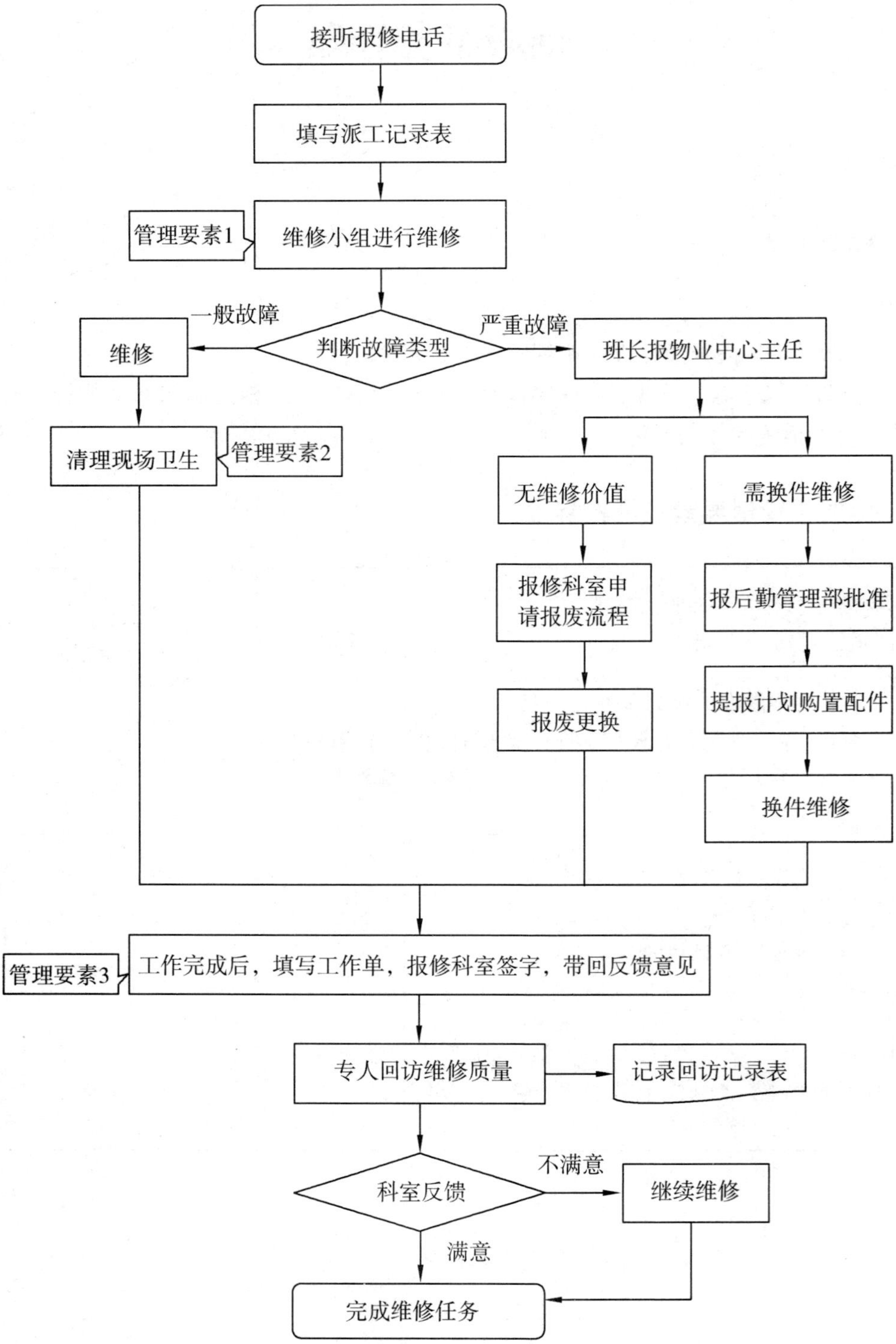
接听报修电话
填写派工记录表
管理要素1
维修小组进行维修
一般故障
判断故障类型
严重故障
维修
班长报物业中心主任
清理现场卫生
管理要素2
无维修价值
需换件维修
报修科室申请报废流程
报后勤管理部批准
报废更换
提报计划购置配件
换件维修
管理要素3
工作完成后，填写工作单，报修科室签字，带回反馈意见
专人回访维修质量
记录回访记录表
不满意
科室反馈
继续维修
满意
完成维修任务

内镜申请预约

一、标准出处

（一）国家标准

《三级综合医院评审标准实施细则（2011 年版）》：

3.1.2.1 在诊疗活动中，严格执行“查对制度”，至少同时使用姓名、年龄两项等项目核对患者身份，确保对正确的患者实施正确的操作。

（二）院内制度

《青岛大学附属医院查对制度（2017 年版）》。

二、标准化管理要素及考核标准

序号	标准化项目	标准化管理要素及考核标准	负责职能部门	考核岗位	考核方式		考核频次
					现场考核	考核指标	
1	内镜申请预约	麻醉评估情况	门急诊部	麻醉科门诊医师	现场抽查	麻醉评估有效性	月
2	内镜申请预约	患者身份识别	门急诊部	内镜中心预约台工作人员	现场抽查	患者身份识别执行情况	月
3	内镜申请预约	患者知情同意告知	门急诊部	内镜中心预约台工作人员	现场抽查	患者知情同意告知执行情况	月

三、标准作业流程

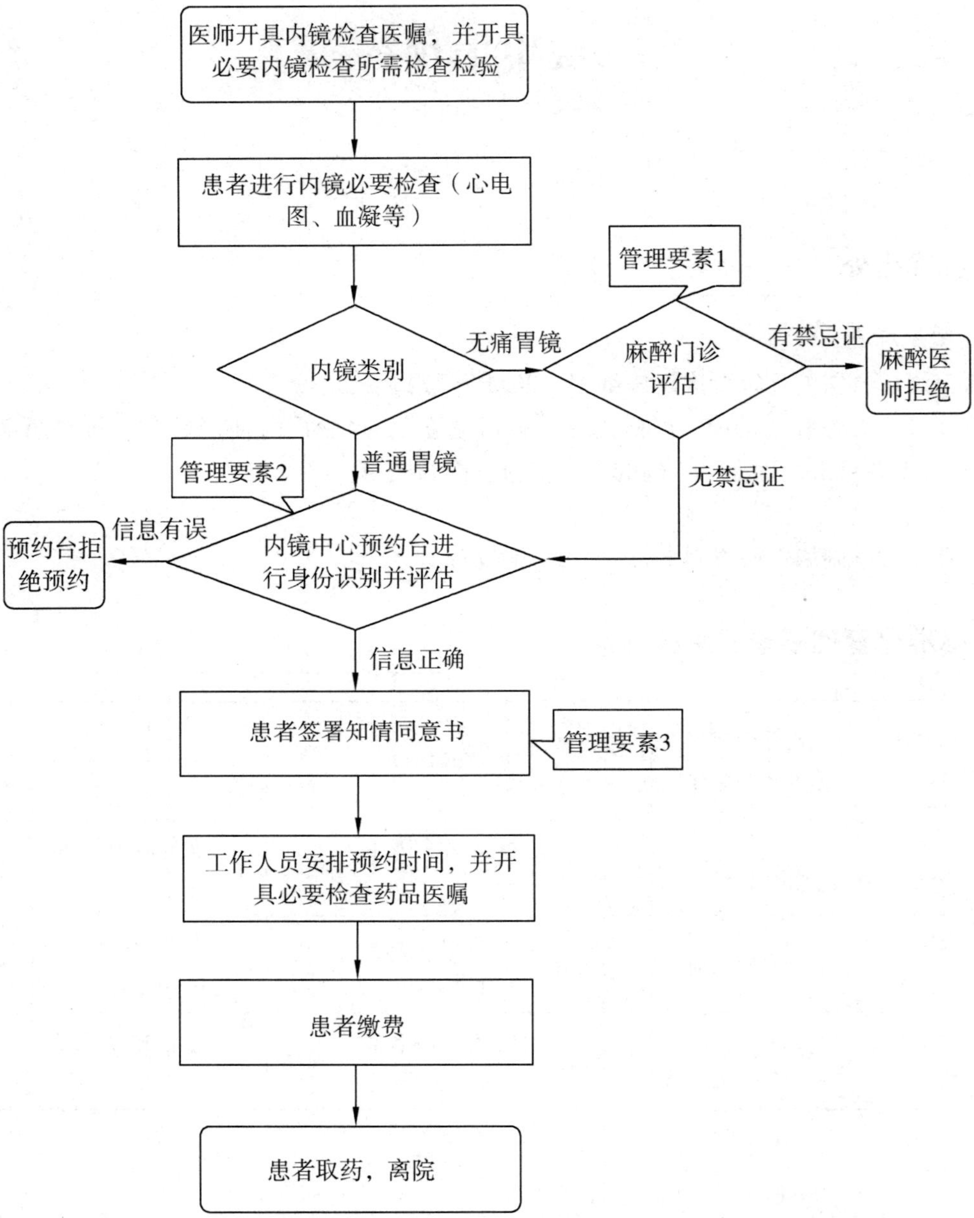
医师开具内镜检查医嘱，并开具必要内镜检查所需检查检验
患者进行内镜必要检查（心电图、血凝等）
内镜类别
无痛胃镜
管理要素1
麻醉门诊评估
有禁忌证
麻醉医师拒绝
无禁忌证
普通胃镜
管理要素2
内镜中心预约台进行身份识别并评估
信息有误
预约台拒绝预约
信息正确
患者签署知情同意书
管理要素3
工作人员安排预约时间，并开具必要检查药品医嘱
患者缴费
患者取药，离院

院区间血标本运送

一、标准出处

国家标准

《三级综合医院评审标准实施细则（2011年版）》：

3.1.2.1 在诊疗活动中，严格执行“查对制度”，至少同时使用姓名、年龄两项等项目核对患者身份，确保对正确的患者实施正确的操作。

二、标准化管理要素及考核标准

序号	标准化项目	标准化管理要素及考核标准	负责职能部门	考核岗位	考核方式		考核频次
					现场考核	考核指标	
1	院区间血标本运送	核对信息，做好记录	服务管理部	导医	现场抽查	核对信息无误，准确无误	月
2	院区间血标本运送	签字确认	服务管理部	导医	现场抽查	确认签字	月
3	院区间血标本运送	分类放置，妥善保管	服务管理部	导医	现场抽查	妥善保存，安全转运	月
4	院区间血标本运送	核对信息，做好记录	服务管理部	导医	现场抽查	核对信息无误，准确无误	月
5	院区间血标本运送	签字确认	服务管理部	导医	现场抽查	确认签字	月

三、标准作业流程

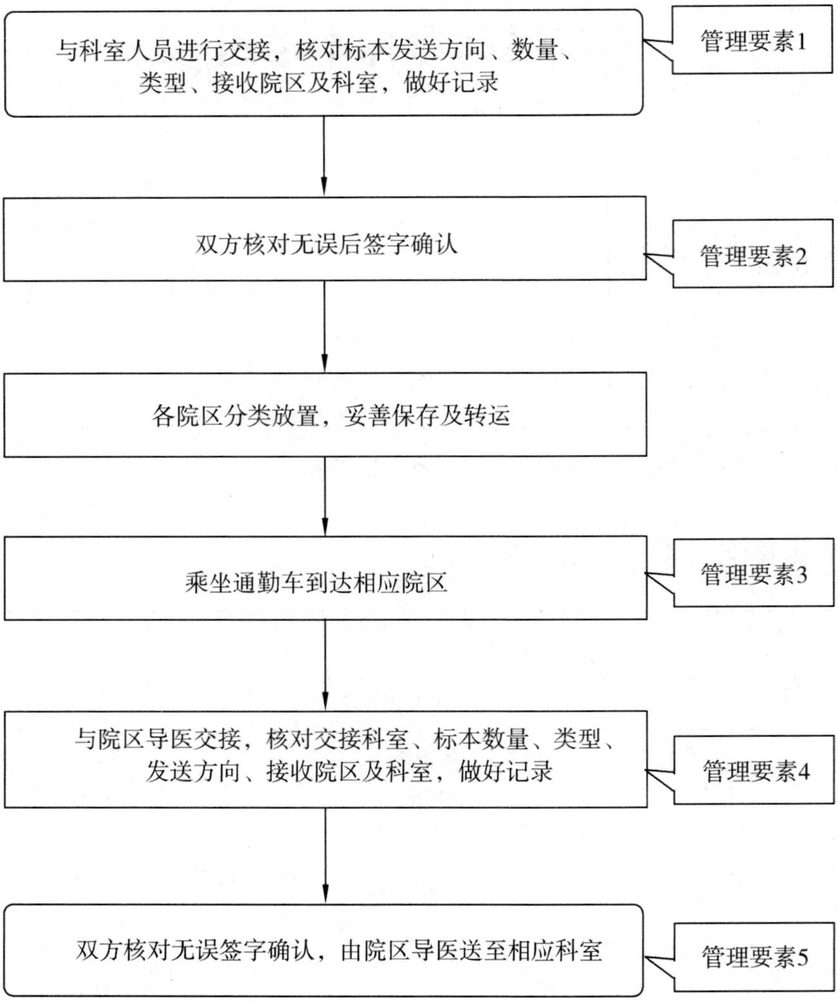
与科室人员进行交接，核对标本发送方向、数量、类型、接收院区及科室，做好记录
管理要素1
双方核对无误后签字确认
管理要素2
各院区分类放置，妥善保存及转运
乘坐通勤车到达相应院区
管理要素3
与院区导医交接，核对交接科室、标本数量、类型、发送方向、接收院区及科室，做好记录
管理要素4
双方核对无误签字确认，由院区导医送至相应科室
管理要素5

内镜病理标本送检

一、标准出处

国家标准

《三级综合医院评审标准实施细则（2011 年版）》：

4.17.6.3 有制度保证从病理标本采集到标本运送到病理科不出现差错，除特别要求外，标本需用10%中性甲醛缓冲液固定。

二、标准化管理要素及考核标准

序号	标准化项目	标准化管理要素及考核标准	负责职能部门	考核岗位	考核方式		考核频次
					现场考核	考核指标	
1	内镜病理标本送检	了解、知晓制度及流程	后勤管理部	运送调度中心、标本运送人员	现场提问	标本交接制度及流程要求相关人员知晓率100%	月
2	内镜病理标本送检	取/送标本记录、保存完整	后勤管理部	标本运送人员	现场抽查	记录无漏项、保存完整	月
3	内镜病理标本送检	取放化验标本必须戴手套。取送标本后，使用过的手套应放入医疗垃圾袋中	后勤管理部	标本运送人员	现场抽查	符合考核要求	月
4	内镜病理标本送检	标本在运送过程中，要始终保持标本在自己视线范围内，保证标本的安全运送	后勤管理部	标本运送人员	现场抽查	符合考核要求	月
5	内镜病理标本送检	送检标本，应使用密封的标本运送箱	后勤管理部	标本运送人员	现场抽查	符合考核要求	月
6	内镜病理标本送检	标本运送要注意防止标本外溢、蒸发和污染	后勤管理部	标本运送人员	现场抽查	符合考核要求	月

（续表）

序号	标准化项目	标准化管理要素及考核标准	负责职能部门	考核岗位	考核方式		考核频次
					现场考核	考核指标	
7	内镜病理标本送检	标本在运送过程中如发生洒落，先原地保护现场，并马上通知调度中心，由中心调度联系主管，主管会在第一时间按照标本撒漏应急预案流程进行处理	后勤管理部	标本运送人员	现场抽查	有应急预案及演练记录	月
8	内镜病理标本送检	运送过程不超过要求时间	后勤管理部	标本运送人员	现场抽查	标本应按规定时间送检（1小时）	月

三、标准作业流程

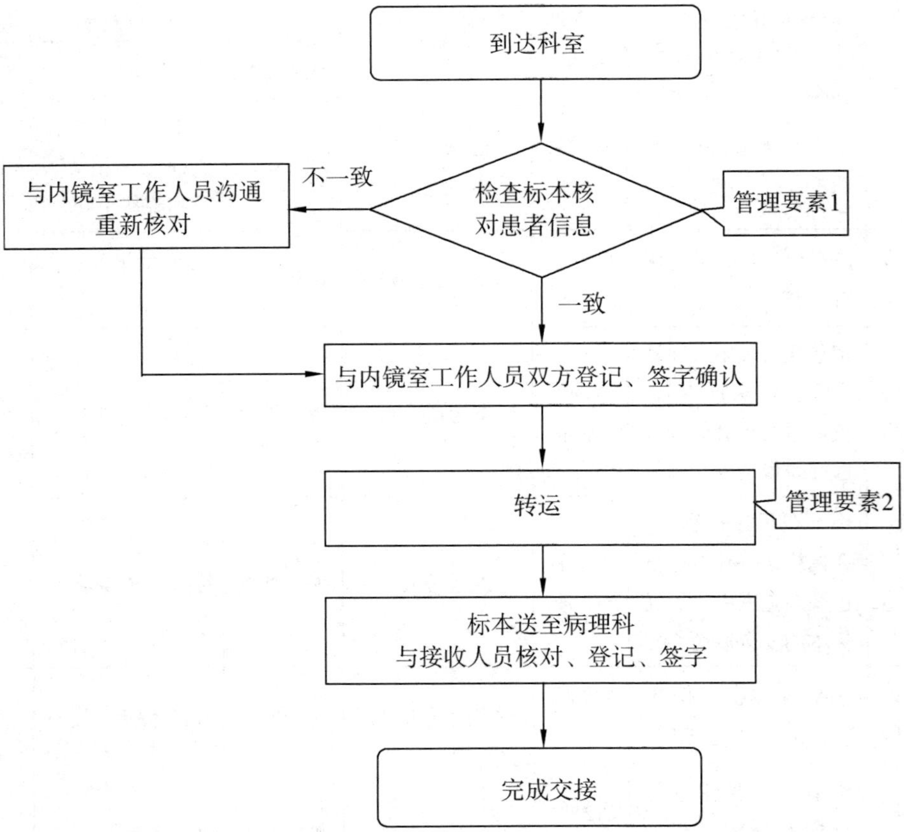

第七章

全员标准化项目

病房医务人员手卫生依从性

一、标准出处

(一) 国家标准

《三级综合医院评审标准实施细则(2011 年版)》:

3.4.1 按照手卫生规范，正确配置有效、便捷的手卫生设备和设施，未执行手卫生提供必需的保障与有效的监管措施;

3.4.2 医务人员在临床诊疗活动中应严格遵守手卫生相关要求(手清洁、手消毒、外科洗手操作规程等);

4.20.4 执行手卫生规范，实施依从性监管与改进活动。

(二) 行业标准

中华人民共和国国家卫生健康委员会《医务人员手卫生规范》(WS/T 313-2019)。

(三) 院内制度

《青岛大学附属医院医务人员手卫生与监管制度(2017 年版)》。

二、标准化管理要素及考核标准

序号	标准化项目	标准化管理要素及考核标准	负责职能部门	考核岗位	考核方式		考核频次
					现场检查	考核指标	
1	病房医务人员手卫生依从性	手卫生设施、设备	医院感染管理部	四院区临床科室	现场查看	手卫生设施、设备配置充足、便捷；手消液、洗手液时间标识清楚，在规定时间内使用	月
2	病房医务人员手卫生依从性	手卫生制度	医院感染管理部	四院区临床科室	查看记录	制定手卫生相关规章制度	年
3	病房医务人员手卫生依从性	手卫生培训	医院感染管理部	四院区临床科室	查看记录	定期开展手卫生相关知识与技能的培训并考核	季
4	病房医务人员手卫生依从性	手卫生自查与督查	医院感染管理部	四院区临床科室	查看记录	每月对手卫生执行情况进行自查，定期督查手卫生依从性	月
5	病房医务人员手卫生依从性	手卫生监测	医院感染管理部	部分重点科室	现场监测	卫生手细菌监测≤10 cfu/cm^2 外科手细菌监测≤5 cfu/cm^2	季

三、标准作业流程

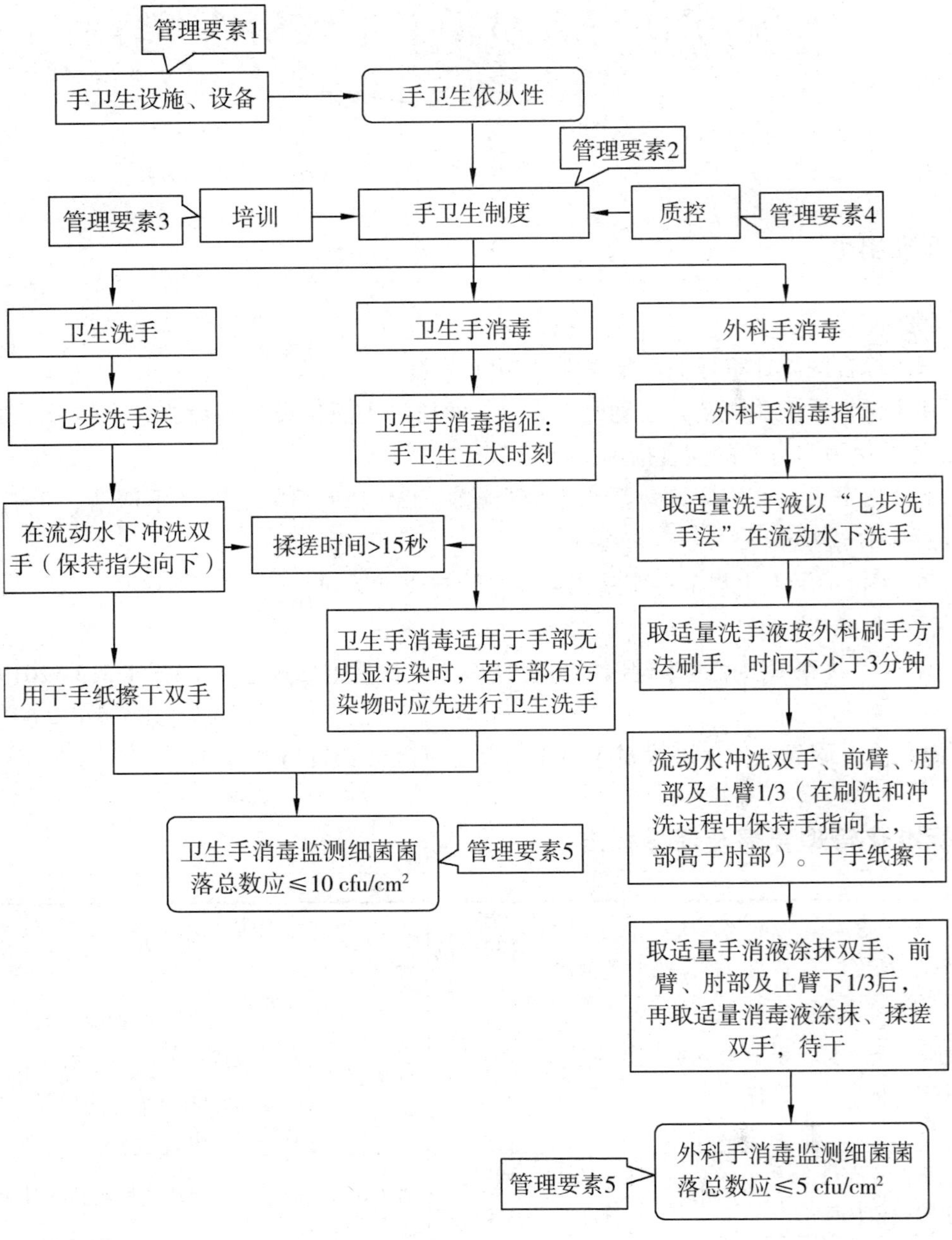
管理要素1
手卫生设施、设备
手卫生依从性
管理要素2
管理要素3
培训
手卫生制度
质控
管理要素4
卫生洗手
卫生手消毒
外科手消毒
七步洗手法
卫生手消毒指征：手卫生五大时刻
外科手消毒指征
在流动水下冲洗双手（保持指尖向下）
揉搓时间>15秒
取适量洗手液以“七步洗手法”在流动水下洗手
取适量洗手液按外科刷手方法刷手，时间不少于3分钟
用干手纸擦干双手
卫生手消毒适用于手部无明显污染时，若手部有污染物时应先进行卫生洗手
流动水冲洗双手、前臂、肘部及上臂1/3（在刷洗和冲洗过程中保持手指向上，手部高于肘部）。干手纸擦干
卫生手消毒监测细菌菌落总数应≤10 cfu/cm²
管理要素5
取适量手消液涂抹双手、前臂、肘部及上臂下1/3后，再取适量消毒液涂抹、揉搓双手，待干
管理要素5
外科手消毒监测细菌菌落总数应≤5 cfu/cm²

医院感染暴发上报

一、标准出处

（一）国家标准

《三级综合医院评审标准实施细则（2011 年版）》：

4.20.1.2 有相应的规章制度，将医院感染的预防与控制贯彻于所有医疗服务中；

4.20.3.3 有医院感染暴发报告流程与处置预案。

（二）行业标准

中华人民共和国国家卫生和计划生育委员会《医院感染暴发控制指南》（WS/T 524 - 2016）。

（三）院内制度

1.《青岛大学附属医院医院感染暴发监测、报告与控制制度（2017 年版）》。

2.《青岛大学附属医院医院感染暴发报告应急处置预案（2017 年版）》。

二、标准化管理要素及考核标准

序号	标准化项目	标准化管理要素及考核标准	负责职能部门	考核岗位	考核方式		考核频次
					现场检查	考核指标	
1	医院感染暴发上报	开展目标性监测	医院感染管理部	四院区临床病区	现场考核	常规开展目标性监测，有记录，有分析，有总结	月
2	医院感染暴发上报	发现及时性	医院感染管理部	四院区临床病区	现场考核	能根据目标性监测数据，及时发现医院感染暴发或疑似暴发事件	发生时
3	医院感染暴发上报	上报及时性	医院感染管理部	四院区临床病区	信息系统数据查看	发现医院感染暴发或疑似暴发事件时，能在 1 小时内报告院感部	发生时
4	医院感染暴发上报	感控措施的落实	医院感染管理部	四院区临床病区	现场考核	密切配合卫生行政部门进行调查、控制工作	发生时
5	医院感染暴发上报	总结反馈，建立台账	医院感染管理部	四院区临床病区	现场考核	针对问题及时总结，建立台账，确保落实，持续改进	发生时

三、标准作业流程

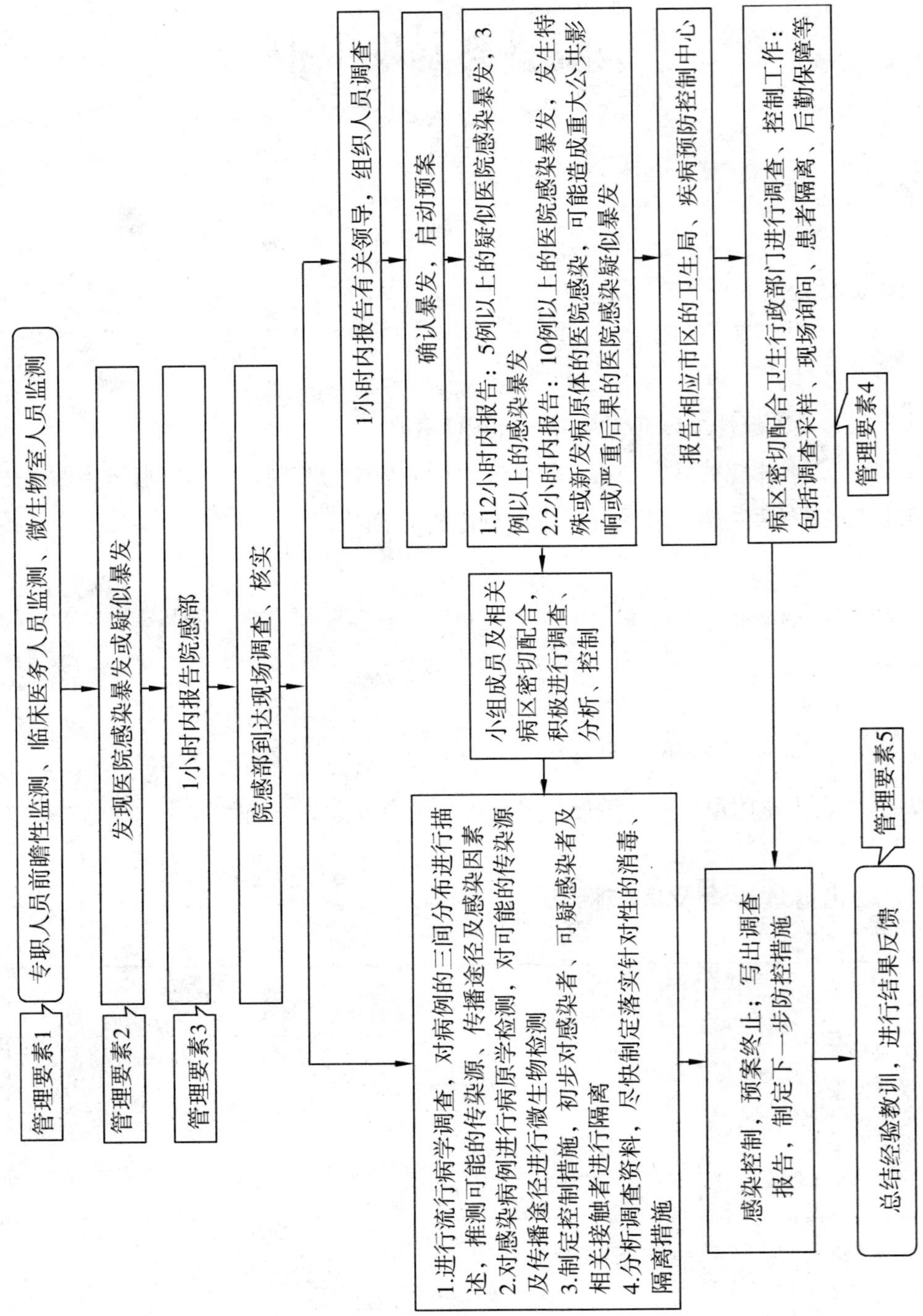
专职人员前瞻性监测、临床医务人员监测、微生物室人员监测
管理要素1
发现医院感染暴发或疑似暴发
管理要素2
1小时内报告院感部
管理要素3
院感部到达现场调查、核实
1小时内报告有关领导，组织人员调查
确认暴发，启动预案
1.12小时内报告：5例以上的疑似医院感染暴发，3例以上的感染暴发
2.2小时内报告：10例以上的医院感染暴发，发生特殊或新发病原体的医院感染，可能造成重大公共影响或严重后果的医院感染疑似暴发
报告相应市区的卫生局、疾病预防控制中心
病区密切配合卫生行政部门进行调查、控制工作：包括调查采样、现场询问、患者隔离、后勤保障等
管理要素4
小组成员及相关病区密切配合，积极进行调查、分析、控制
1.进行流行病学调查，对病例的三间分布进行描述，推测可能的传染源、传播途径及感染因素
2.对感染病例进行病原学检测，对可能的传染源及传播途径进行微生物检测
3.制定控制措施，初步对感染者、可疑感染者及相关接触者进行隔离
4.分析调查资料，尽快制定落实针对性的消毒、隔离措施
感染控制，预案终止；写出调查报告，制定下一步防控措施
总结经验教训，进行结果反馈
管理要素5

职业暴露管理

一、标准出处

（一）国家标准

《三级综合医院评审标准实施细则（2011 年版）》：

4.10.3.1 为医务人员提供符合国家标准的消毒与防护用品，根据标准预防的原则，采取标准防护措施。

（二）行业标准

1. 中华人民共和国卫生部《血源性病原体职业接触防护导则》（GBZ/T 213－2008）。

2. 《医务人员艾滋病病毒职业暴露防护工作指导原则（试行）》。

（三）院内制度

《青岛大学附属医院医务人员职业暴露应急处置规程（2017 年版）》。

二、标准化管理要素及考核标准

序号	标准化项目	标准化管理要素及考核标准	负责职能部门	考核岗位	考核方式		考核频次
					现场检查	考核指标	
1	职业暴露管理	局部处理正确性	医院感染管理部	四院区临床病区	现场查看	能按规范要求，及时、正确地进行局部处理	发生时
2	职业暴露管理	能准确判断暴露源性质	医院感染管理部	四院区临床病区	现场访谈	能根据暴露源患者的检查、检验结果，正确判断暴露源性质	发生时
3	职业暴露管理	暴露源阳性时，能及时报告	医院感染管理部	四院区临床病区	现场访谈	暴露源阳性时，能及时上报科主任、护士长	发生时
4	职业暴露管理	能通过院感监测系统填写《针刺伤上报表》或《血液暴露上报表》《职业暴露登记表》	医院感染管理部	四院区临床病区	信息系统检测	熟练掌握院感监测系统使用方法，及时填写《针刺伤上报表》或《血液暴露上报表》《职业暴露登记表》	发生时
5	职业暴露管理	相关表格及时上报院感部审核	医院感染管理部	四院区临床病区	现场查看	相关表格及时上报院感部审核	发生时

三、标准作业流程

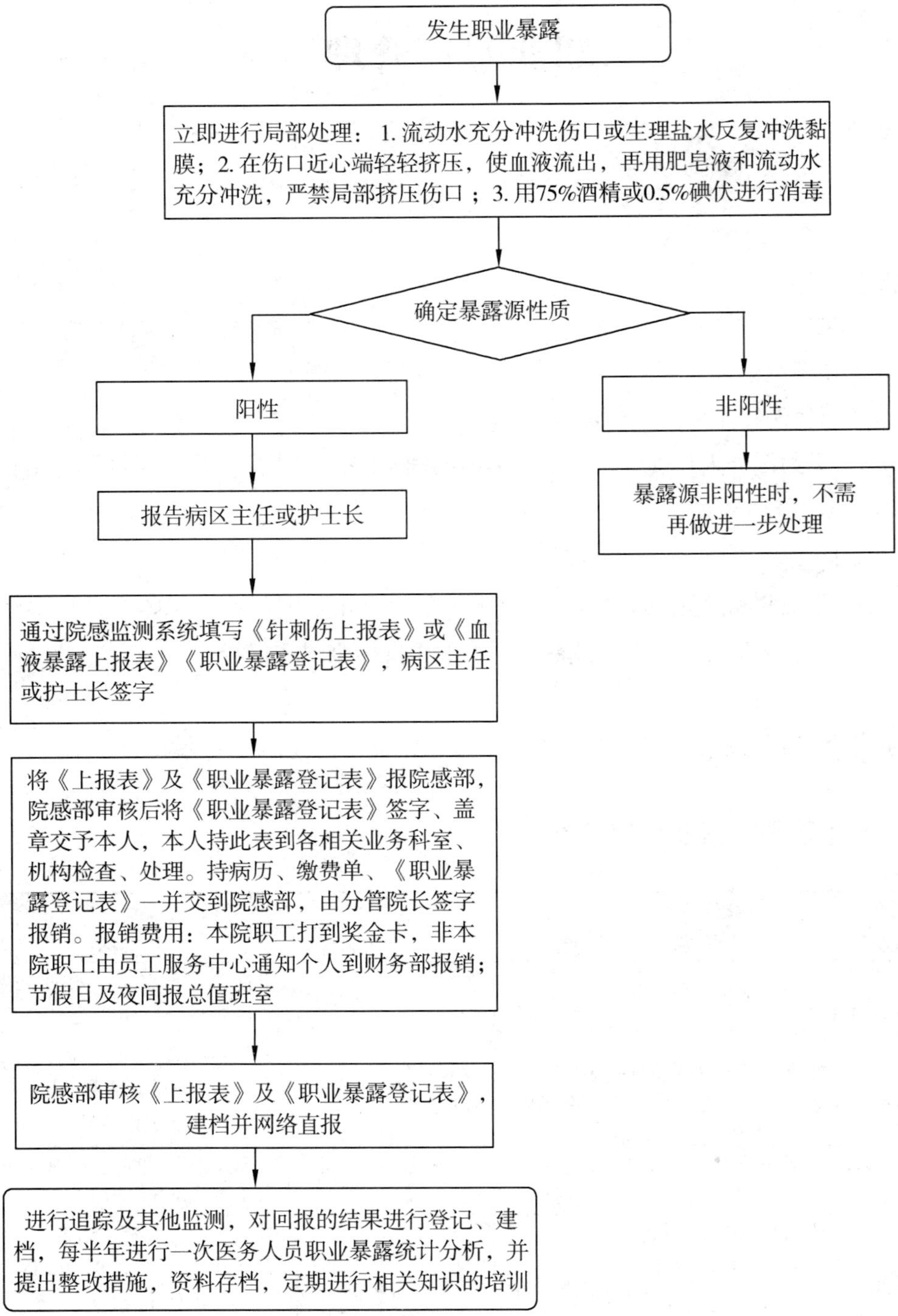

备注： 发生HIV病毒职业暴露，立即局部处理，及时联系青岛市疾病控制中心，上班时间联系0532－85650273，夜间和节假日联系0532－85661011/15666687835/1566667802

医疗安全不良事件的规范管理

一、标准出处

(一) 国家标准

《三级综合医院评审标准实施细则(2011 年版)》:

3.9.1 有主动报告医疗安全(不良)事件的制度与可执行的工作流程，并让医务人员充分了解;

3.9.2 有激励措施，鼓励不良事件呈报;

3.9.3 将安全信息与医院实际情况相结合，从医院管理体系、运行机制与规章制度上进行有针对性的持续改进，对重大不安全事件要有根本原因分析。

(二) 院内制度

《青岛大学附属医院医疗安全不良事件报告制度(2020 年版)》。

二、标准化管理要素及考核标准

序号	标准化项目	标准化管理要素及考核标准	负责职能部门	考核岗位	考核方式		考核频次
					现场检查	考核指标	
1	医疗安全不良事件的规范管理	不良事件分级	质量管理评价部	全院所有岗位	现场提问	知晓不良事件分级及相应的报告时限	半年
2	医疗安全不良事件的规范管理	不良事件报告途径	质量管理评价部	全院所有岗位	现场提问	知晓不良事件分类及报告途径	半年
3	医疗安全不良事件的规范管理	不良事件审批处理	质量管理评价部	职能部门不良事件管理员	系统查看	职能部门在规定时限内审批不良事件	半年
4	医疗安全不良事件的规范管理	不良事件的汇总、分析	质量管理评价部	职能部门/科室不良事件管理员	现场查看	有半年/全年不良事件汇总、分析、整改	半年

三、标准作业流程

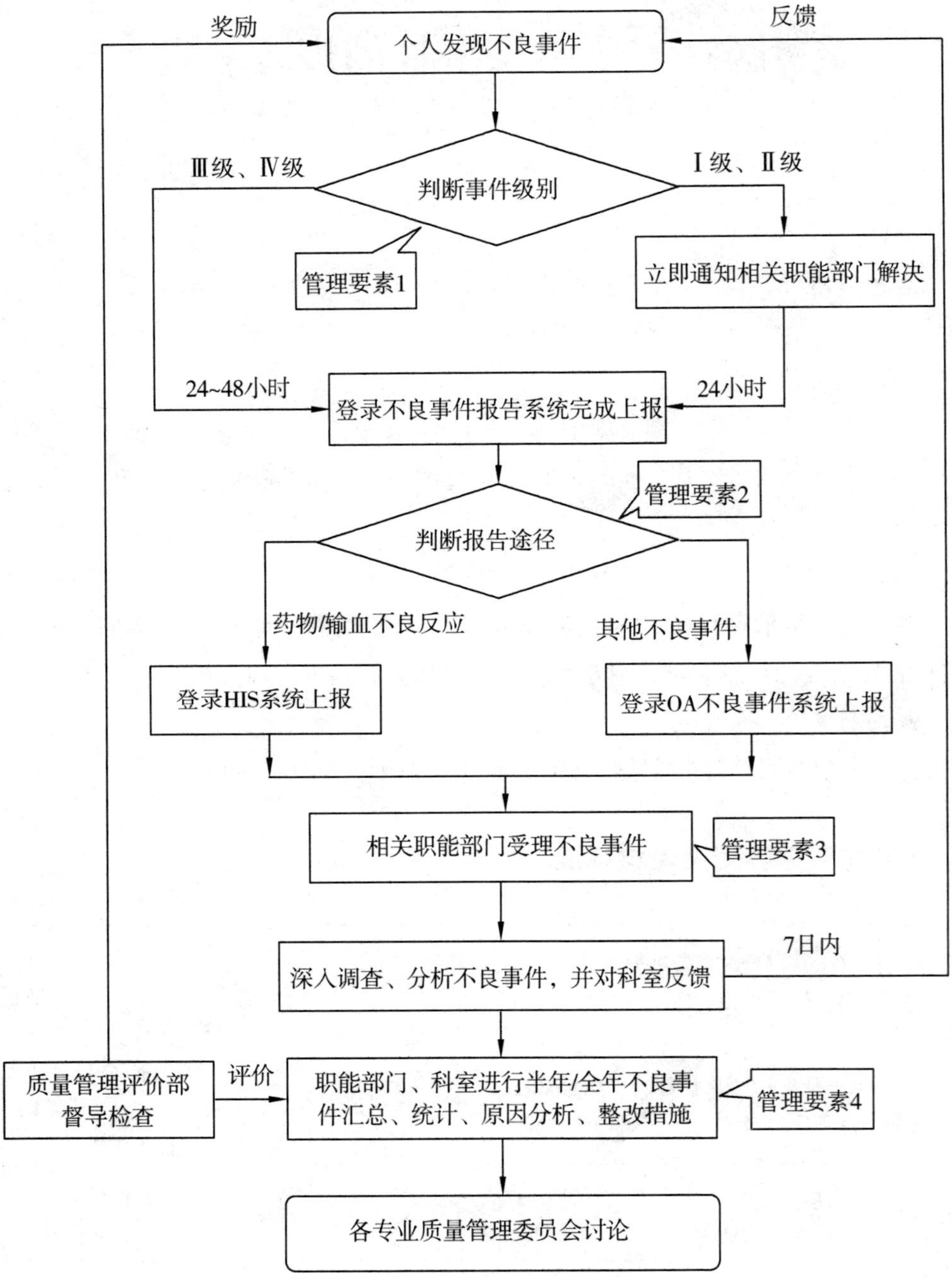
奖励
反馈
个人发现不良事件
Ⅲ级、Ⅳ级
判断事件级别
Ⅰ级、Ⅱ级
管理要素1
立即通知相关职能部门解决
24~48小时
登录不良事件报告系统完成上报
24小时
管理要素2
判断报告途径
药物/输血不良反应
其他不良事件
登录HIS系统上报
登录OA不良事件系统上报
相关职能部门受理不良事件
管理要素3
7日内
深入调查、分析不良事件，并对科室反馈
质量管理评价部督导检查
评价
职能部门、科室进行半年/全年不良事件汇总、统计、原因分析、整改措施
管理要素4
各专业质量管理委员会讨论

病房医疗废物处置

一、标准出处

（一）国家标准

《三级综合医院评审标准实施细则（2011 年版）》：

4.10.3.2 按照《医疗废物管理条例》要求，规范处理医疗废物。

（二）行业标准

1. 《医疗废物管理条例》（国务院令第 380 号）。
2. 《医疗废物分类目录》（卫医发〔2003〕287 号）。
3. 《医疗废物专用包装袋、容器和警示标志标准》（HJ 421－2008）。
4. 《医疗卫生机构医疗废物管理办法》（卫生部令第 36 号）。

（三）院内制度

《青岛大学附属医院医疗废物管理制度》

二、标准化管理要素及考核标准

序号	标准化项目	标准化管理要素及考核标准	负责职能部门	考核岗位	考核方式		考核频次
					现场检查	考核指标	
1	病房医疗废物处置	医疗废物正确分类	医院感染管理部	四院区临床科室	现场抽查	能按医疗废物处置相关规定，正确分类医疗废物	月
2	病房医疗废物处置	药物性废物处置	医院感染管理部	四院区临床科室	现场抽查	少量的药物性废物，可混入感染性废物中处置；大量的药物性废物，应当用专用医疗废物包装袋或容器盛装，交由指定部门或机构处置	月

（续表）

序号	标准化项目	标准化管理要素及考核标准	负责职能部门	考核岗位	考核方式		考核频次
					现场检查	考核指标	
3	病房医疗废物处置	损伤性废物处置	医院感染管理部	四院区临床科室	现场抽查	损伤性废物放于锐器盒，废物超过 3/4 或存放超过 48 小时，应锁扣，并规范处置。锁扣后不得重新打开	月
4	病房医疗废物处置	医疗废物收集标记	医院感染管理部	四院区临床科室	现场抽查	按 HJ 421 - 2008 标准，包装袋及容器封口醒目处有警示标识	月
5	病房医疗废物处置	医疗废物收集称重、交接、双签字	医院感染管理部	四院区临床科室	现场抽查	交接双方应共同清点医疗废物种类、数量并称重；做好登记；登记双签字。所有交接必须面对面进行	月

三、标准作业流程

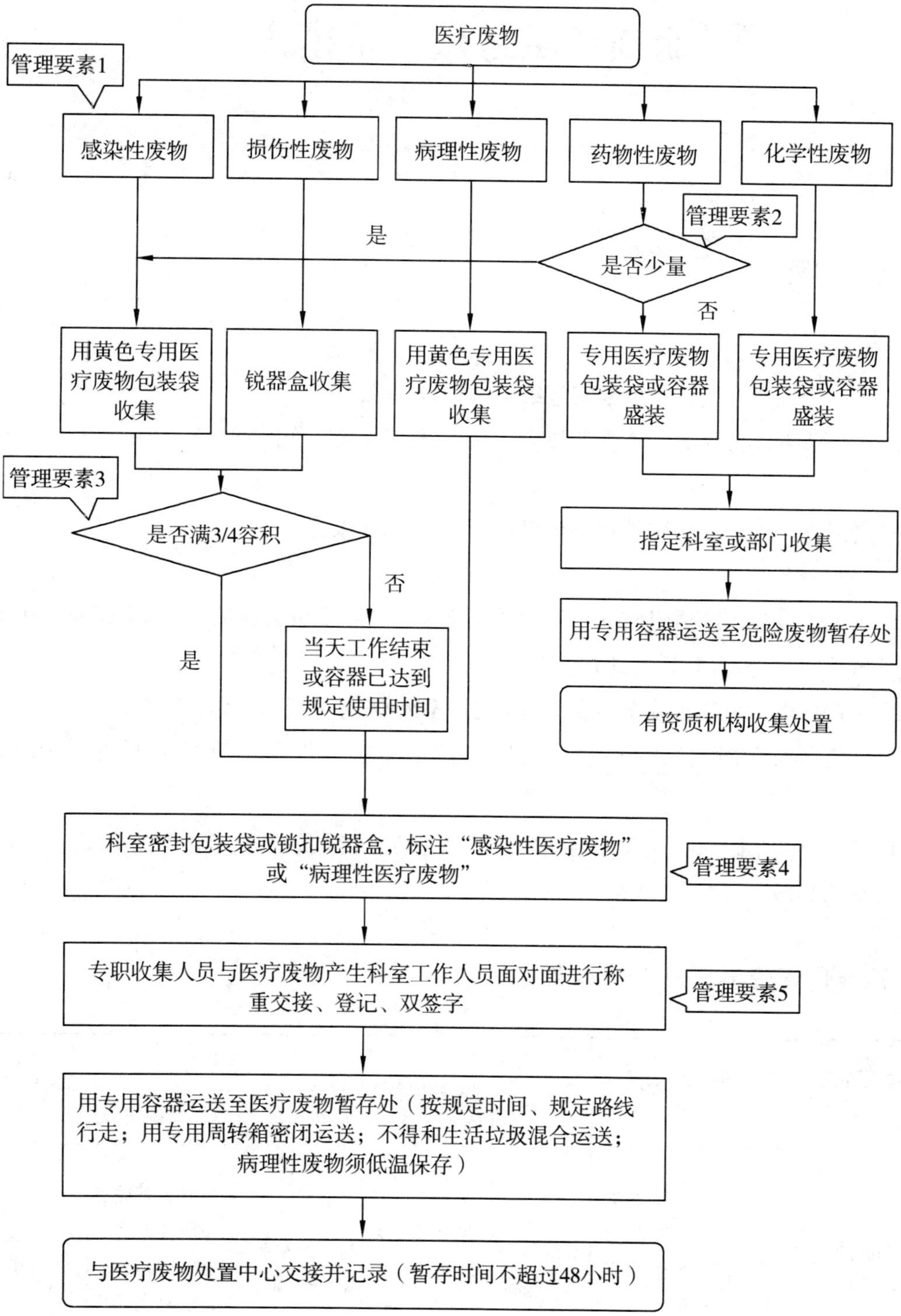
医疗废物
管理要素1
感染性废物
损伤性废物
病理性废物
药物性废物
化学性废物
管理要素2
是
是否少量
否
用黄色专用医疗废物包装袋收集
锐器盒收集
用黄色专用医疗废物包装袋收集
专用医疗废物包装袋或容器盛装
专用医疗废物包装袋或容器盛装
管理要素3
是否满3/4容积
否
指定科室或部门收集
用专用容器运送至危险废物暂存处
是
当天工作结束或容器已达到规定使用时间
有资质机构收集处置
科室密封包装袋或锁扣锐器盒，标注“感染性医疗废物”或“病理性医疗废物”
管理要素4
专职收集人员与医疗废物产生科室工作人员面对面进行称重交接、登记、双签字
管理要素5
用专用容器运送至医疗废物暂存处（按规定时间、规定路线行走；用专用周转箱密闭运送；不得和生活垃圾混合运送；病理性废物须低温保存）
与医疗废物处置中心交接并记录（暂存时间不超过48小时）

全面质量考核评价模式

一、标准出处

（一）国家标准

1.《三级综合医院评审标准实施细则（2011 年版）》。

2.《国务院办公厅关于加强三级公立医院绩效考核工作的意见》（国办发〔2019〕4 号）。

3.《国家三级公立医院绩效考核操作手册（2019 版）》。

（二）院内制度

1.《关于调整医院质量与安全管理委员会及各专业委员会成员、工作职责及工作制度的通知》（青大附院院发〔2019〕54 号）。

2.《青岛大学附属医院全面质量与安全管理办法（试行）（2019 年版）》。

3.《青岛大学附属医院科室（病区）质量与安全管理小组管理办法（2019 年版）》。

4.《青岛大学附属医院关于落实国家三级公立医院绩效考核工作实施方案》（青大附院院发〔2019〕134 号）。

二、标准化管理要素及考核标准

序号	标准化项目	标准化管理要素及考核标准	负责职能部门	考核岗位	考核方式		考核频次
					现场考核	考核指标	
1	全面质量考核评价模式	各质量管理委员会办公室所在牵头部门制定相应的检查内容、奖惩措施	质量管理评价部	各质量管理委员会办公室所在牵头部门负责人	查看各专业检查方案	各质量管理委员会办公室所在牵头部门组织相关部门进行讨论，按时完成相应的检查方案	半年

（续表）

序号	标准化项目	标准化管理要素及考核标准	负责职能部门	考核岗位	考核方式		考核频次
					现场考核	考核指标	
2	全面质量考核评价模式	质量管理评价部汇总、审核，拟定综合检查方案	质量管理评价部	质量管理评价部负责人	查看总体检查方案	质量管理评价部汇总各专业上报的检查方案，进行汇总、审核，拟定综合检查方案后按时提交院办公会审议	半年
3	全面质量考核评价模式	分组现场检查（三统一要求）	质量管理评价部	分组检查人员	现场抽查	各组统一检查标准、人员、时间，中途不得随意更换检查人员	半年
4	全面质量考核评价模式	各组秘书汇总检查分数、存在的亮点与问题	质量管理评价部	各组秘书	查看文档	各组秘书汇总检查分数、存在的亮点与问题后按时提交质量管理评价部，内容符合要求	半年
5	全面质量考核评价模式	标准化处理检查分数，按组排序	质量管理评价部	质量管理评价部负责人	查看文档	质量管理评价部按时完成标准化处理检查分数并按组排序，提交院办公会审议	半年
6	全面质量考核评价模式	按科室（病区）汇总单项处罚条目	质量管理评价部	各专业检查人员、质量管理评价部负责人	查看文档	各专业检查人员严格按照检查方案中的单项处罚项目进行处罚、无遗漏，质量管理评价部汇总条目后通报相关职能部门	半年
7	全面质量考核评价模式	整改措施、台账发送至质量管理评价部存档	质量管理评价部	各质量管理部门负责人、各科室（病区）主任	查看文档	各质量管理部门、各科室（病区）按时提交整改措施、台账，内容符合要求	半年

三、标准作业流程

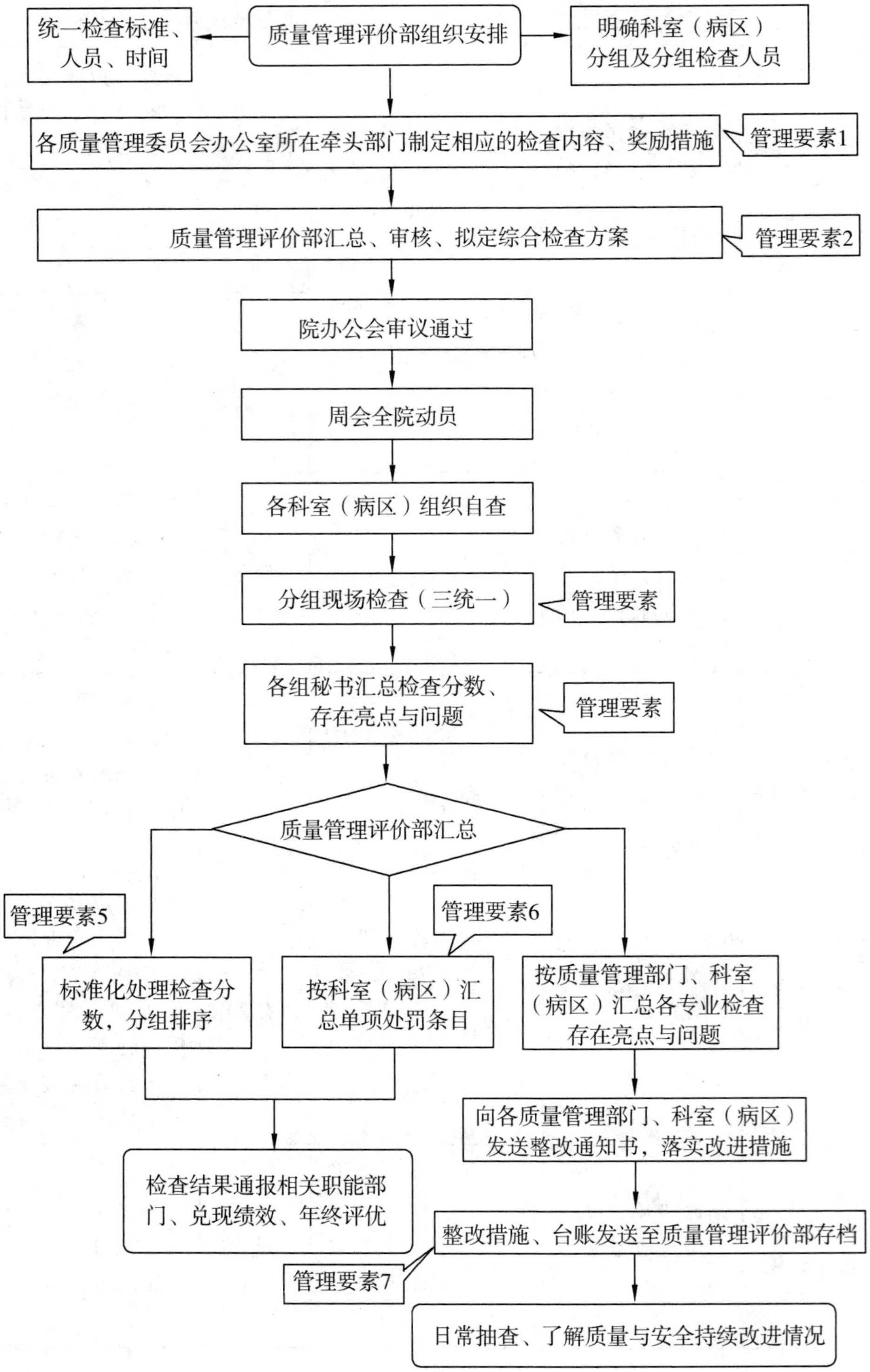
质量管理评价部组织安排
统一检查标准、人员、时间
明确科室（病区）分组及分组检查人员
各质量管理委员会办公室所在牵头部门制定相应的检查内容、奖励措施
管理要素1
质量管理评价部汇总、审核、拟定综合检查方案
管理要素2
院办公会审议通过
周会全院动员
各科室（病区）组织自查
分组现场检查（三统一）
管理要素
各组秘书汇总检查分数、存在亮点与问题
管理要素
质量管理评价部汇总
管理要素5
标准化处理检查分数，分组排序
管理要素6
按科室（病区）汇总单项处罚条目
按质量管理部门、科室（病区）汇总各专业检查存在亮点与问题
检查结果通报相关职能部门、兑现绩效、年终评优
向各质量管理部门、科室（病区）发送整改通知书，落实改进措施
整改措施、台账发送至质量管理评价部存档
管理要素7
日常抽查、了解质量与安全持续改进情况

面向患者的标准化沟通

一、标准出处

国家标准

《三级综合医院评审标准实施细则（2011 年版）》：

2.6.3.1 对医务人员进行知情同意和告知方面的培训，主管医师能够使用患者易懂的方式、语言，与患者及其近亲属沟通，并履行书面同意手续。

二、标准化管理要素及考核标准

序号	标准化项目	标准化管理要素及考核标准	负责职能部门	考核岗位	考核方式		考核频次
					现场考核	考核指标	
1	标准化沟通	称谓/称呼患者及家属正确	各业务主管部门	所有岗位	现场抽查	称谓/称呼正确率100%	季
2	标准化沟通	核对患者信息正确	各业务主管部门	所有岗位	现场抽查	核对患者信息正确率 100%	季
3	标准化沟通	自我介绍准确	各业务主管部门	所有岗位	现场抽查	自我介绍，告知患者本次操作的角色正确率 100%	季
4	标准化沟通	解答患者的问题/疑问及时、准确、耐心	各业务主管部门	所有岗位	现场抽查/提问	耐心、及时、准确的解答问题正确率100%	季

三、标准作业流程

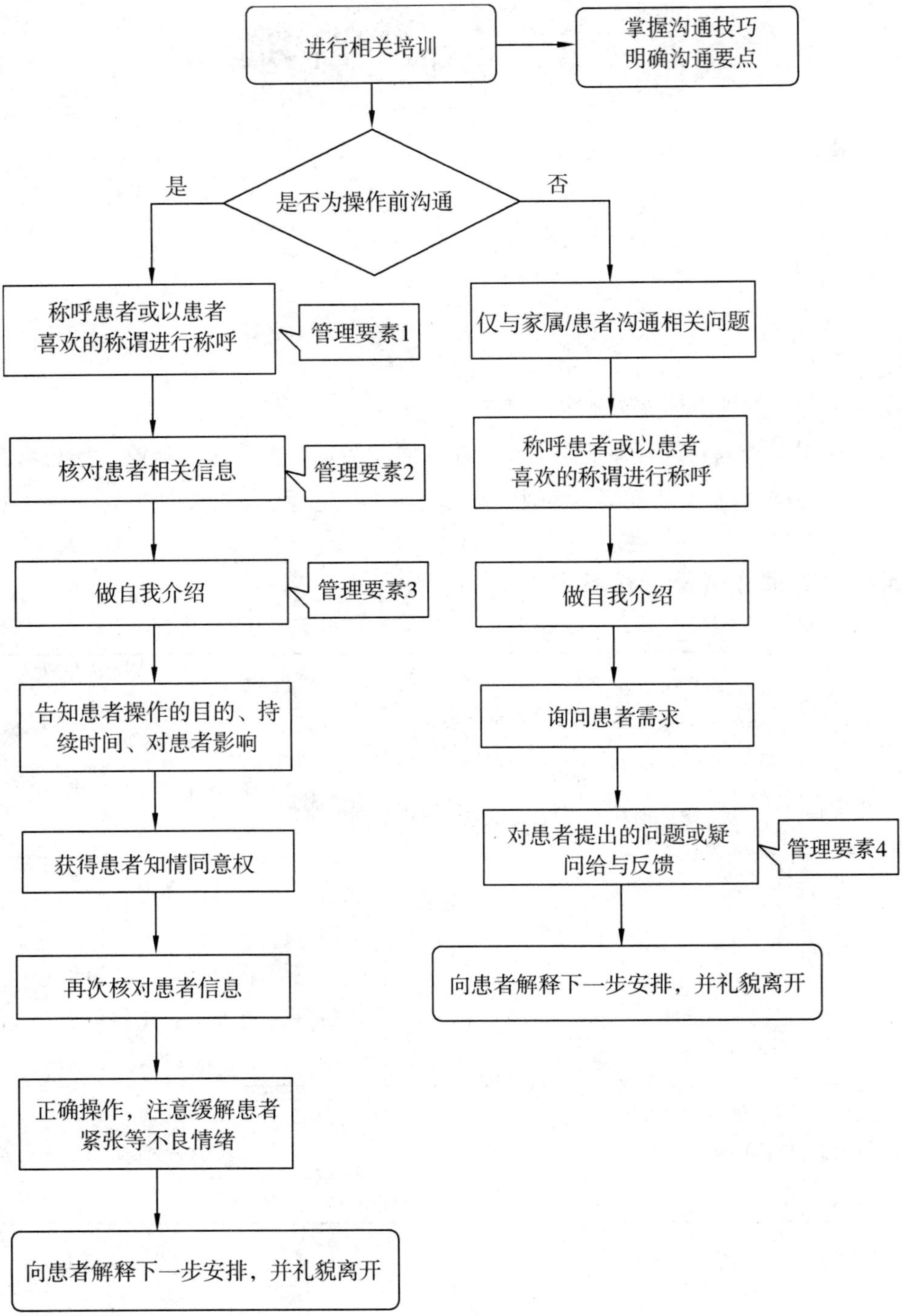
进行相关培训
掌握沟通技巧
明确沟通要点
是否为操作前沟通
是
否
称呼患者或以患者喜欢的称谓进行称呼
管理要素1
核对患者相关信息
管理要素2
做自我介绍
管理要素3
告知患者操作的目的、持续时间、对患者影响
获得患者知情同意权
再次核对患者信息
正确操作，注意缓解患者紧张等不良情绪
向患者解释下一步安排，并礼貌离开
仅与家属/患者沟通相关问题
称呼患者或以患者喜欢的称谓进行称呼
做自我介绍
询问患者需求
对患者提出的问题或疑问给与反馈
管理要素4
向患者解释下一步安排，并礼貌离开